ピクチャーガイド

実症例から学ぶ
牛の疾病

著　Keith Cutler

監訳　宇山　環　河原直哉　渡辺栄次

緑 書 房

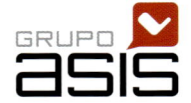

ご 注 意

本書中の診断法，治療法などについては，最新の獣医学的知見をもとに，細心の注意をもっ
て記載されています。しかし獣医学の著しい進歩からみて，記載された内容がすべての点に
おいて完全であると保証するものではありません。実際の症例へ応用する場合は，使用する
機器，検査センターの正常値に注意し，かつ用量等はチェックし，各獣医師の責任の下，注
意深く診療を行ってください。本書記載の診断法，治療法などによる不測の事故に対して，
著者，監訳者，翻訳者，編集者ならびに出版社は，その責を負いかねます。

（株式会社 緑書房）

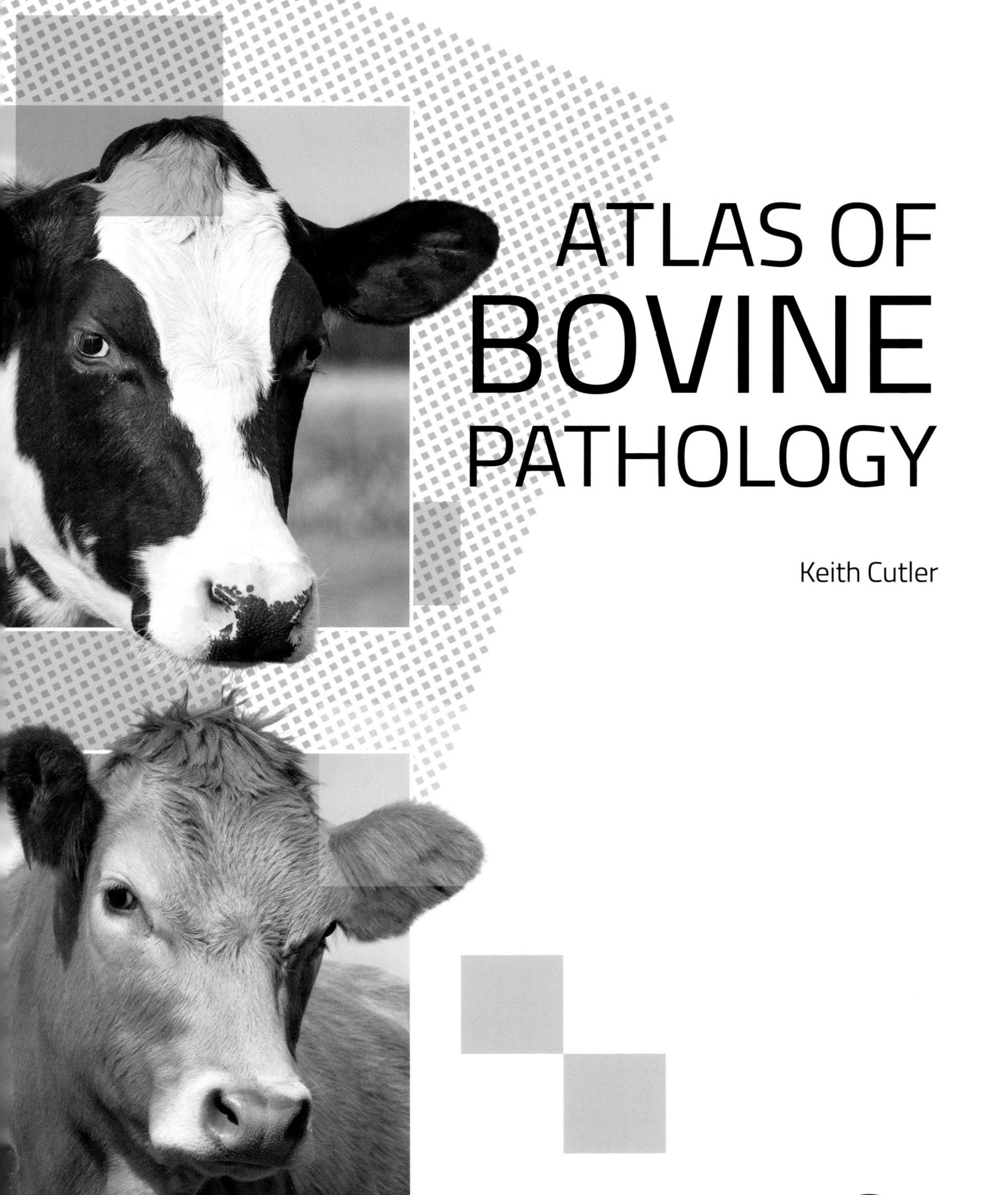

ATLAS OF
BOVINE
PATHOLOGY

Keith Cutler

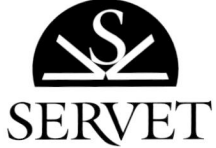

SERVET

序文

　"エビデンスベース"を支持する牛の飼養管理や獣医療についての情報はすでに多くの優れた書籍や雑誌に記載されている。では、なぜこの新たなアトラスを作るのだろうか？　エビデンスベースの獣医療は新しいものではない。なぜなら、自覚の有無にかかわらず臨床獣医師は、その情報源や正確さが変化したとしてもエビデンスベースの取り組みを常に実践しているからである。

　農場のコンサルティングにおいても、"エビデンス"は学術的知識のみではなく、個人の経験や観察からも築かれる。このことから、臨床獣医師はみな必ずしも誤りとは言い切れない異なった独自の考え方を持つだろう。加えて、生き物を相手にした仕事では、まったく別の動物が異なる症状で同じ病気を現す、または似た症状で別の病気を現す可能性がある。

　また、時代の変化を考えることも重要である。乳牛の生産量は近年劇的に増加しており、その管理においては、畜産業界の新たな獣医学的取り組みによって導かれた"効率改善"と歩調を合わせるような努力が行われている。冷静に考えると著者が獣医師となった1990年からは、英国において牛海綿状脳症（BSE）の流行がピークとなった（現在は全面的に終息しているが）。さらに現在までに、全国的なもの、そして南イングランドに限定したものという2回の口蹄疫の脅威に曝された。また、新たな脅威としては、ブルータングウイルスや新興ウイルスであるシュマレンベルクウイルスが出現している。

　したがって異なる視点から学ぶことは多くあり、写真は千の言葉に値するものなのである！　我々のだれもが常に正しいとは限らず、ほかから学ぶことができるし、患畜の多くは治療によってというよりも自ら回復する。私は謙遜、失敗の容認、失敗から学ぶ誠実さを強調したい。もしも本書が異なる視点を提供し、好奇心を高め、知識を増やすことに貢献できれば、そのときにはすべてが価値のあるものになるだろう。

Keith Cutler

著者

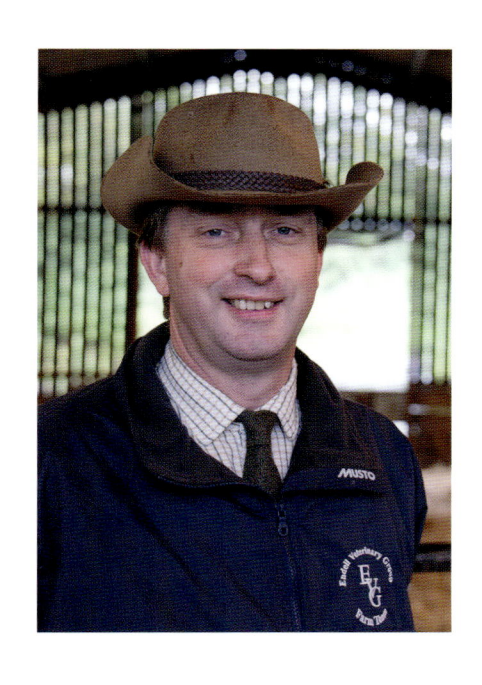

Keith Cutler（キース・カトラー）
理学士，獣医学士，ハードヘルス管理の欧州大学における外交ステータス，
英国王立獣医大学委員

　ロンドン郊外育ち。酪農家の親族がいたものの，大学入学当初は犬や猫に関係する仕事に就くつもりだった。しかし在学中に気持ちが変わり，ブリストルの獣医学校から資格を得て，1990 年夏に解剖学（主に繁殖生理）で最優秀学位を獲得した。最初に仕事に就いたのはイングランド南中央部のソールズベリーにあるエンデル獣医グループの家畜部であり，現在もそこに在籍している。この間に家畜部は 4 名から 14 名へと増員したため，彼の役割は非常に変化したが，クライアントとその家畜への貢献は以前から変わっていない。

　臨床の仕事は，ハードヘルスのプランニングから牛の内科および外科の日常診療，緊急の診療といったすべてにわたる。それらに加えて，獣医師資格を得たのちの研究により，ハードヘルス管理の欧州大学における外交ステータスを許され，獣医学や農学の様々な専門誌に多くの論文を投稿し，英国や国外の獣医学および農学の学会で講演してきた。また，牛の健康と繁殖に関する王立獣医大学の検定のための外部審査官や牛の健康の標準検定（CHeCS）の技術委員会の議長を務めている。さらに，牛ウイルス性下痢病（BVD）フリーやヨーネ病対策といった牛の健康に関する発議権を様々な政府機関や農場経営者に提出することを許されている。英国牛病獣医協会（BCVA）の前会長であり，2006 年には投票による Farmers Weekly Livestock Advisor of the Year の栄誉を得た。多忙な毎日であるが，愛してやまないものは仕事，すなわち自身のクライアントとその家畜である。

監訳をおえて

　大学を卒業して牛の診療に携わるようになったはじめの2～3年間は的確な診断ができずに，治療法や予後について畜主にうまく説明できなかったことが多々あったことを思い出す。ここ数年来，新規採用獣医師に研修を行ってきたが，最初に基本的な診断方法の考え方を教えるようにしている。その際には，初診時の正確な診断の重要性について述べ，特に目でみて判断する望診や視診が診断上の大きなウェートを占めることを話している。また，山形県農業共済組合では診療のみを行うのではなく，社会貢献を念頭に疾病予防としての各種の損害防止事業を活用することと，臨床症例についての研究活動を若手獣医師に対して勧めてきたつもりである。本書は，新人研修の一環として新規採用から3年以内の山形県農業共済組合の獣医師9名が分担して翻訳を行った。

　このアトラスは英国のKeith Cutler氏が，牛の臨床現場で撮影した写真を集めてコメントを加えたもので，日本の臨床獣医師も牛の診療で出会う疾病が多く掲載されており，再確認の意味でも写真をよくみてもらいたい。また，牛の疾病を予防する観点で牛舎内外を撮影したものも多く，牛群の飼養環境の大事さがわかる。著者が述べているように，過去に英国では2度の口蹄疫の発生があり，また新興のシュマレンベルクウイルス感染症がEUで発生している。日本も類似の状況であり，一般的衛生管理の重要性や温暖化の影響の重大性が世界的にも認識されてきているものと思われる。さらに，運動器病について多くのページを割いており，酪農産業におけるその重要性も感じ取れる。現場における解剖写真も多いが，一部不適切なものについては割愛した。

　最後に，貴重なご助言を頂いた前 山形県農業共済組合連合会家畜部長の小形芳美博士に深く感謝いたします。また，本書出版にご尽力頂いた緑書房の関係各位に厚く御礼を申し上げます。

2017年10月

渡辺栄次

監訳者・翻訳者一覧

監訳者

宇山　環　　UYAMA Tamaki
元 山形県農業共済組合　置賜家畜診療所

河原直哉　　KAWAHARA Naoya
山形県農業共済組合　中央家畜診療所兼家畜診療研修所

渡辺栄次　　WATANABE Eiji
山形県農業共済組合　家畜診療研修所

翻訳者

（　）内は担当パート

佐藤　翼　　SATO Tsubasa（8）
山形県農業共済組合　最上家畜診療所

新屋和彦　　SHINYA Kazuhiko（4）
山形県農業共済組合　最上家畜診療所

富樫哲也　　TOGASHI Tetsuya（1）
山形県農業共済組合　中央家畜診療所

長原　恵　　NAGAHARA Megumi（6 前半）
山形県農業共済組合　置賜家畜診療所

古谷昌大　　FURUYA Masahiro（5）
山形県農業共済組合　置賜家畜診療所　西置賜出張所

松田千絵　　MATSUDA Chie（6 後半）
山形県農業共済組合　中央家畜診療所　北村山出張所

松本菜々　　MATSUMOTO Nana（3）
山形県農業共済組合　置賜家畜診療所

宮下裕行　　MIYASHITA Hiroyuki（2）
山形県農業共済組合　庄内家畜診療所

吉田　歩　　YOSHIDA Ayumu（7，9）
山形県農業共済組合　庄内家畜診療所

＊50 音順，所属は 2017 年 10 月現在

目次　Table of contents

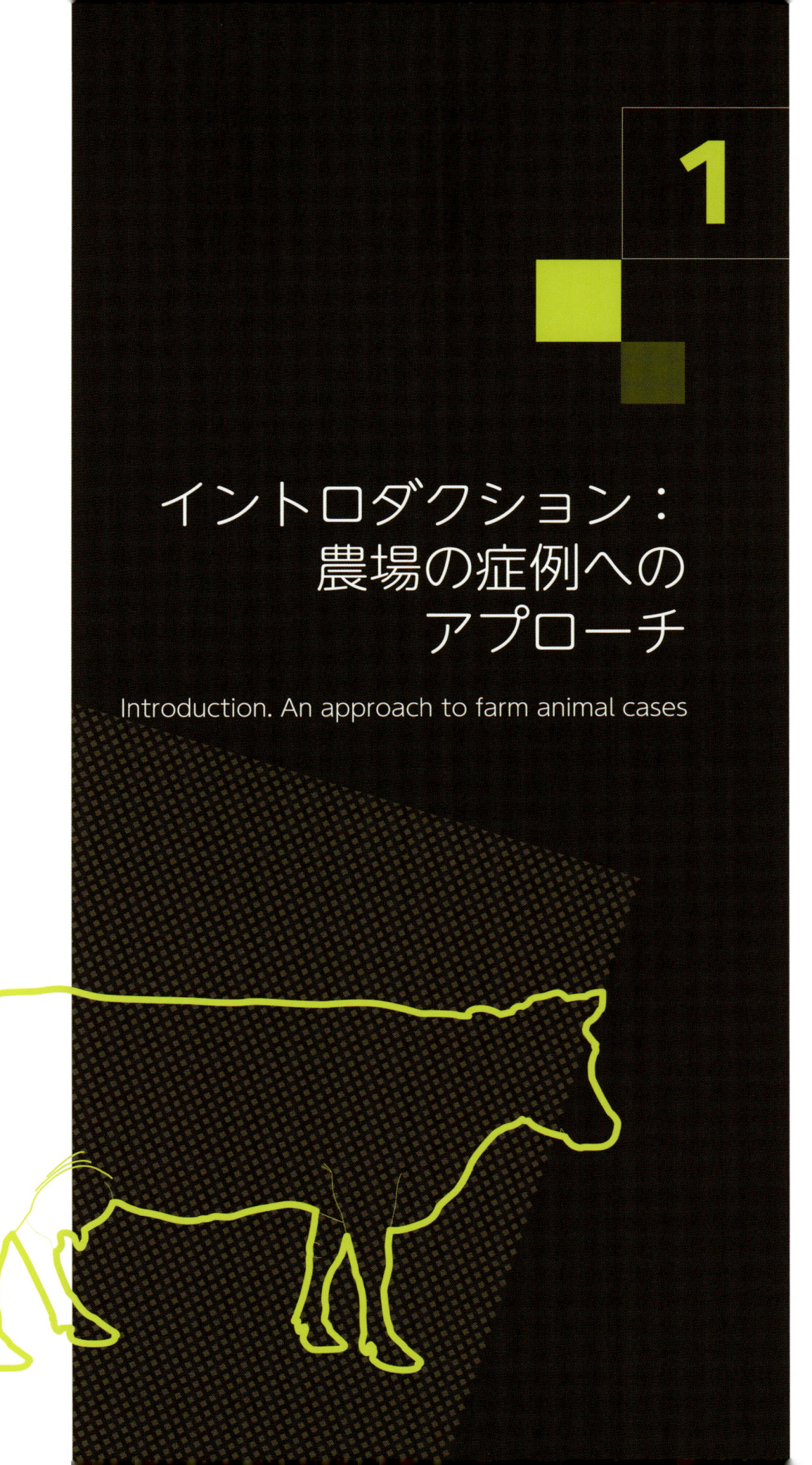

イントロダクション：農場の症例へのアプローチ

Introduction. An approach to farm animal cases

1

Figure 1

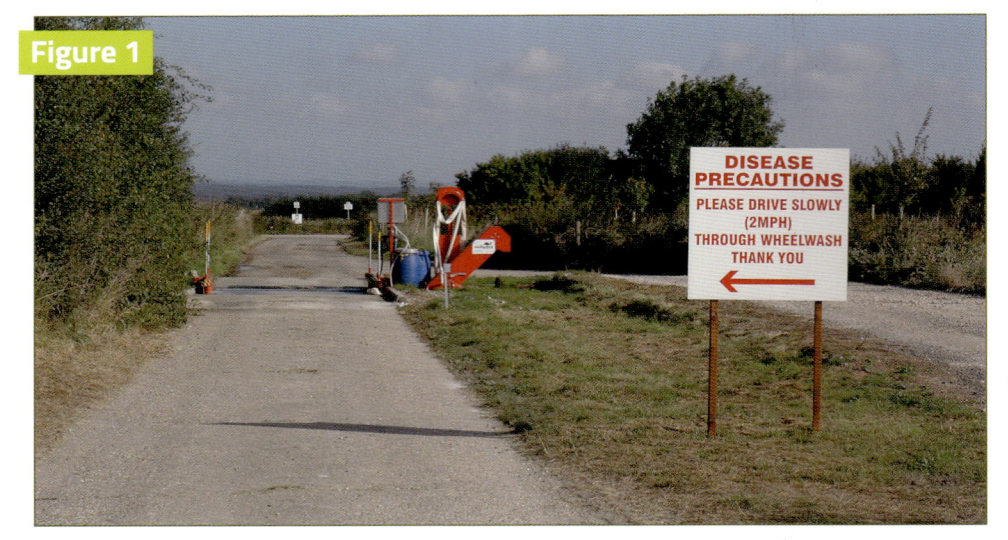

このきれいな農場の入り口は，バイオセキュリティへの積極的な取り組みを示しており，高レベルな管理であることを表わしている。看板には「伝染病警戒中，徐行してタイヤ洗浄後，通過してください」というメッセージが掲げられている。

Figure 2

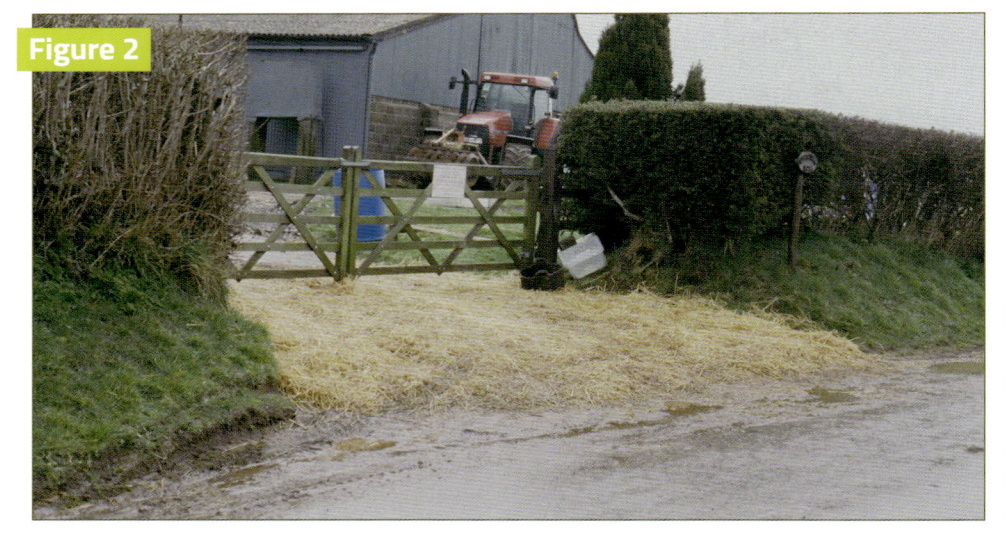

2001年に，英国で口蹄疫が蔓延した際の農場の入り口。防疫のため，必要以外の農場への立ち入りを制限している。訪問者の車のタイヤを消毒するために，消毒液で浸されたワラの敷料が敷かれており，追加用の消毒剤と希釈用の水がそばに置いてある。

　農場経営や獣医療において，データ記録やコンピュータ解析に対する注目が高まっているが，注意深い観察というものが産業動物獣医師としての基本的な特性および技能であり，適切に評価し，論理的に考えて診断し，行動計画を実行するためには必要なことなのである。

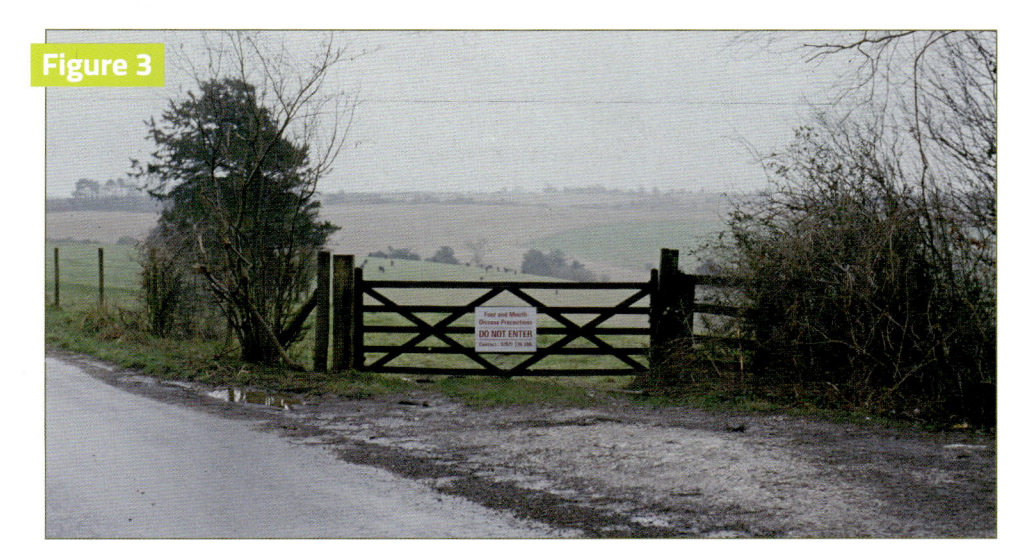

Figure 3

2001 年に英国で口蹄疫が蔓延した際の防疫している農場の境界。

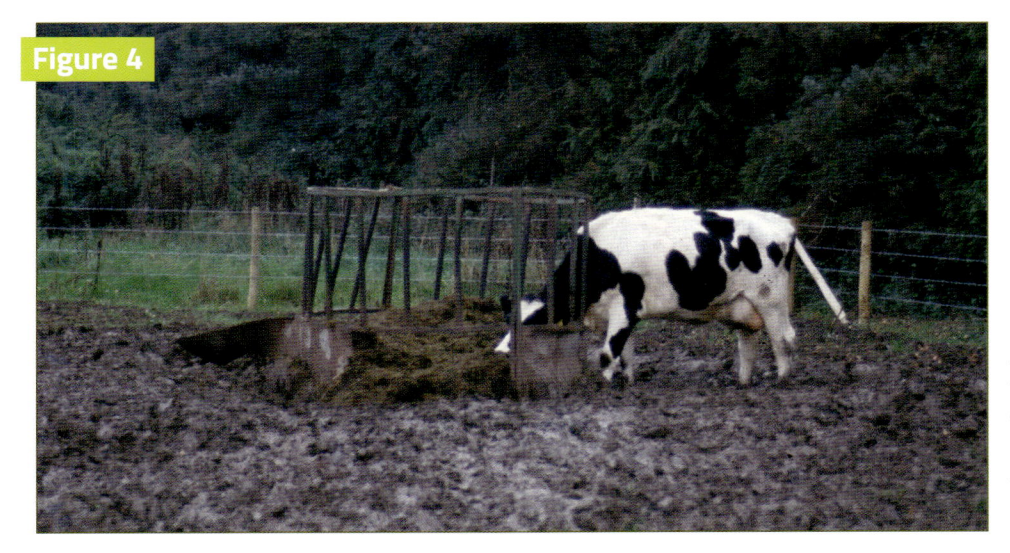

Figure 4

農場の中に入り，その農場の環境を注意深く観察してみると，動物の管理方針やこれから生じてくる問題がわかってくる。この例からは，パドックの乾乳牛の蹄と乳房の健康に対して不良なことがわかる。

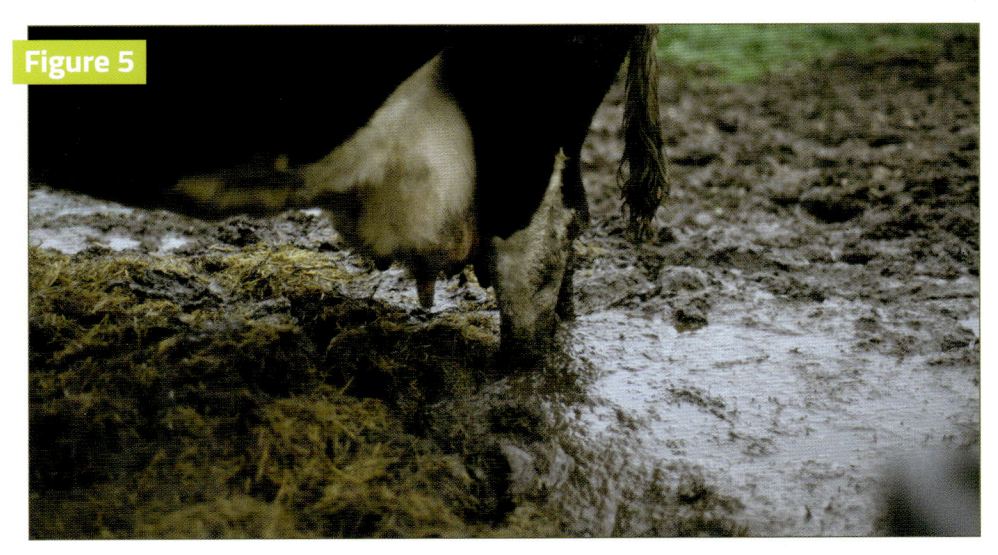

Figure 5

この乾乳牛は，環境からの乳房炎感染リスクが非常に高い。

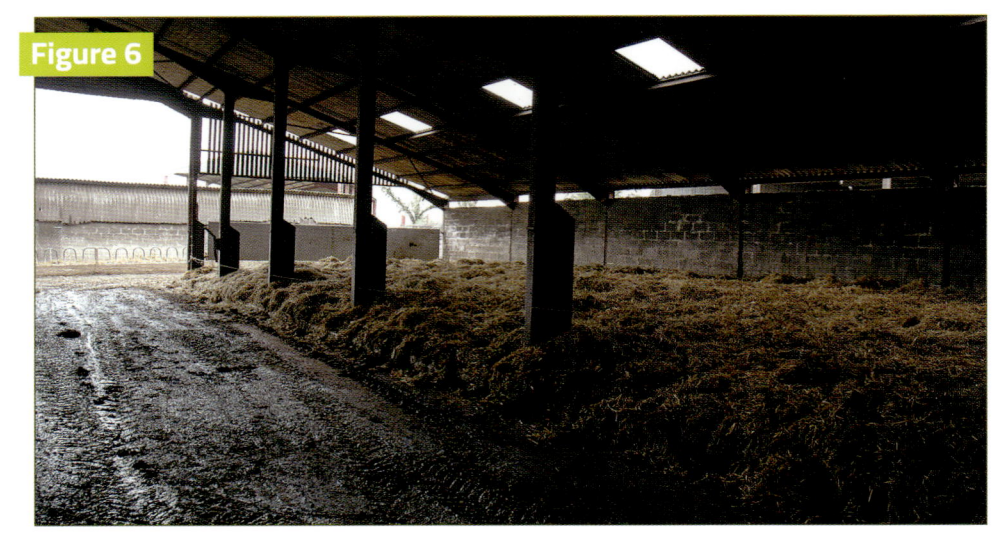

Figure 6

疑問を持つことは大切である。牛の飼育場に質の良いワラが適正な量で十分に敷かれているか？　待機場の除糞頻度は十分か？　牛舎内の換気は適切にされているか？　清潔で乾燥された状態を維持するための十分な敷料が保管されているか？

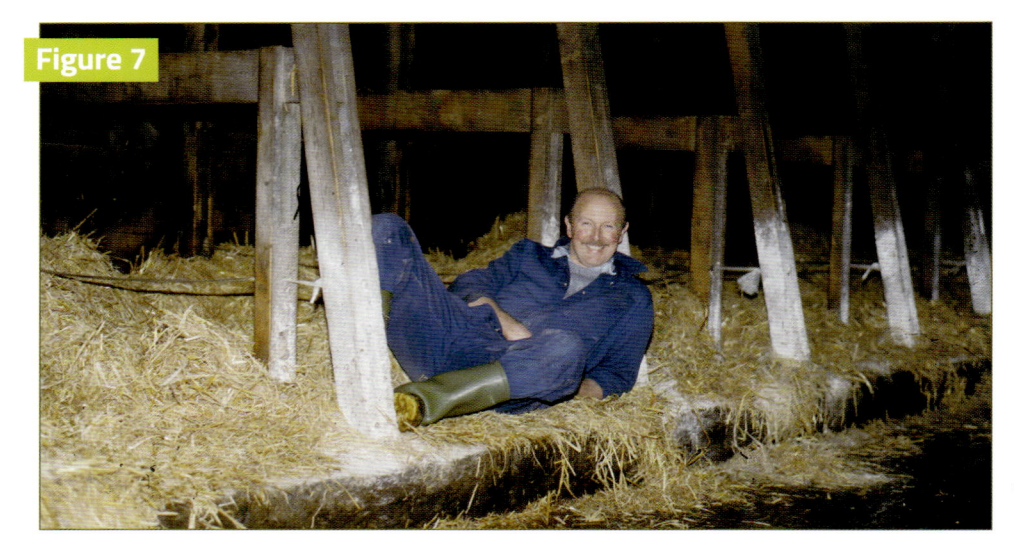

Figure 7

牛房は人が横になって寝られるくらいに清潔で乾燥しているべきである。

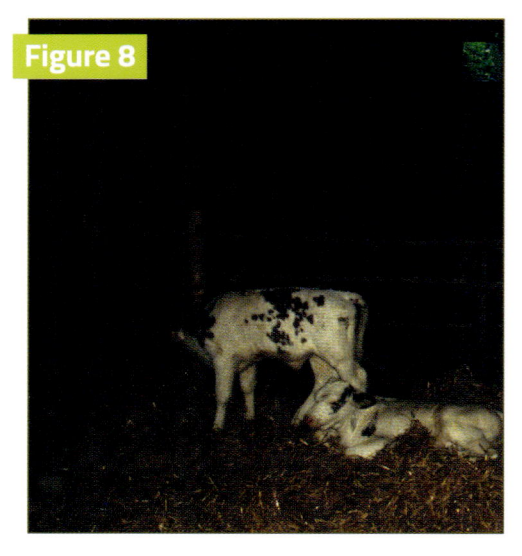

Figure 8

感染症に対して若齢動物は感受性が高い。清潔で，乾燥して，明るく，そしてすきま風のない環境で換気がよくされていることが理想的であるが，問題が起こっているのに気付かれずに，子牛が小さく暗い牛房の中で飼われることが多い。この例では，一見，子牛は健康そうに横臥しているが，この牛房は暗くて換気されていない。子牛に悪影響を与えるこのような農場の問題点を見逃すことはできない。

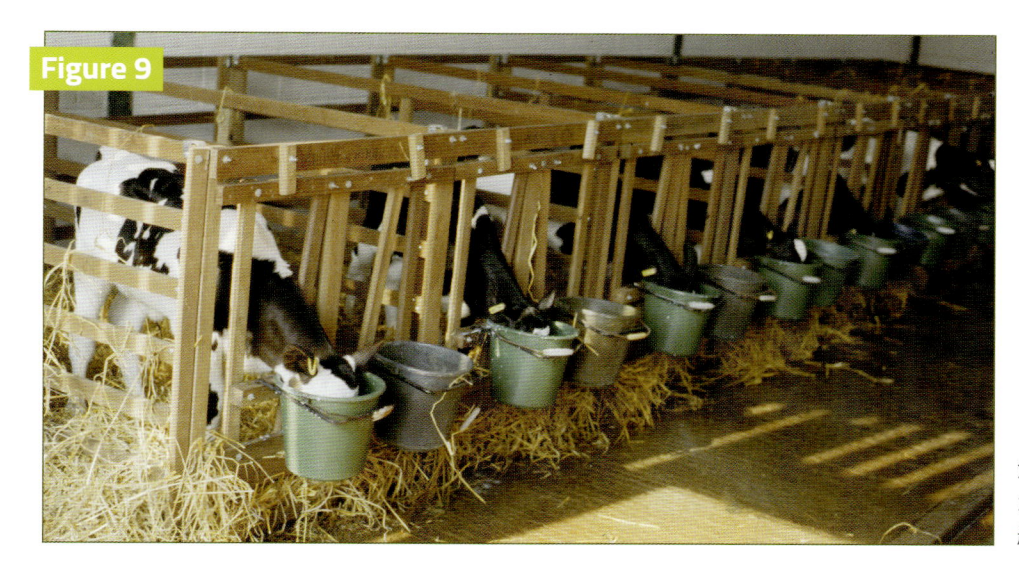

Figure 9

清潔で"幸せそう"な乳牛の育成子牛がエサを食べている。この例では，問題が生じればすぐにわかるだろう。

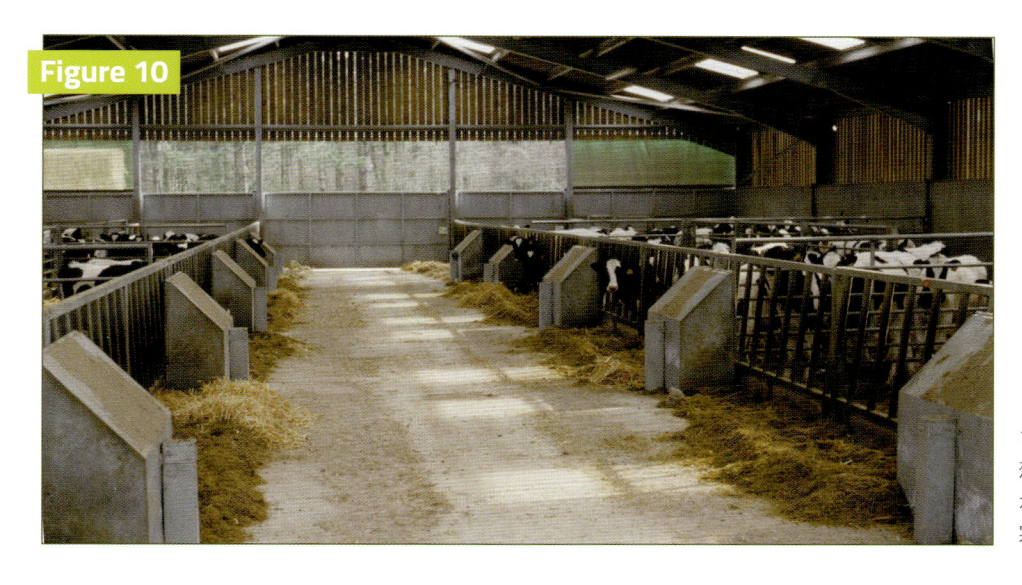

Figure 10

さて，この牛房は離乳子牛にとって理想的であろうか？　管理の変更がなければ，冬には離乳前の子牛にとっては寒すぎるかもしれない。

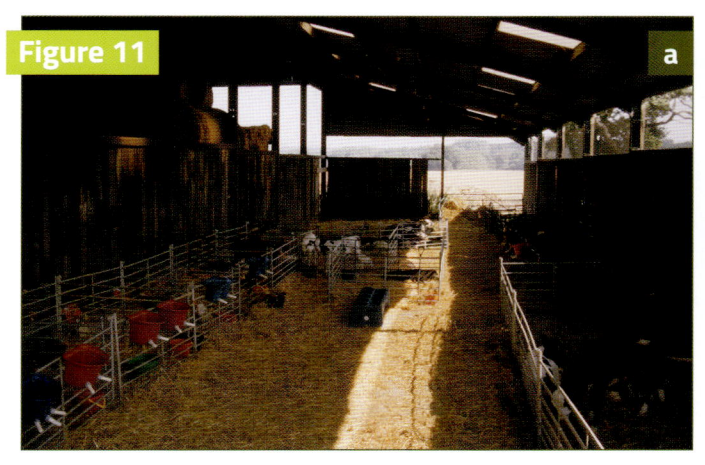
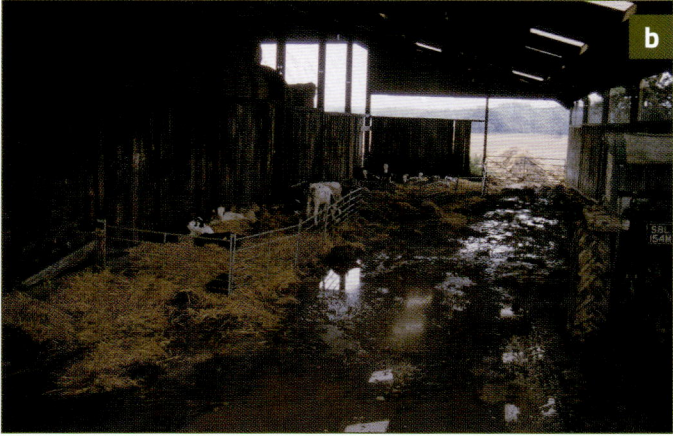

Figure 11

物事を当然のことと思うべきではない。この牛舎をみると（a），子牛の牛舎として適した環境のように思われるが，再び同じ牛舎を冬季中旬にみると，牛床が水浸しになっており，まったく違う印象を受ける（b）。

Figure 12

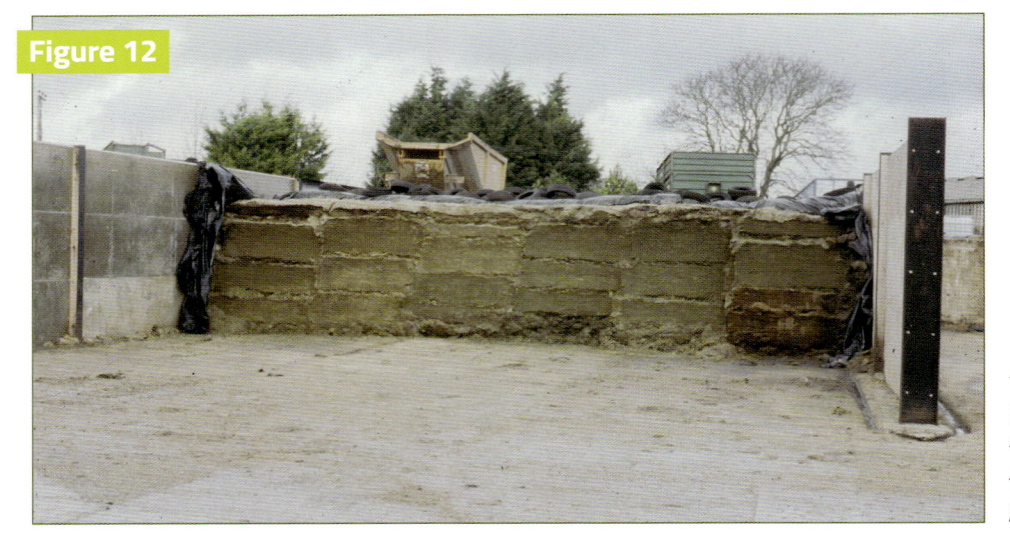

サイレージの表面をきれいで良い状態に保つことで，サイレージ自体の損傷や浪費を抑えることができ，同時に第一胃を健康に保つことによって牛を健康にする。

Figure 13

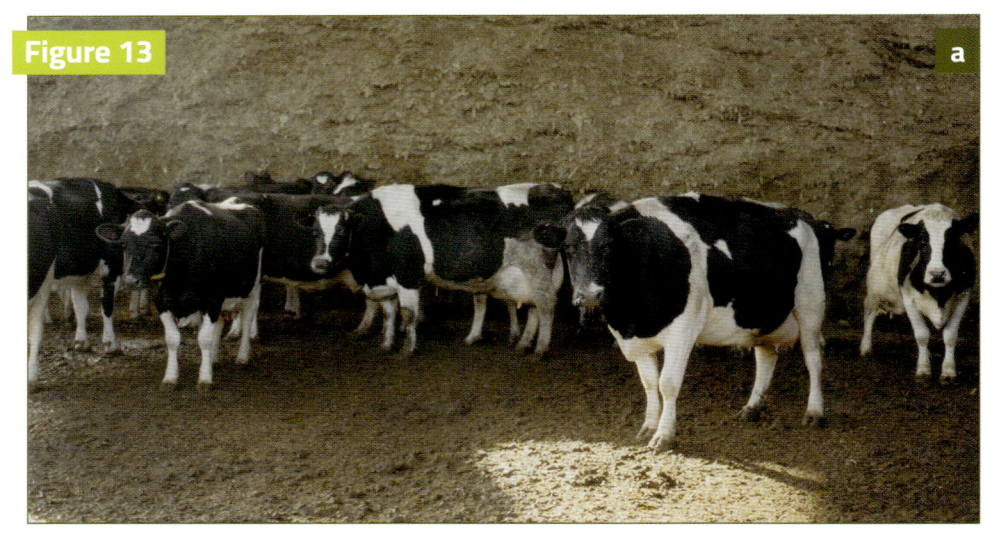
a

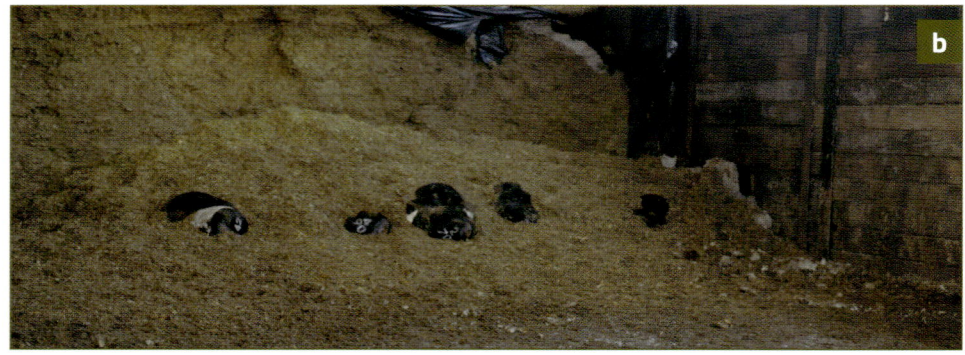
b

よく管理されたサイレージの表面であったが（a），その後の管理が不十分であったために牛が勝手に食べてサイレージが崩壊し，数頭の牛が犠牲となった（b）。

エサや水は生きるうえで必須であり，動物の健康を維持するためには質の良い物が必要不可欠である。

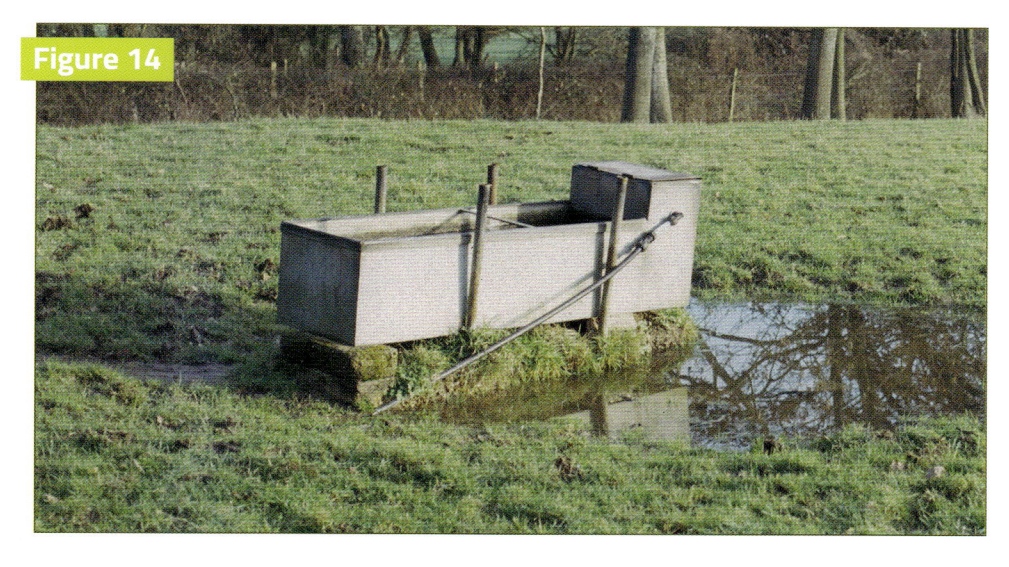

Figure 14

給水場からの水漏れによって，肝蛭症の感染リスクが高まる可能性がある。

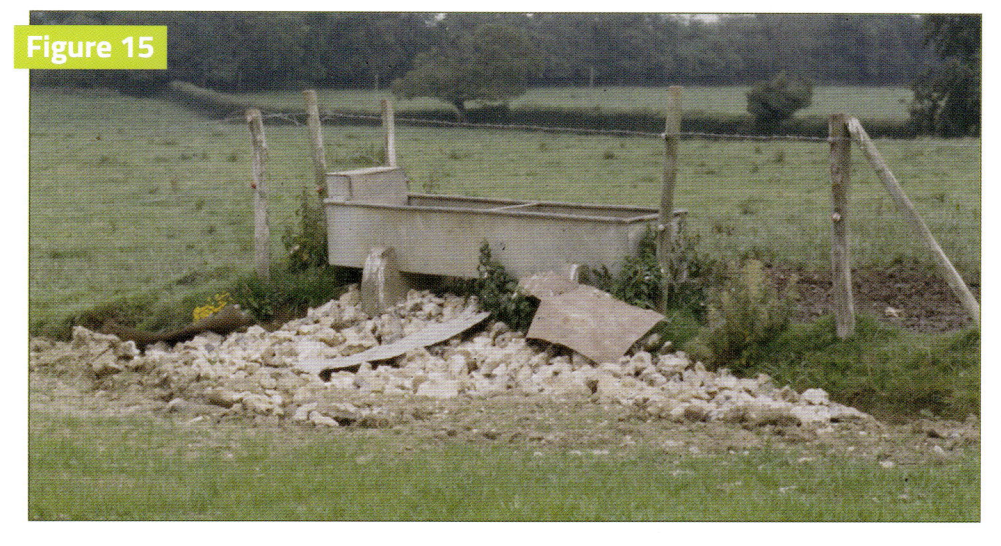

Figure 15

この農場では，牛が給水場に接近しやすいように給水場の周りに粗石を置く改良を加えたが，かえって跛行のリスクを高めてしまった。

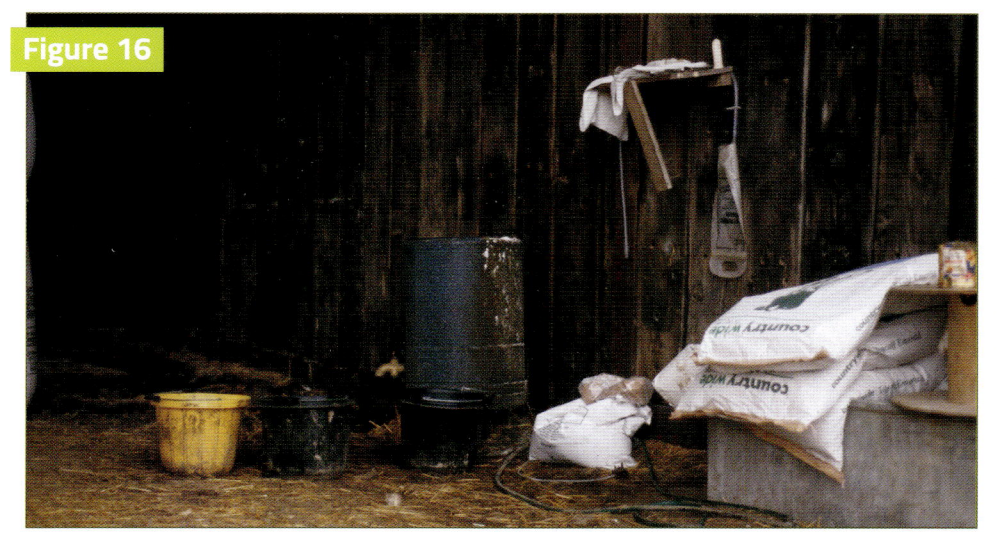

Figure 16

このように子牛の粉ミルクを撹拌する場所の衛生状態が悪いと，それを飲んだ子牛は集団で下痢を起こすかもしれない。ここで注意したいのは，濡れた床に使いかけの粉ミルクの袋が置かれていること，水の加温器やミルクミキサーが汚れていること，そしてバケツが洗われていないことである。さらに注意したいのは，病気の子牛に用いるバッグとストマックチューブが汚れていることであり，この農場では確実に感染性腸炎の発生率が高くなる。

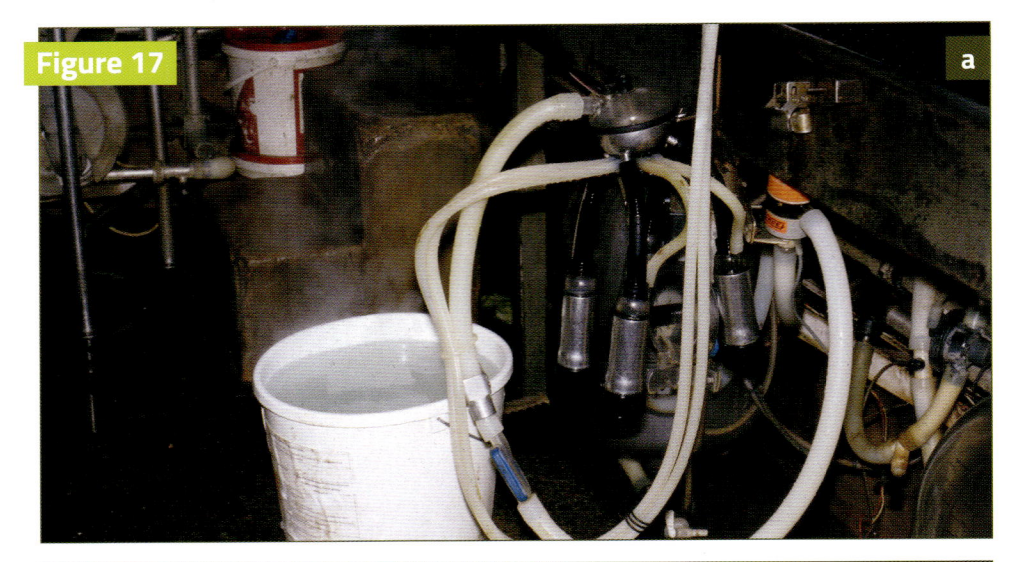

Figure 17

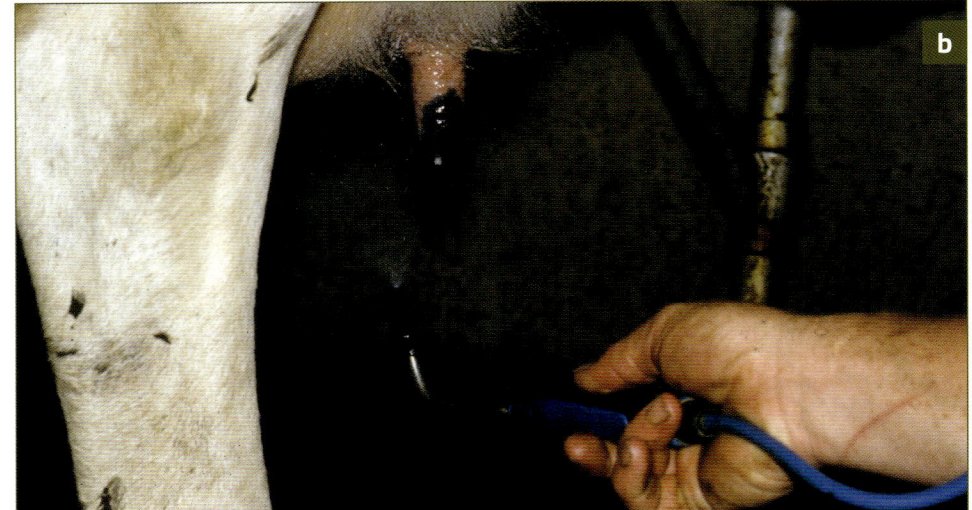

酪農場のパーラーを観察することで（特に搾乳中に観察すると），非常に有益な情報を得られることがある。この例では細かい所まで気をつけており，とても良い管理をしているようにみえる。すなわち，機材は清潔であり，きれいで湯気を立てているバケツがあり，それには次の牛を搾乳する前にクラスターを消毒するための適正に希釈された消毒液が入っている（a）。また，注意深くポストディッピングを行い，感染を防いでいる（b）。

Figure 18

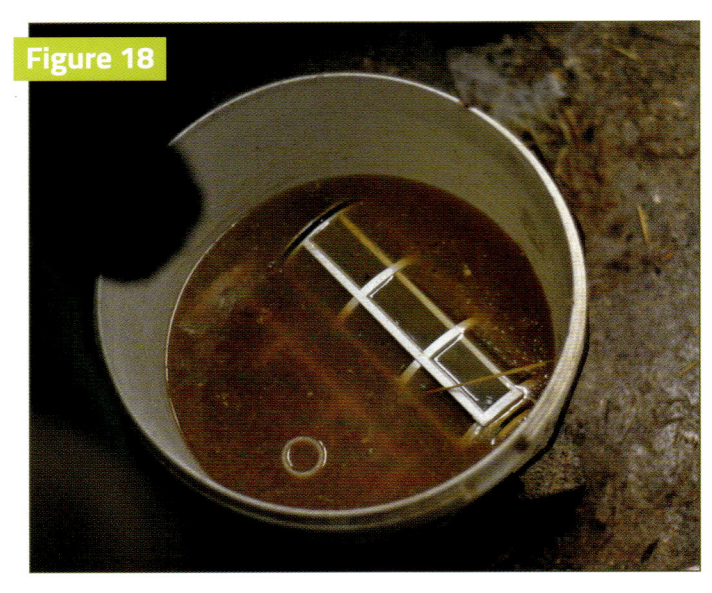

しかしミルクフィルターは，搾乳の合間，汚い消毒液の"スープ"につけられており，明らかに問題がある。

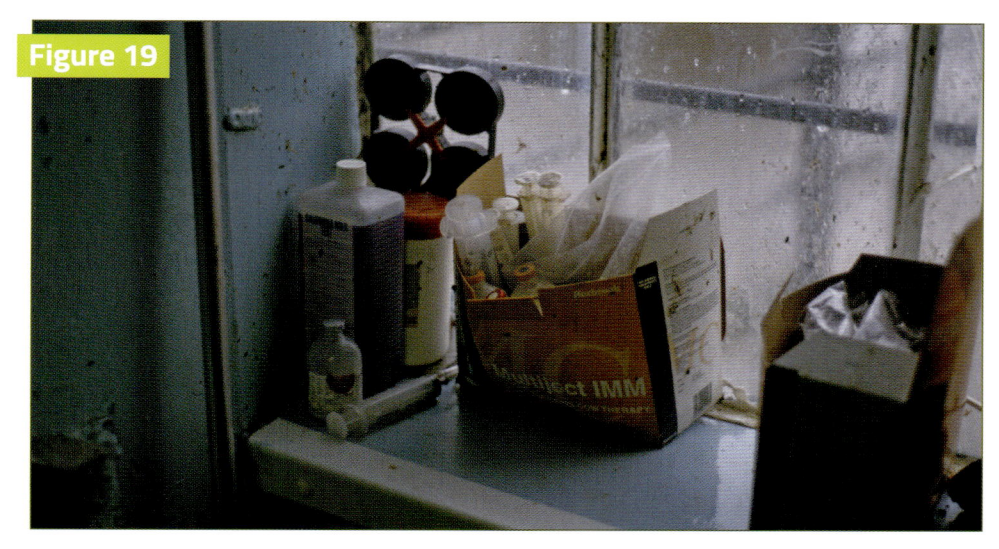

Figure 19

医療用具の保管状況や使用記録を検査することで，さらなる情報を，ときには啓発的な情報を得ることができる。この例で注意したいのは，不適切で使用法に適合しない医療用具の保管方法であり，動物の健康への取り組みが十分ではないことが推察される。

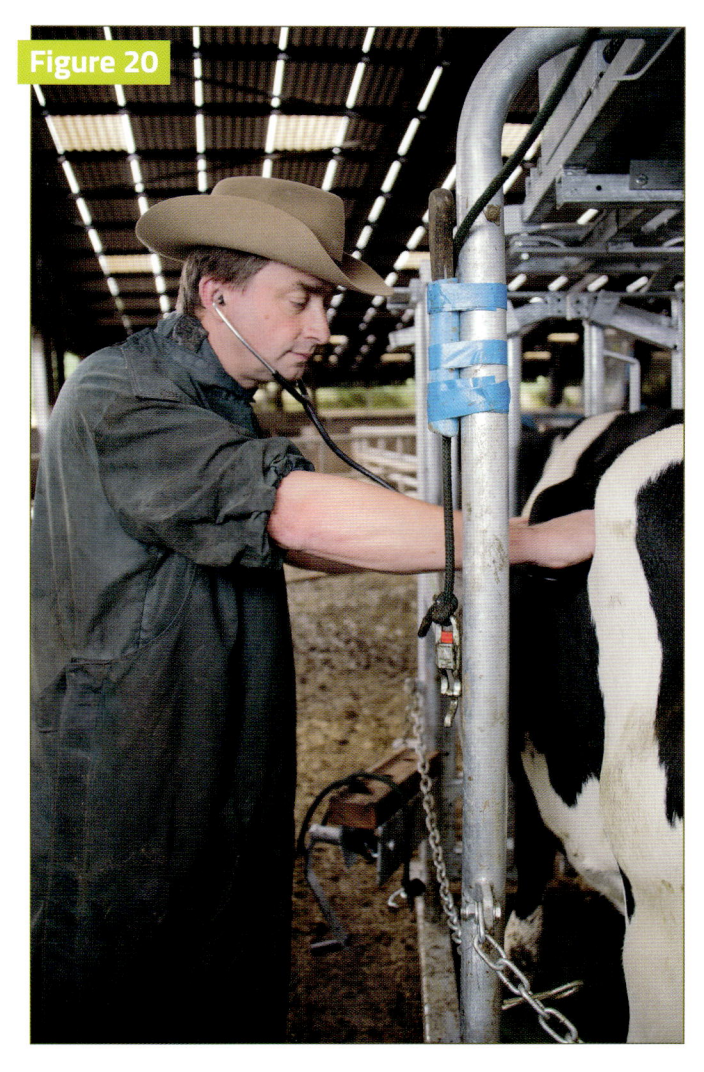

Figure 20

徹底的かつ詳細な臨床検査の価値は非常に大きい。

2

心血管系

The cardiovascular system

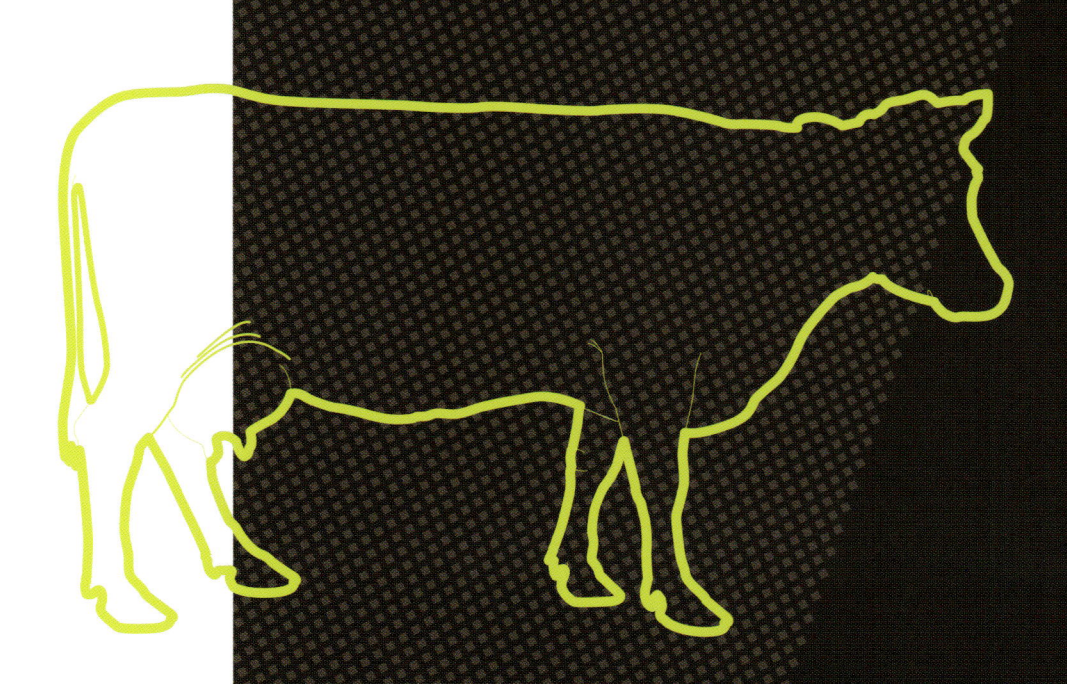

Figure 1

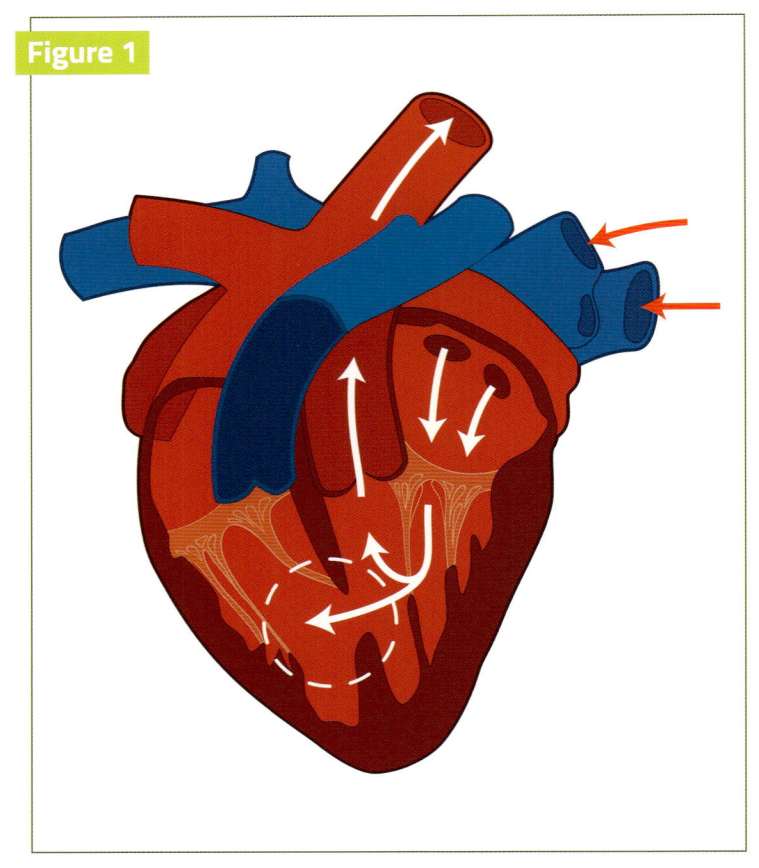

ほかの動物種で報告されている先天性心血管疾患（特に心疾患）は牛にも発生するが，その多くは経済性を失うか死亡し，ときには積極的な淘汰により排除され，診断されないままとなっている。

おそらく牛で最もよくみられる先天性心疾患の1つは，心室中隔欠損症である。左右心室の連絡は胎生期においては正常であり，ガス交換を行う器官である胎盤と循環している。出生後にはこのガス交換機能は肺に移るので，血流を変えるために両心室間の連絡を閉鎖する必要がある。

Figure 2

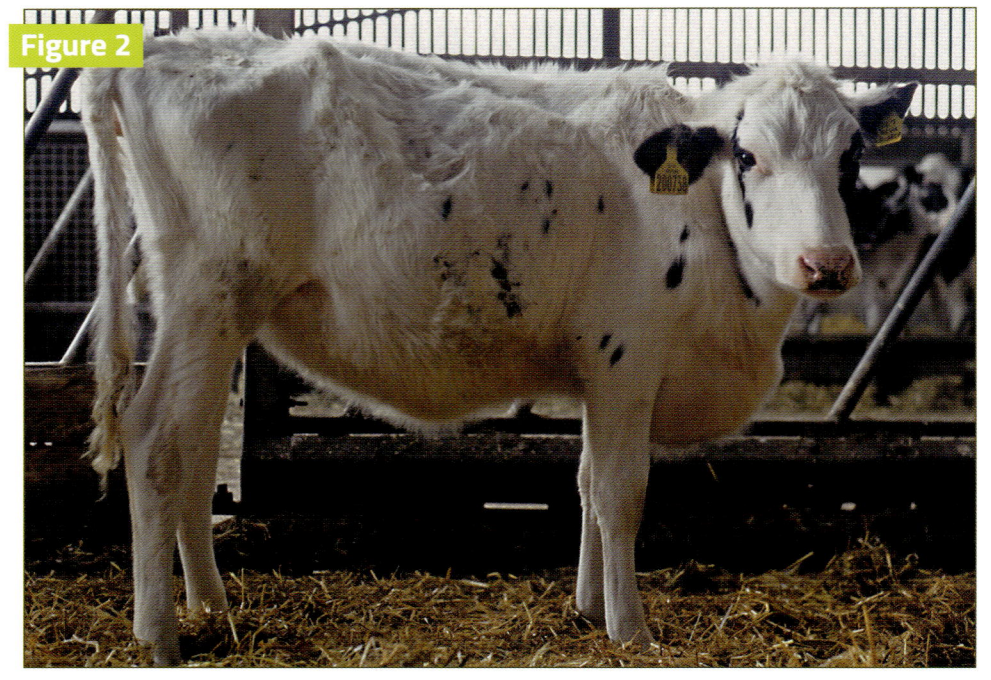

室間孔の閉鎖不全がある場合，その結果起こる循環不全により活力減退や生産性低下が生じ，または死亡する。しかし，まれなケースでは明確な臨床症状が現れない。この子牛は成長が悪く，心不全による浮腫を呈している。

増殖性心内膜炎 Valvular endocarditis

増殖性心内膜炎は，牛の心不全の後天的な原因として最も一般的なものの1つである。多くは細菌性であり，*Truperella pyogenes* やパスツレラ，連鎖球菌を含む多くの細菌種が原因として考えられている。菌血症を生じ，しばしば菌の塊（疣贅）が血流に乗って塞栓症を引き起こす。この疣贅は，体内のほかの部分に生じた初期の敗血性病巣からもたらされるが，例えば若齢子牛の感染した臍，老齢牛の肺病変，成牛の乳房炎や子宮炎，すべての月齢の膿瘍に起因している。

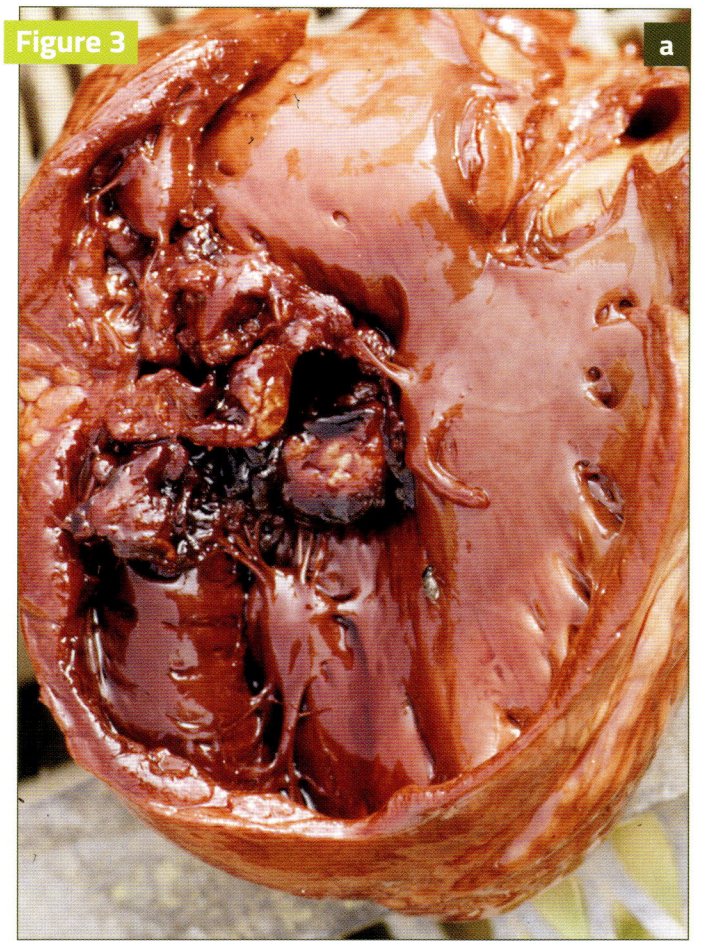
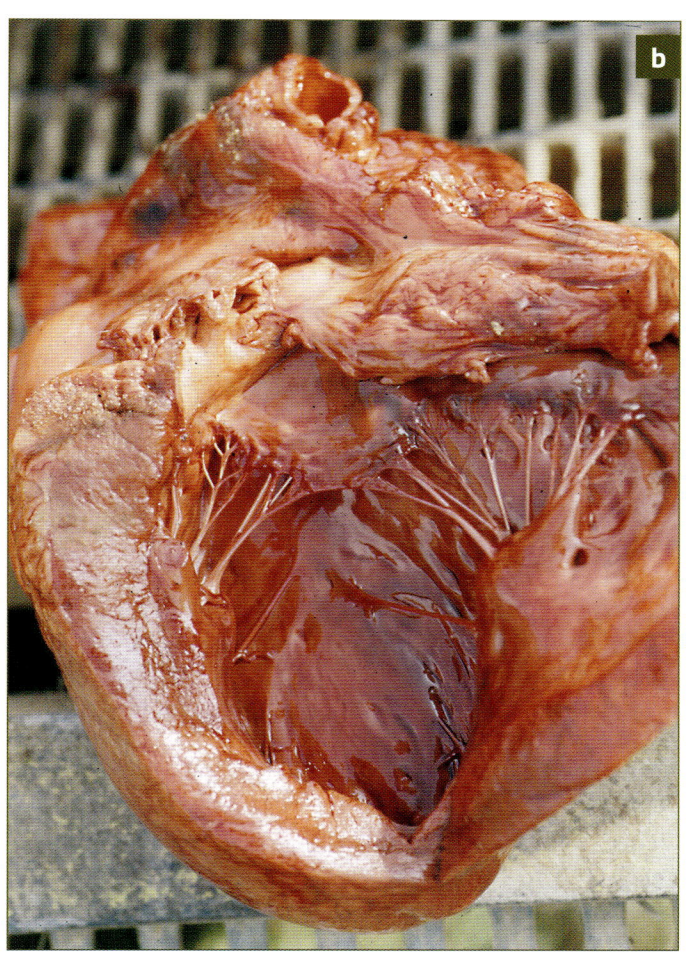

Figure 3

（a）8カ月齢の育成牛の増殖性心内膜炎。右房室弁の大部分の構造が破壊されている。（b）同じ牛の左房室弁。この牛は病気とは気付かれなかったが，離乳前にワクチンを打つため少し離れた施設に群れを移動させた際に，急性の呼吸困難を呈して倒れ，死亡した。

Figure 4

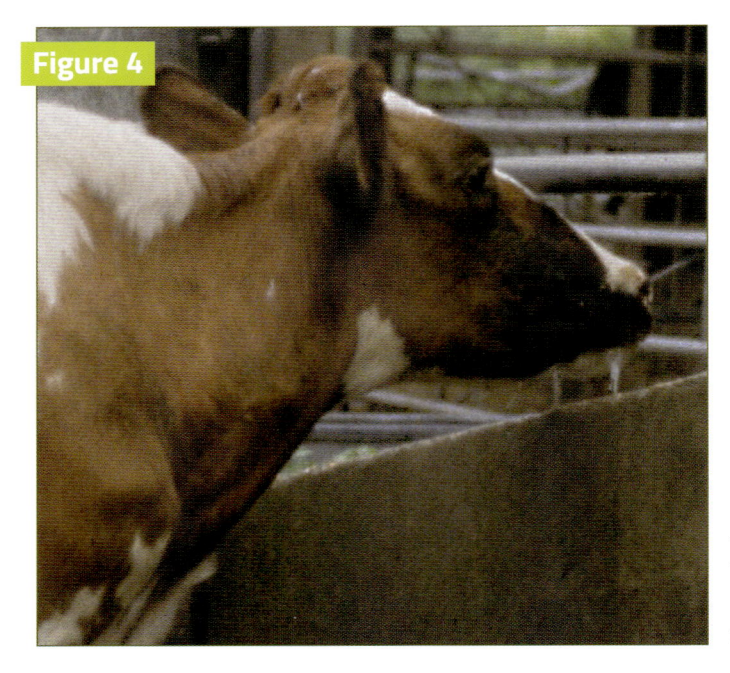

心不全による頚静脈の怒張。増殖性心内膜炎の徴候は症状が進行するまでみられないことがしばしばあるが，聴診で心雑音が認められるかもしれず，右房室弁が関係しているならば陽性頚静脈拍動がみられるかもしれない。

Figure 5

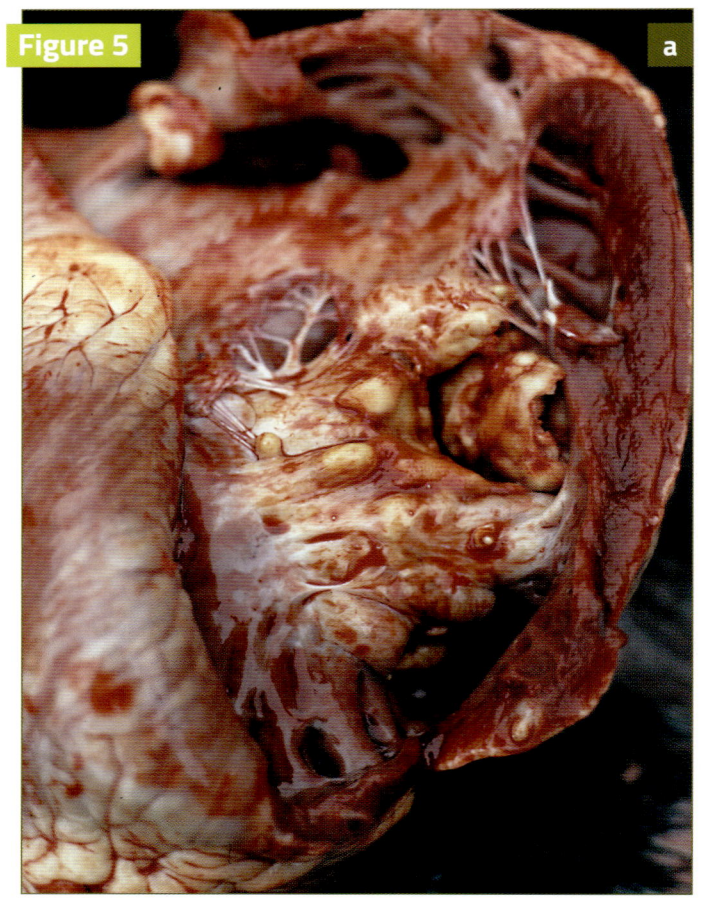 a

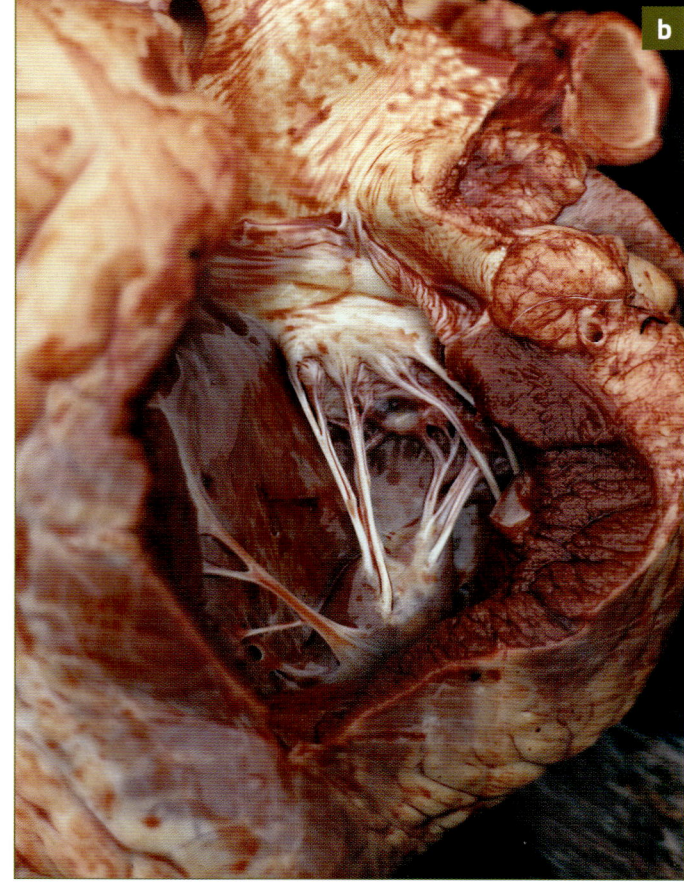 b

（a）18 カ月齢の肥育牛で増殖性心内膜炎の右房室弁。（b）同じ牛の左房室弁。この牛は，これまで病気に気付かれないまま（生後の早い時期に 1 回以上の肺炎を経験しているかもしれない），成長不良のため淘汰された。

心嚢炎　Pericarditis

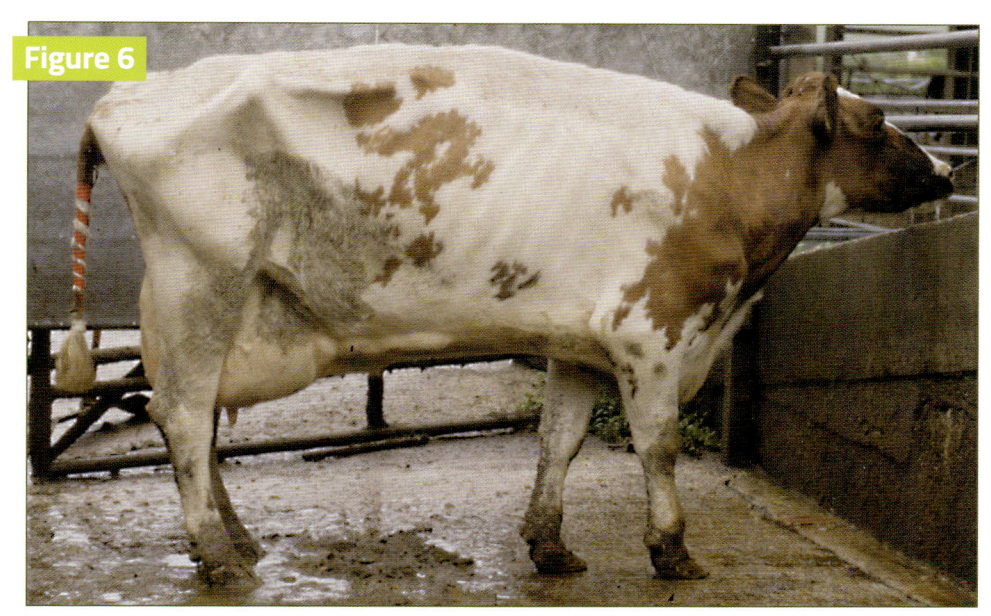

心嚢内への細菌の定着と増殖によって起きる感染性心嚢炎は，牛の心不全のもう1つの一般的な原因である。牛が金属破片を摂取し，それが第二胃，肝臓，横隔膜，および心嚢を貫くことで創傷性第二胃腹膜炎が生じ，その結果しばしば感染性心嚢炎となる。この牛は，創傷性第二胃心嚢炎の臨床症状として典型的な背弯姿勢と腹囲緊縮を示している。

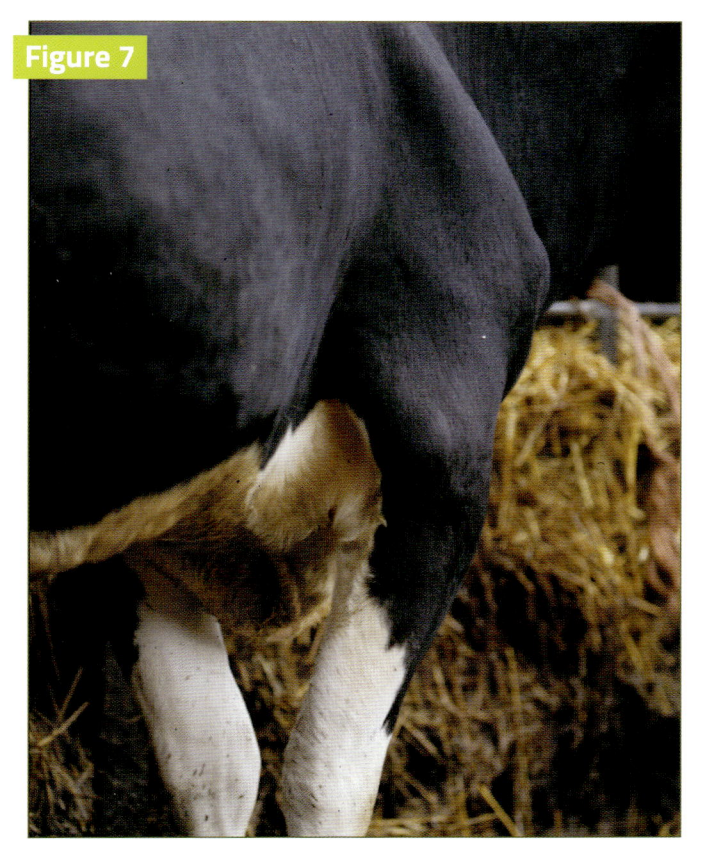

創傷性第二胃心嚢炎に罹患した牛に特徴的な肘の外転。

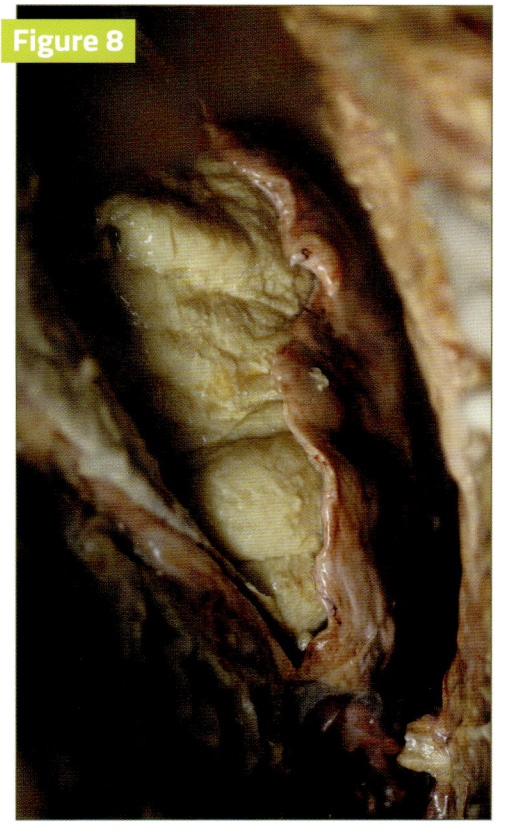

心嚢を切開すると，心機能を損なうほどの多量の滲出液と膿汁がみられる（心嚢壁の肥厚と周囲の胸膜炎に注目）。

Figure 9

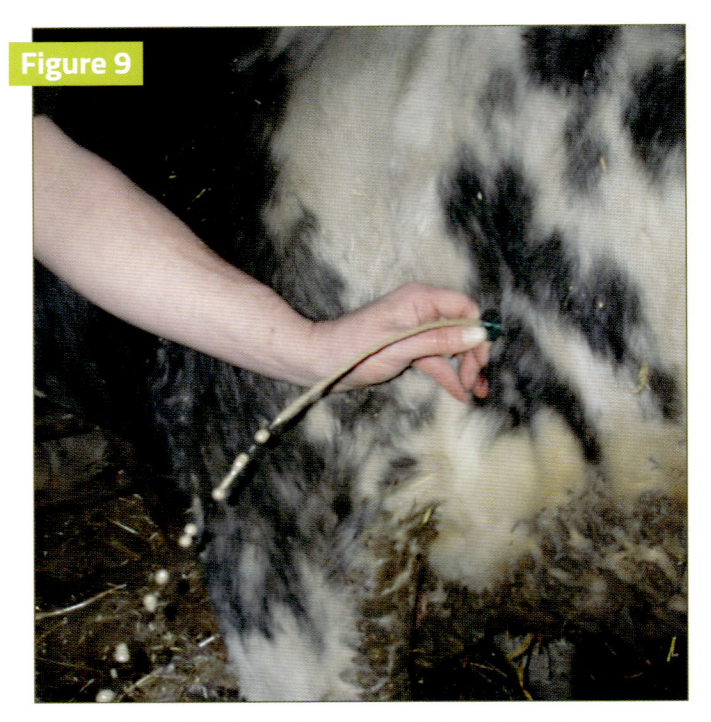

適切な鎮静と局所麻酔を行った後，套管針を用いて心嚢から膿を除去している。

Figure 10

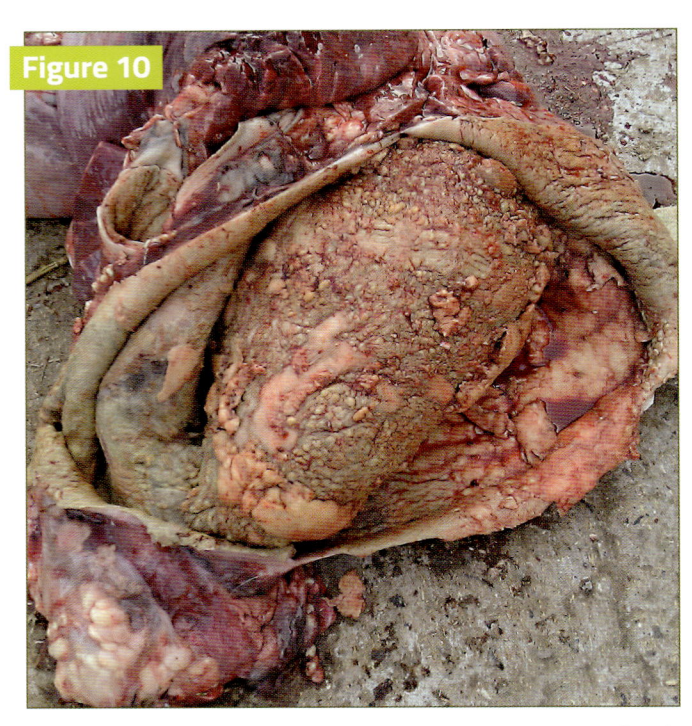

創傷性第二胃心嚢炎の解剖症例。心臓は肥大しており心臓に負荷がかかっていたことがわかる。また，心外膜は肥厚し，心嚢と心外膜には膿塊が付着し，絨毛心の状態になっている。

Figure 11

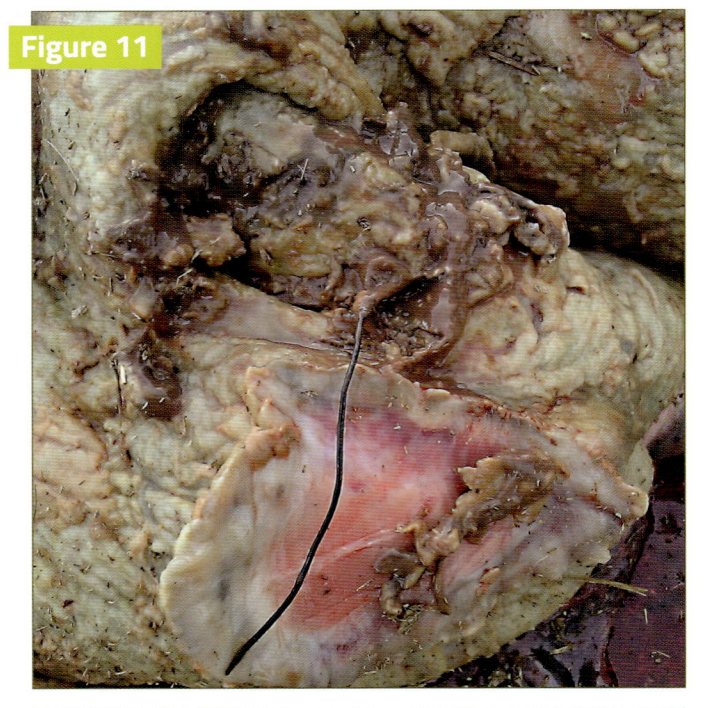

同じ症例の拡大写真だが，ワイヤーが心嚢および心臓自体に刺入している。

Figure 12

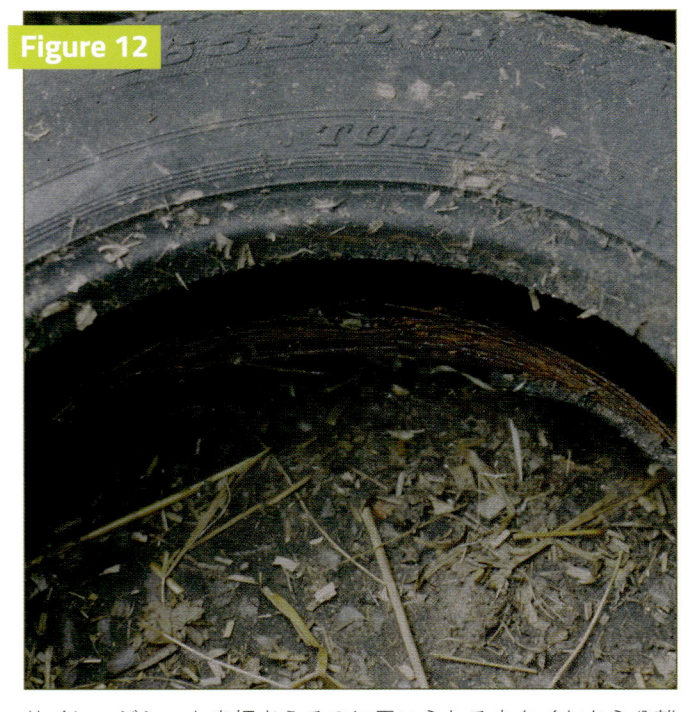

サイレージシートを押さえるのに用いられる古タイヤから分離したワイヤーは，しばしば創傷性第二胃腹膜炎と創傷性心嚢炎を引き起こす原因となる。

末梢血管炎 Peripheral vasculitis

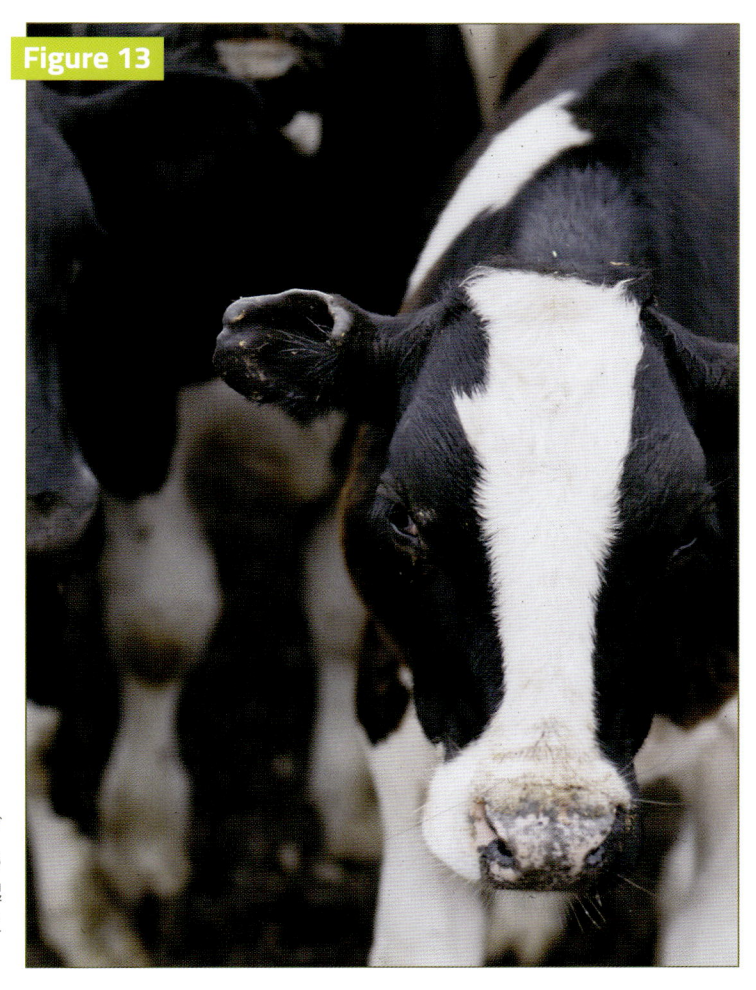

Figure 13

末梢血管炎は様々な感染および中毒により起こり，例えばブルータング，サルモネラ症，その他の敗血症とカビ中毒があげられる。最も重篤な場合は周辺組織の壊疽と脱落を引き起こす。この症例では，*Salmonella* Dublin に感染した子牛に末梢血管炎が生じ，耳介の壊死がみられた。

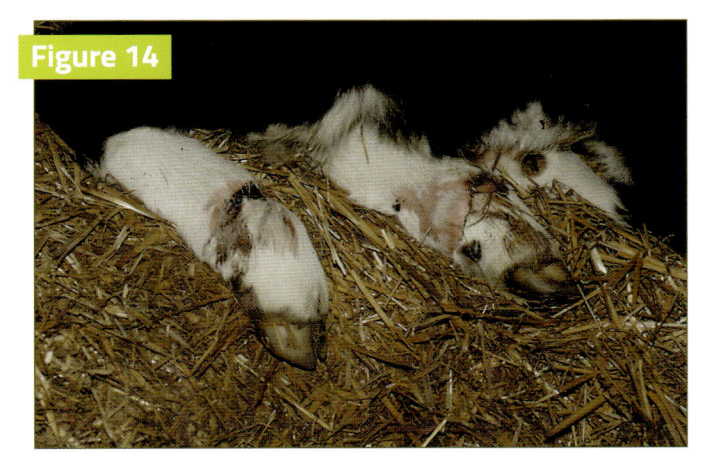

Figure 14

Salmonella Dublin に感染した子牛の両後肢近位における皮膚の壊死。

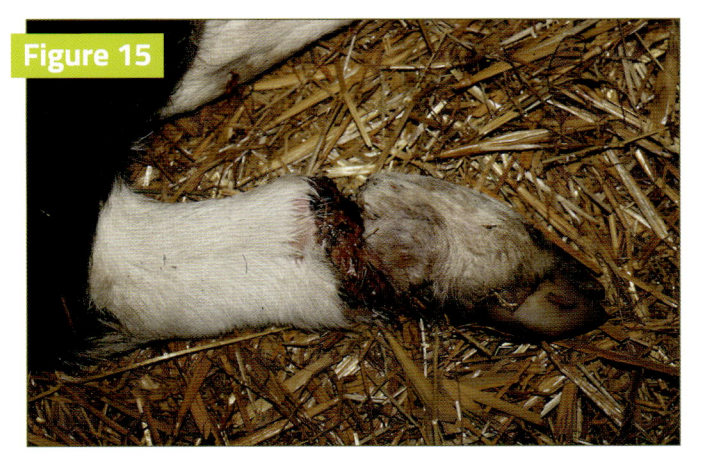

Figure 15

Salmonella Dublin に感染した子牛の末梢血管炎による肢の壊疽と脱落（人道的に安楽殺が必要）。

Figure 16

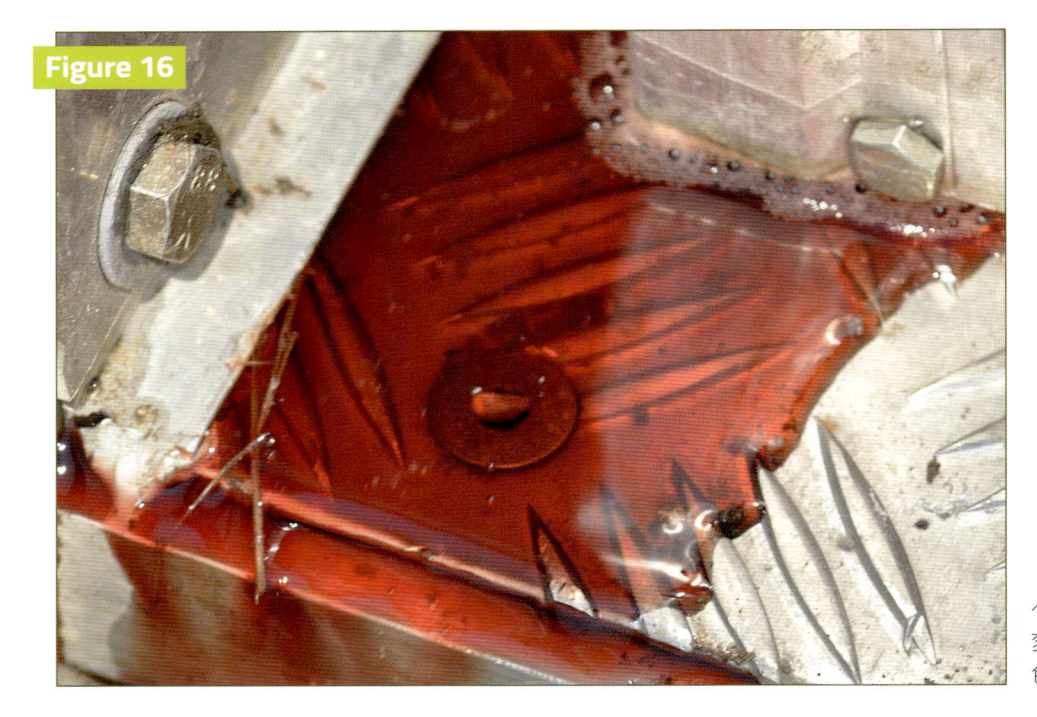

ヘモグロビン尿症では，尿が濃赤色に変色し，死に至るような重篤例では黒色の尿がみられることもある。

Figure 17

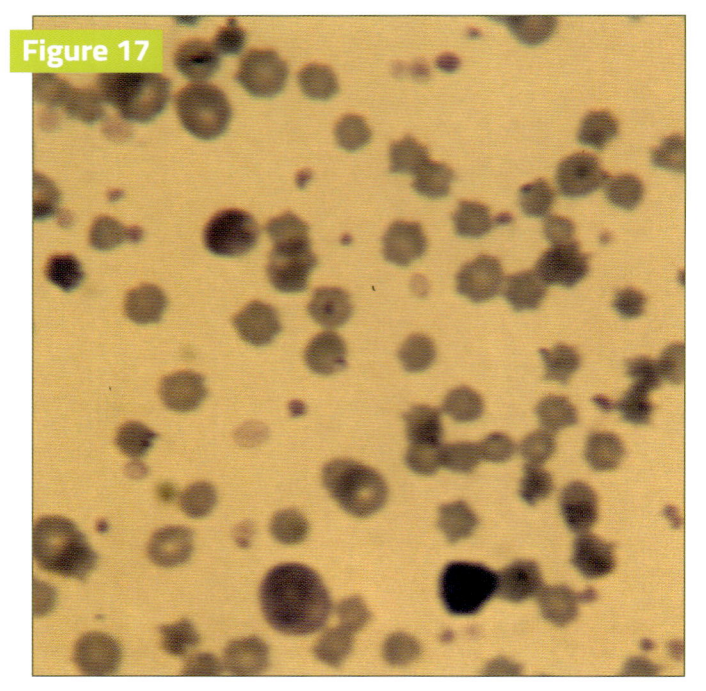

バベシア病は寄生性原虫のバベシア属によるもので，ヨーロッパで最も一般的なのは *Babesia divergens* と *Babesia bovis* である。これらはダニによって伝播する。バベシア原虫は赤血球内で増殖し，感染赤血球を崩壊させることでほかの赤血球へ感染する。この赤血球の崩壊により臨床症状が発現する。

バベシア病は赤血球中のバベシア原虫を顕微鏡下でみることで確認できる。

アナプラズマ病（エーリキア症）　Anaplasmosis (Ehrlichiosis)

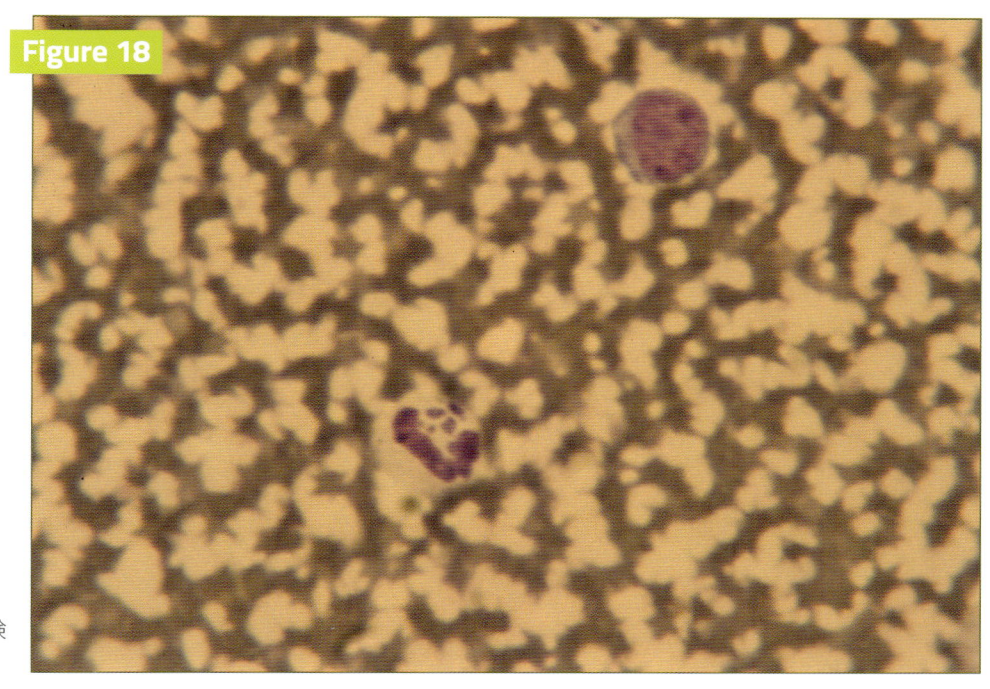

Figure 18

アナプラズマ属は血液塗抹の顕微鏡検査で確認できる。

　　アナプラズマ属はリケッチアであり，バベシア属のようにダニによって伝播される。しかしバベシア属と異なり，アナプラズマ属は白血球*に感染して免疫抑制を起こし，典型的な臨床症状は示さない。治療ではテトラサイクリンを選択する。

　　*訳者注：日本の牛でみられる *A. marginale* 等は赤血球に感染する。

Figure 19

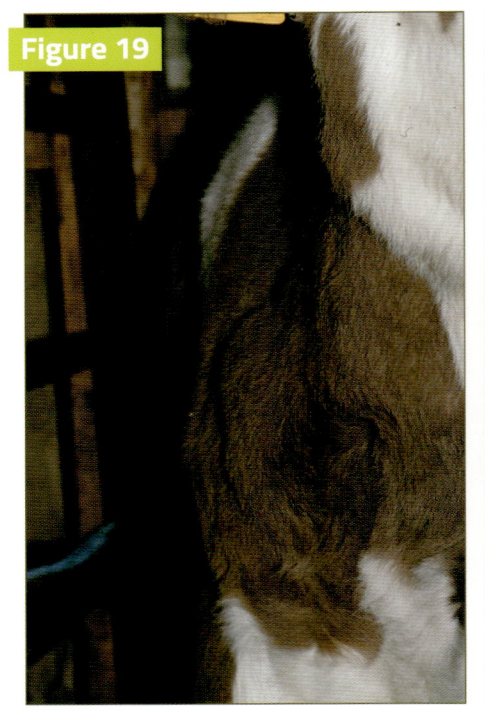
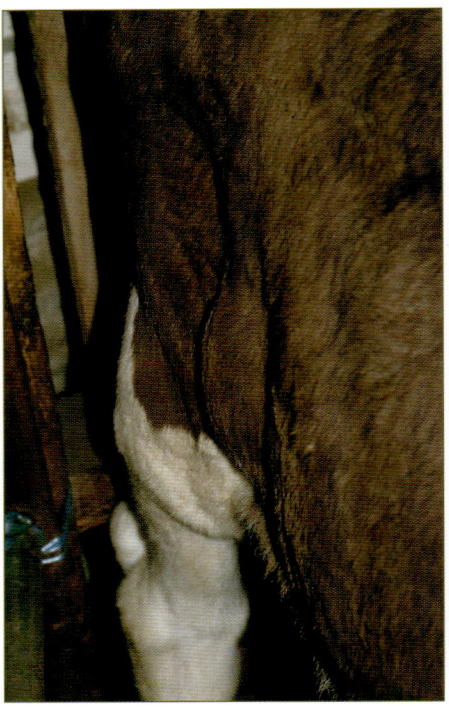
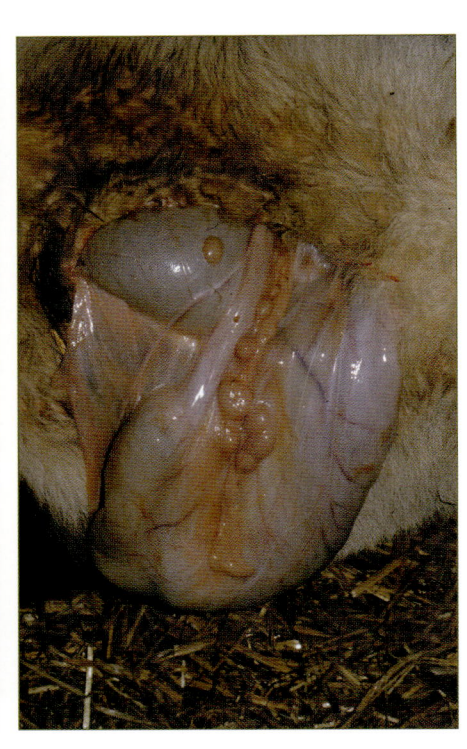

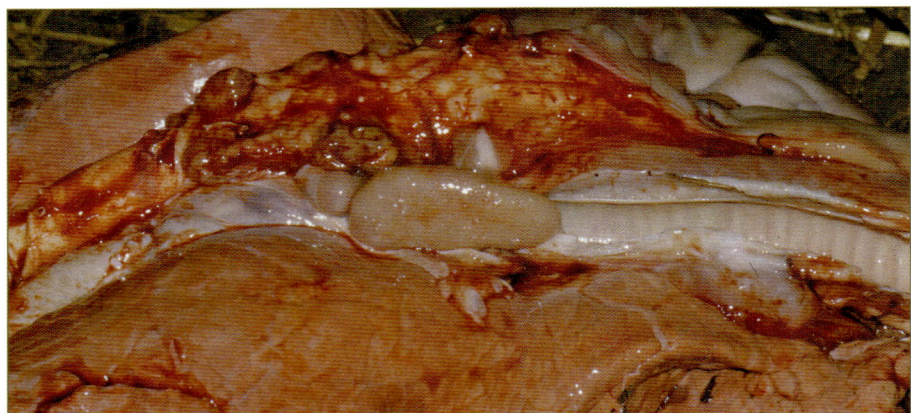

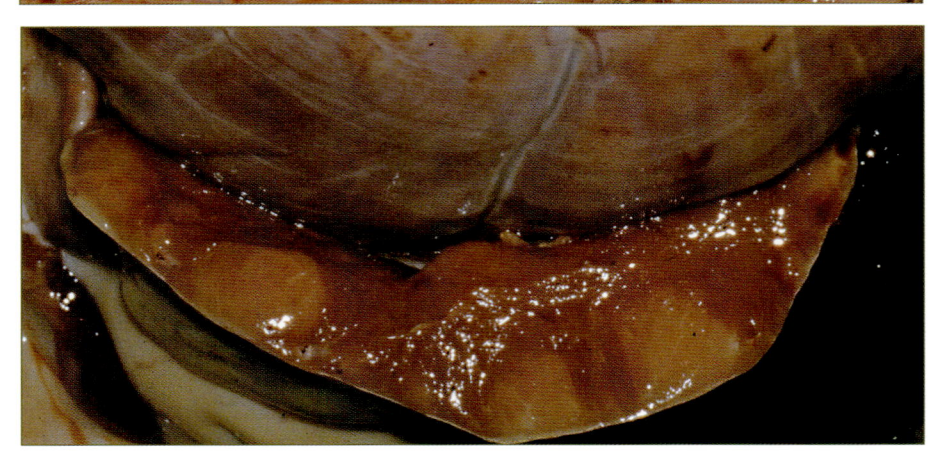

離乳した交雑種子牛の散発性牛白血病（Sporadic bovine leukosis：SBL）の 症例で，複数のリンパ節の腫脹と心臓の障害がみられる。

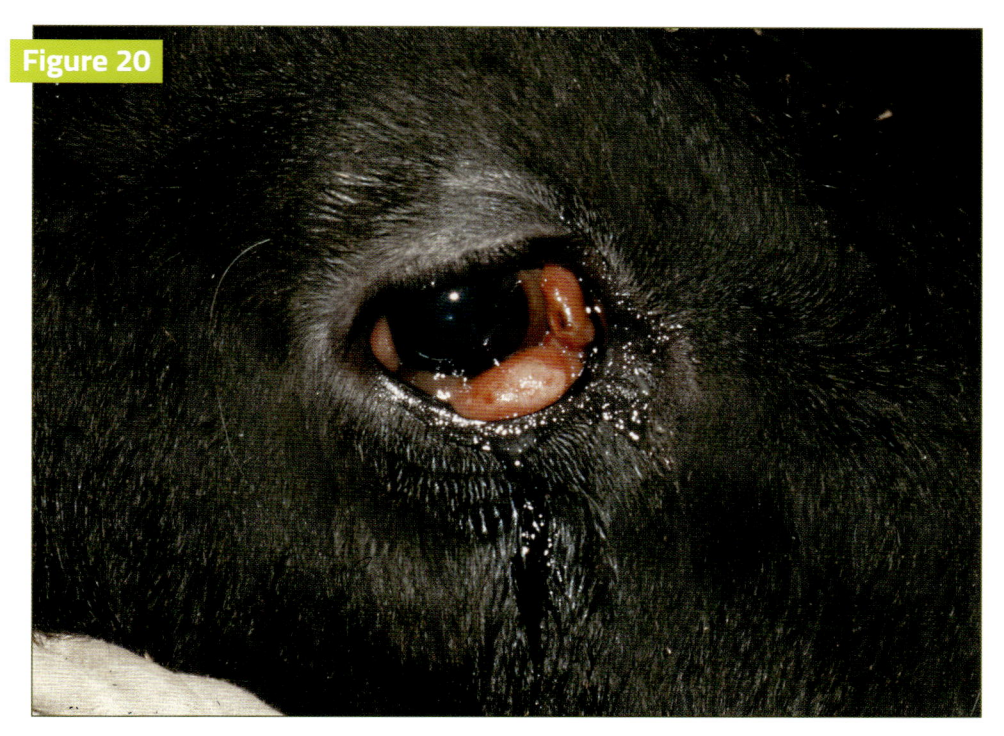

Figure 20

SBL に侵された第三眼瞼のリンパ組織であり，両眼に同じように発症した。

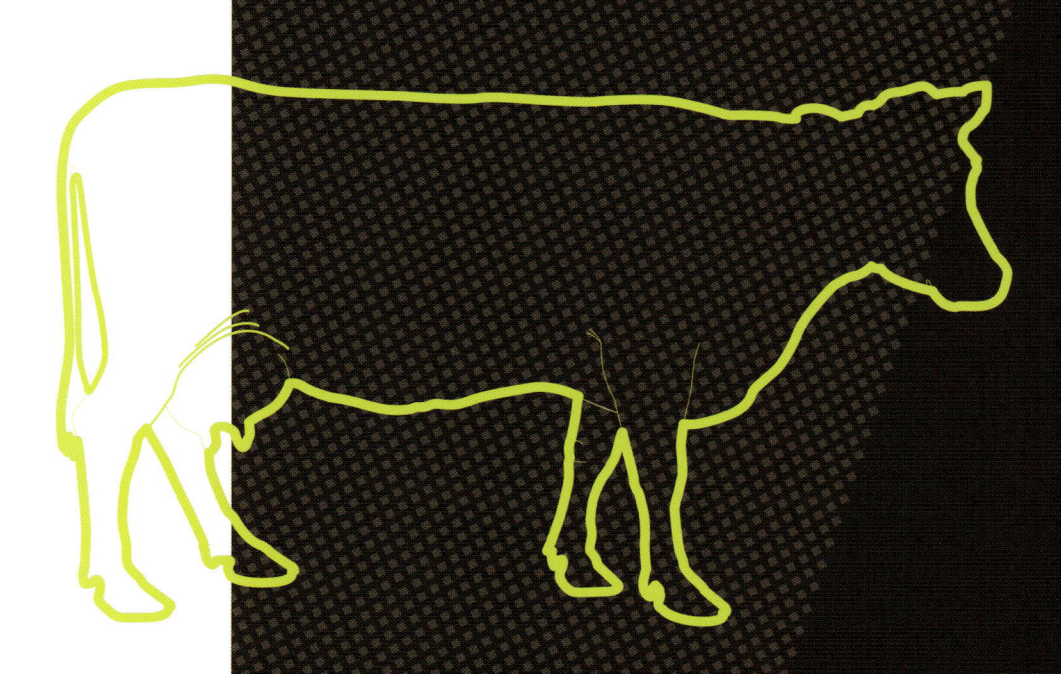

3

呼吸器系

The respiratory system

牛の呼吸器病は，環境や免疫機能，病原微生物（しばしば複数の病原体）などの複雑な相互作用の結果引き起こされる。これらすべての要因を考えることが必要とされるために診断は困難であり，そのうえ流行の初期に重要だった病原体は調査時にはすでに存在していない可能性も考慮しなければならない。

Figure 1

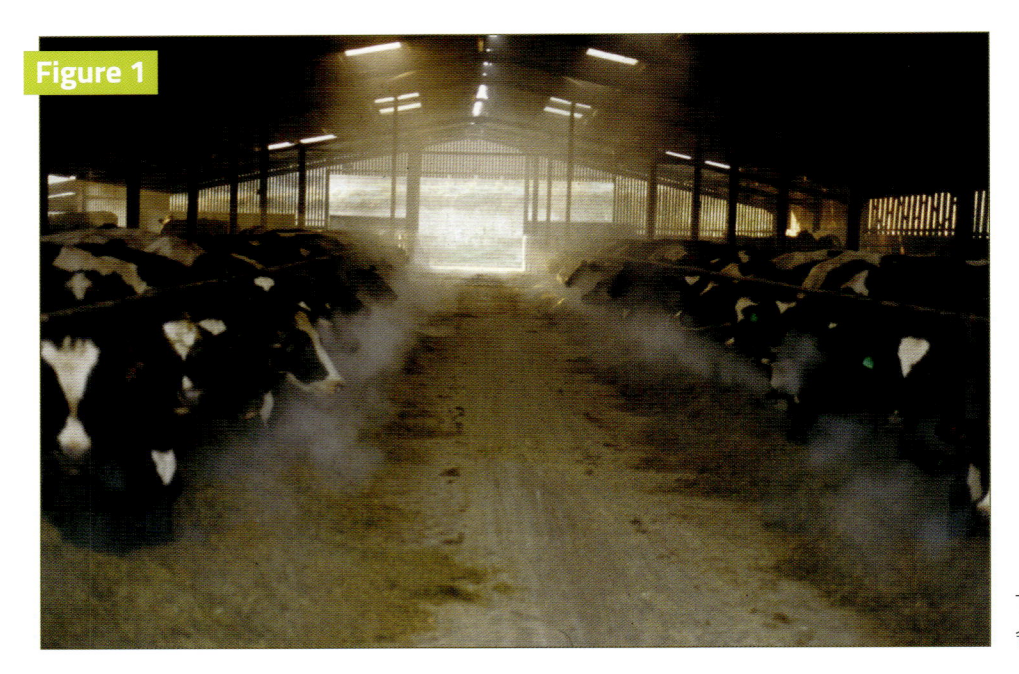

TMR を給餌されている成乳牛だが，舎内の十分な換気が必要である。

Figure 2

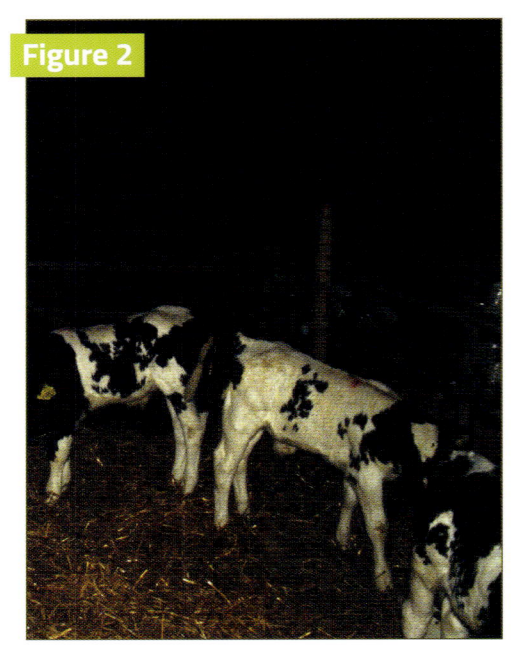

子牛は暗く，換気不十分な寝床で飼養されている。

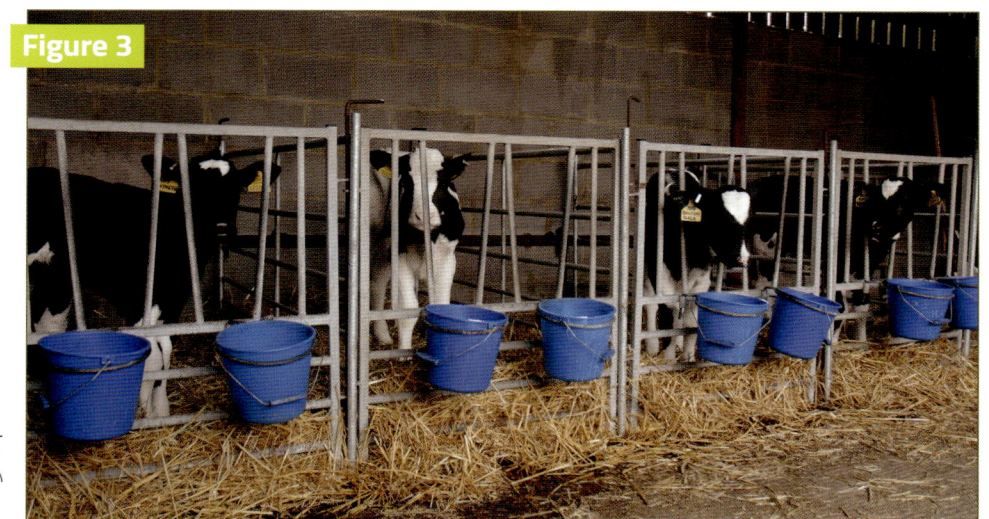

子牛は清潔で乾燥し，よく換気されているペンで（若干寒いかもしれないが）飼養されている。

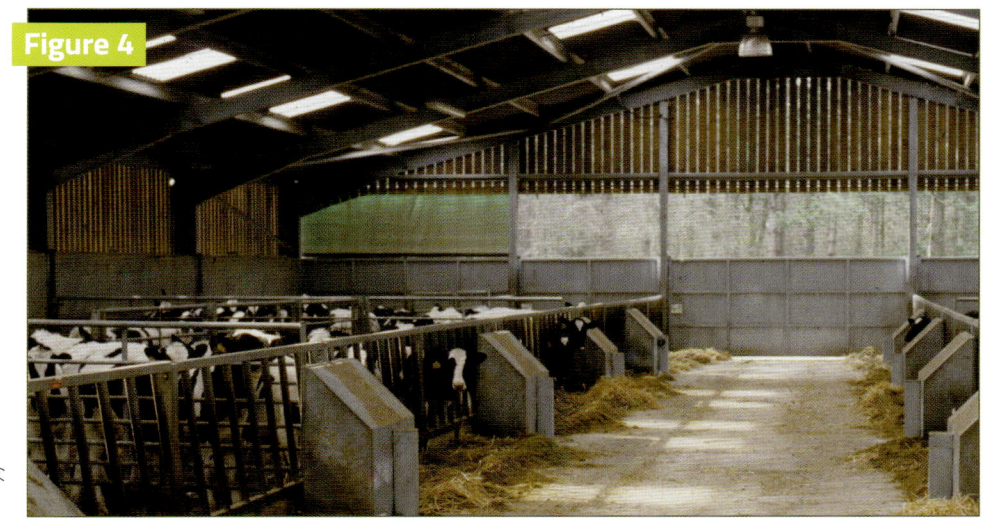

良好な例。清潔で乾燥し，換気良好な子牛牛舎であり，疾病発生率は低い。

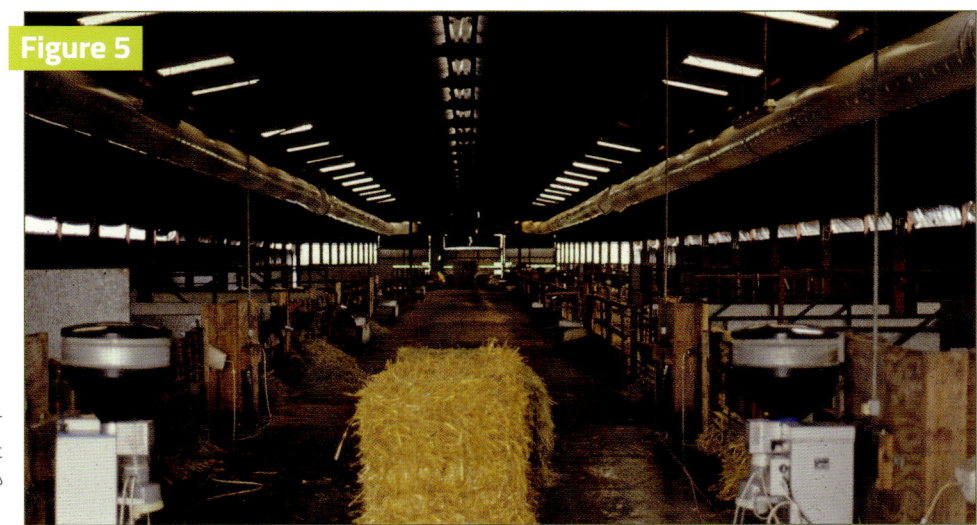

換気不足の子牛牛舎に扇風機やエアーダクトを設置し環境の改善を試みたが，依然として湿気が多いことがわかる。

　肺炎の臨床症状は，個体や群で程度は様々だが，努力性呼吸，目やに，鼻汁，発咳，発熱，元気消失，食欲低下などが一般的にみられる。

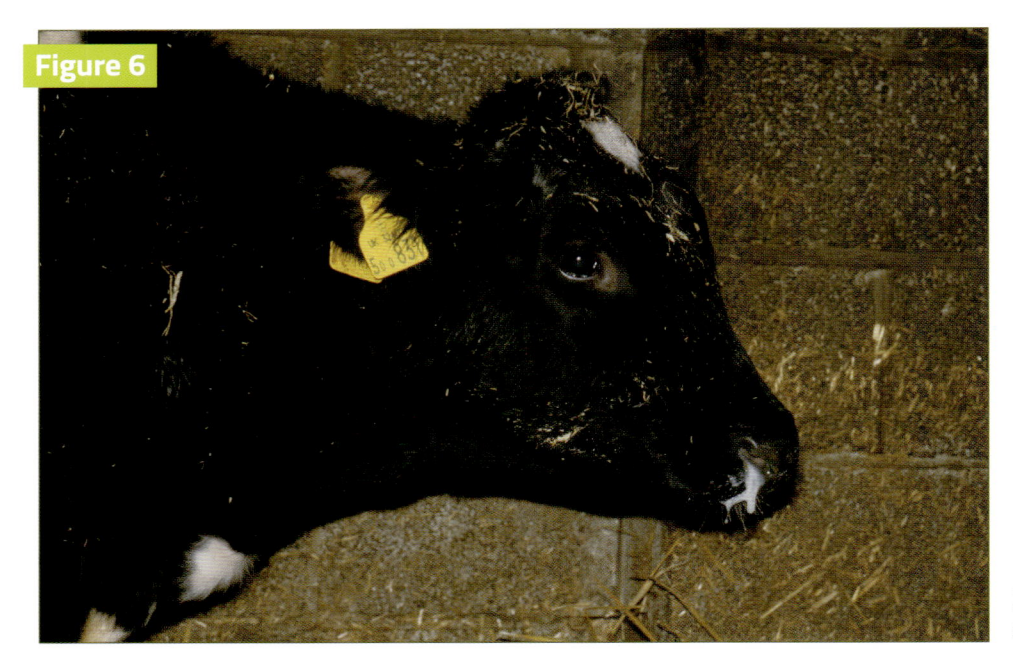

Figure 6

肺炎の子牛。やせ細りうつろな表情と粘液膿性鼻汁に注目してほしい。

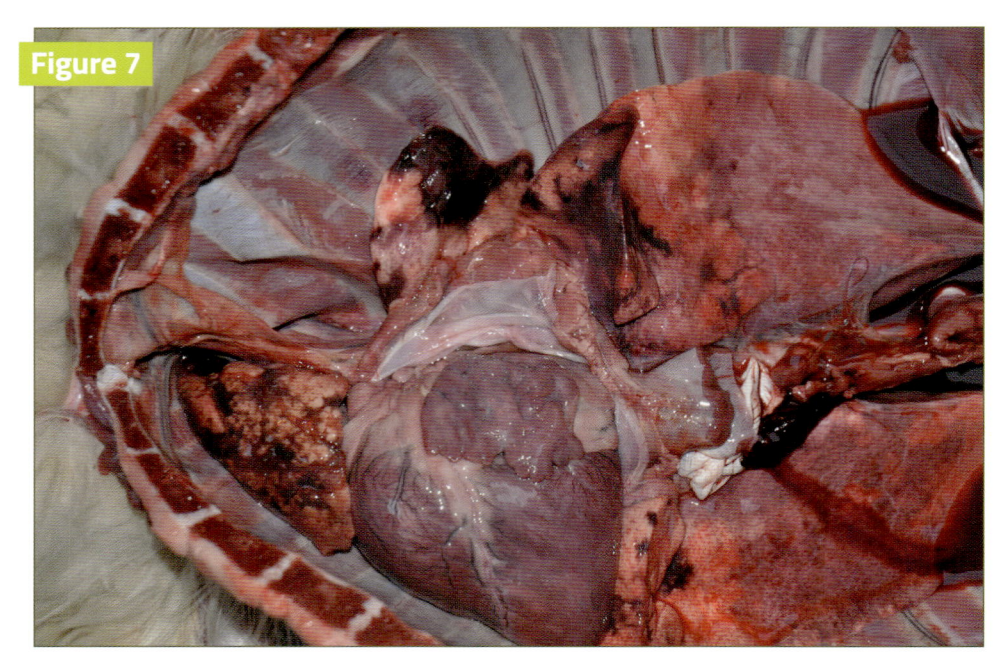

Figure 7

肺の病変の程度や分布は，病気の原因や慢性度の違いによって様々である。この写真は慢性の流行性肺炎に罹患した子牛の胸腔内臓器で元の位置のままだが，典型的な病変の分布がみられ，特に肺尖部から心臓周囲の肺葉に病巣がみられる。

Figure 8

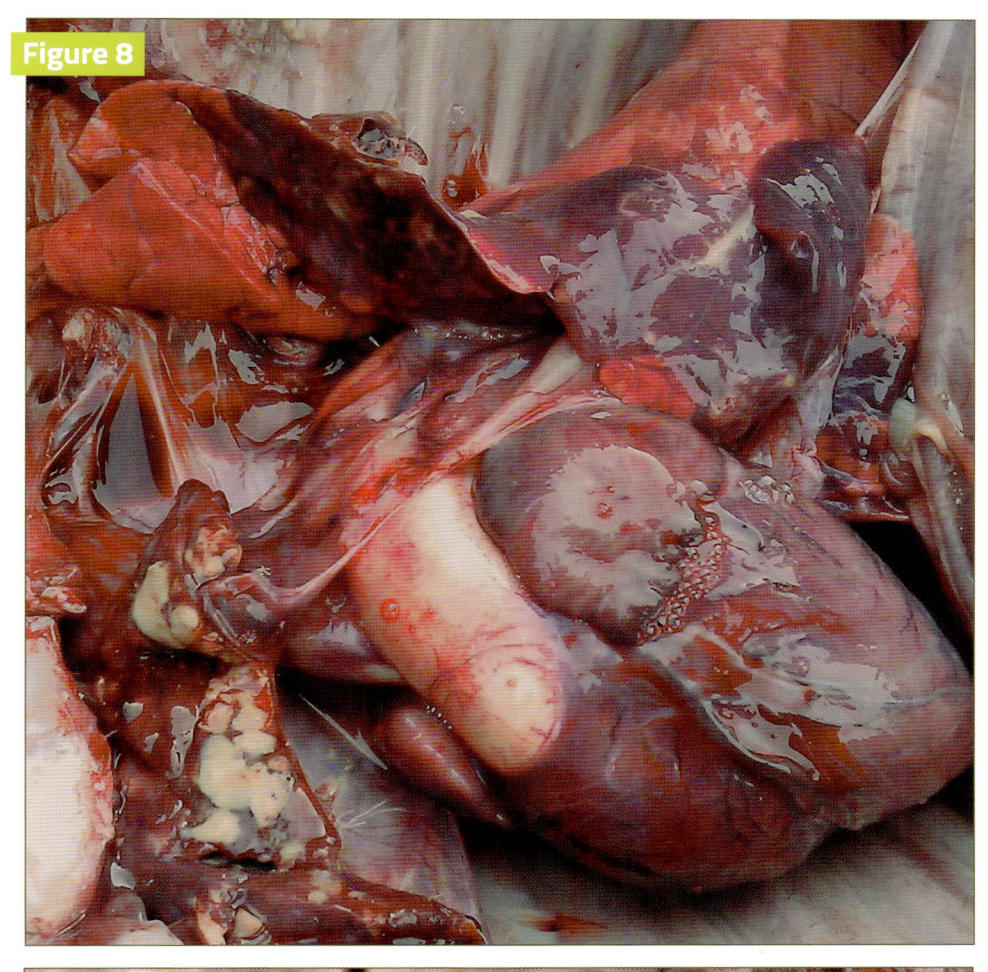

長期間の流行性肺炎で，肺尖に膿瘍形成が認められる。

Figure 9

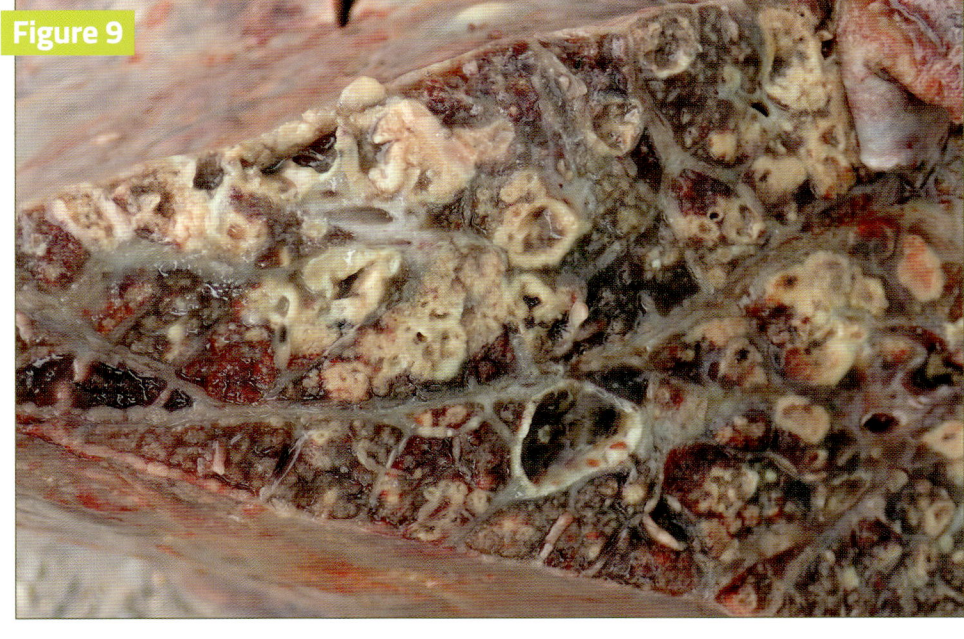

若齢乳牛の肺の慢性病変。

　流行性肺炎の複合的原因の中で普通にみられるのが，*Mannheimia haemolytica* であり，急性肺炎およびしばしば致命的な肺炎を引き起こす。離乳，農場間の輸送（「輸送熱」の名がつけられている），通常の気温変動よりも変動が大きい時期（日中は暖かく晴れるが，夜間は寒くなるような時期）などストレスの多い出来事の後で発症することが多い。

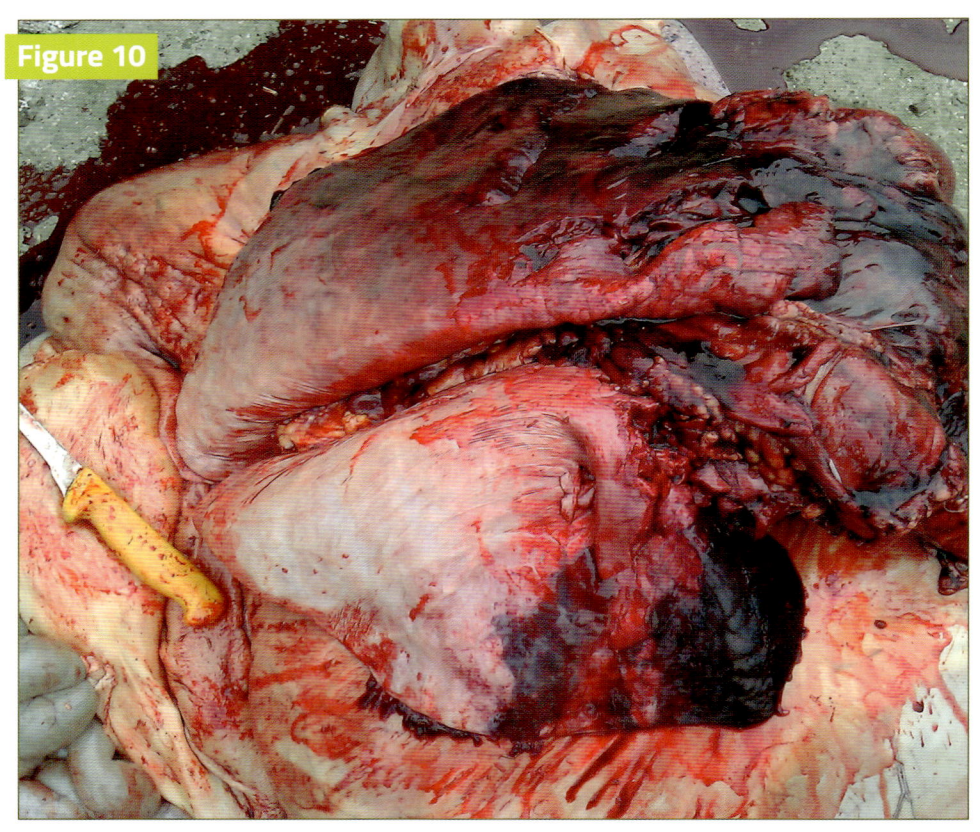

Figure 10

急性パスツレラ症で死亡した育成牛の肺。死亡後の検査で，肺は典型的に膨張して重量を増し，暗赤色を呈しており，これは充血によるもので割面からは多量の血液が流れ出ている。

牛伝染性鼻気管炎 Infectious bovine rhinotracheitis（IBR）

　牛伝染性鼻気管炎（Infectious bovine rhinotracheitis：IBR）は，牛ヘルペスウイルス 1 型（Bovine herpesvirus 1：BoHV1）を原因とする牛の上部気道感染症である。ウイルスの株によりその重篤度は様々である。軽度な症例では結膜炎が起こり（「5　皮膚・外皮系」参照），漿液性もしくは粘液膿性の目やにや鼻汁がみられ，後には血液が混ざることもある。

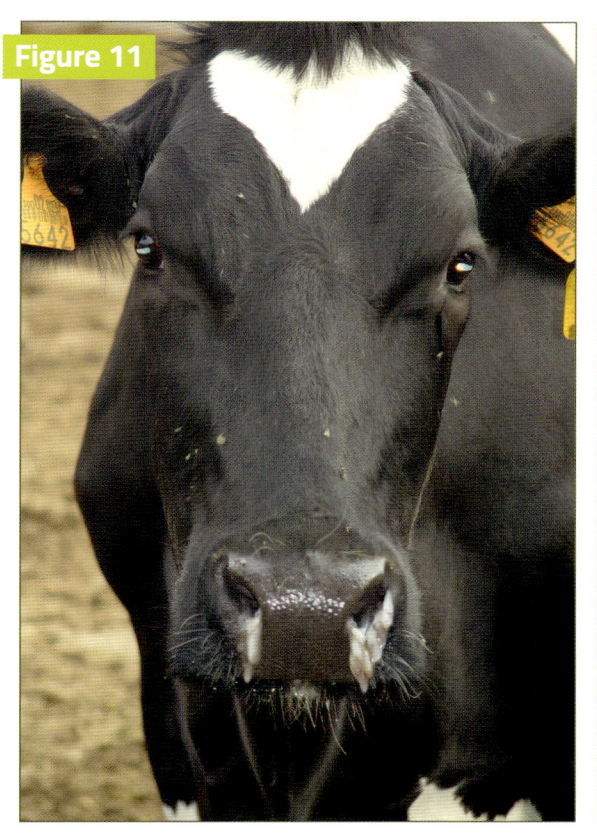
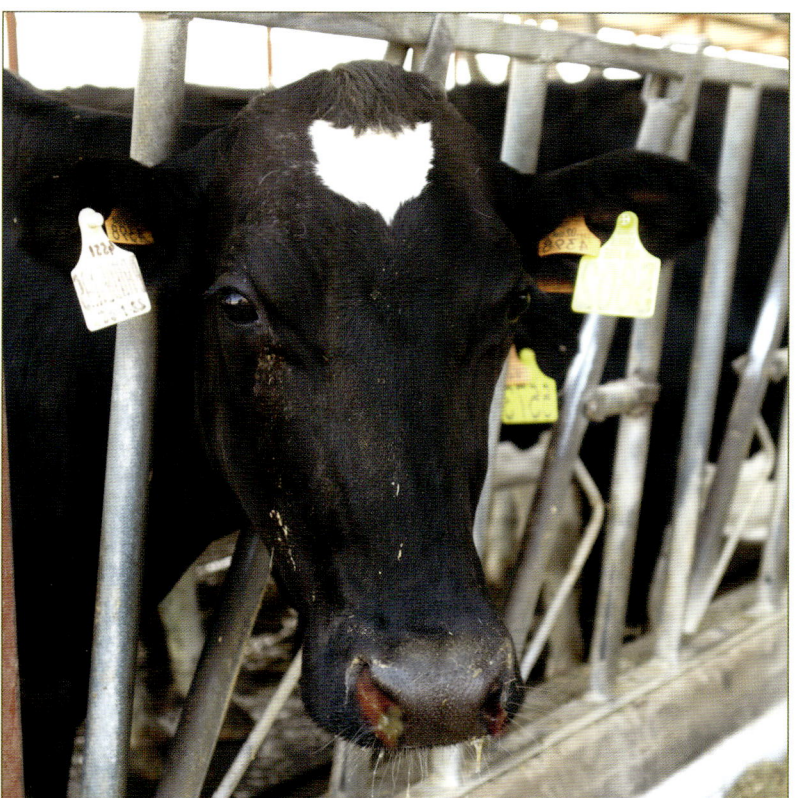

Figure 11

BoHV1 に感染した成乳牛の粘液膿性鼻汁および血様の粘液膿性鼻汁。

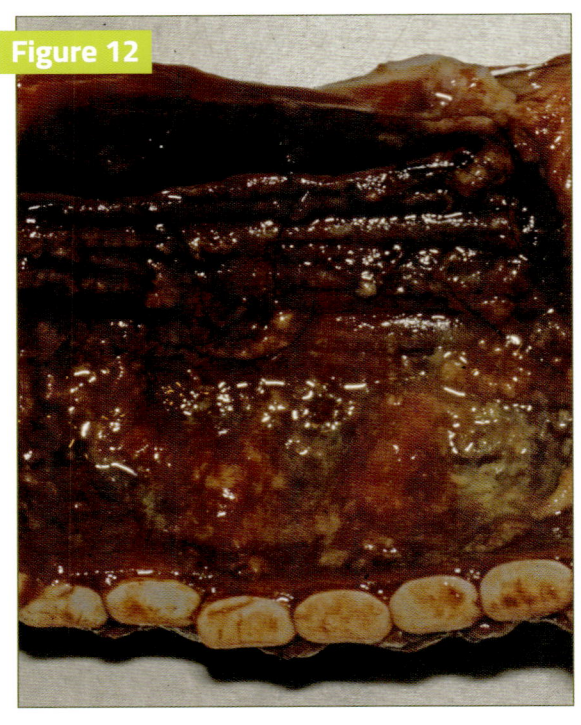

Figure 12

最も重篤な場合には，呼吸音の増強と努力性呼吸を伴う壊死性出血性気管炎を引き起こし，壊死物がしばしば気管から肺へ吸入され，致命的な肺炎となる。

BoHV1 感染による壊死性出血性気管炎。

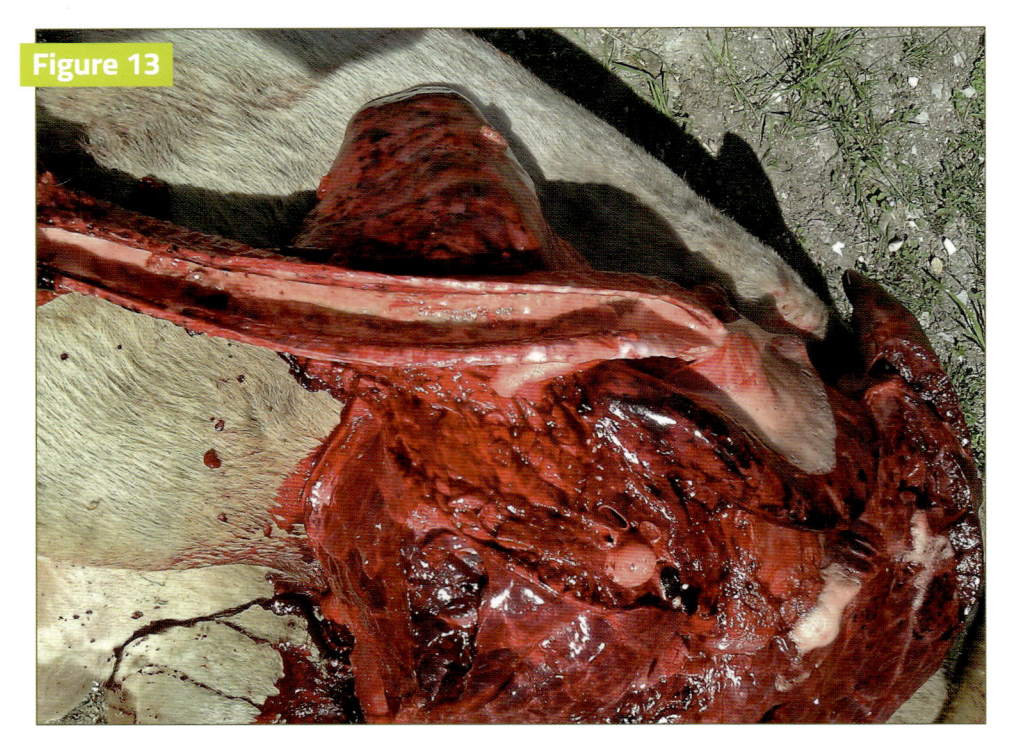

Figure 13

IBR の流行によって感染した 1 歳齢の育成乳牛の気管および肺。気管粘膜には重度の炎症と壊死がみられ，広範囲に及ぶ吸入性肺炎が認められる。

牛結核 Bovine tuberculosis

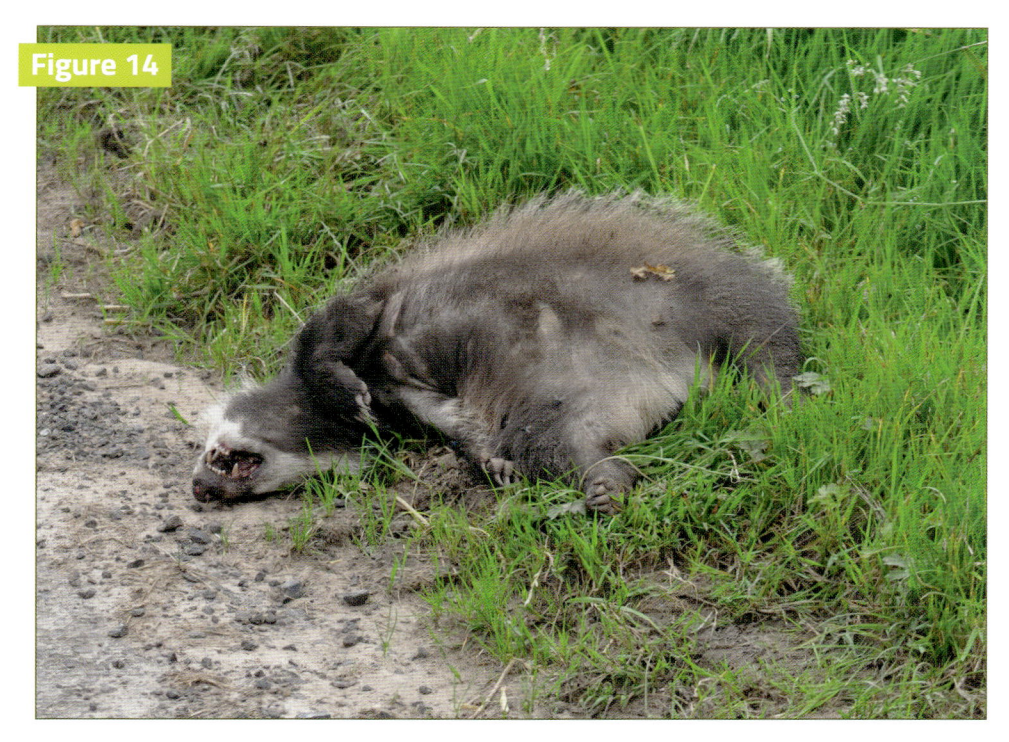

Figure 14

イングランド南西部では，保護動物でもあるアナグマが *Mycobacterium bovis* の重要な保菌宿主である。流行地域では牛結核に罹ったアナグマが，道路のわきで死亡した状態でよく発見される。

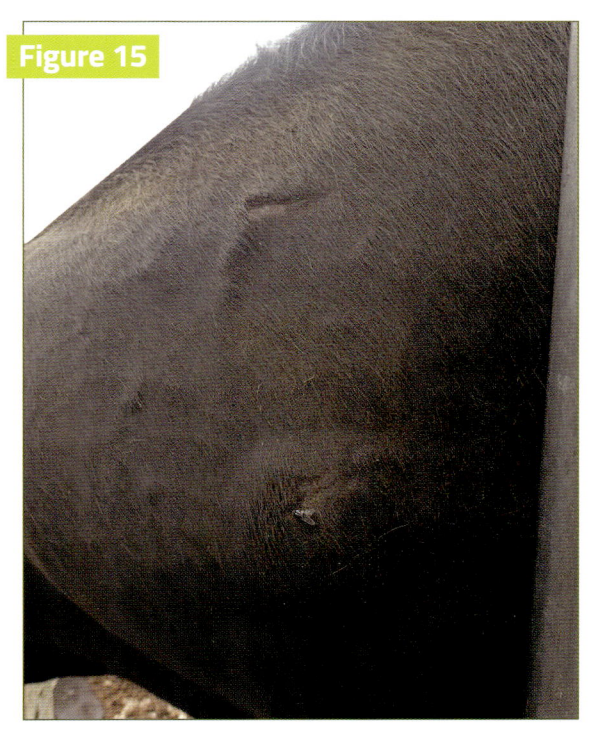

Figure 15

Mycobacterium bovis による牛結核は，人が牛乳を消費する際，日常的に低温殺菌を導入するまでは，人々に大きな健康リスクをもたらした。牛結核は検査の実施および制御戦略が行われてきた世界の多くの地域では大部分が制御下にあるが，特にイングランド南西部のアナグマのように重要な野生の保菌動物がいる地域では存続している。

ツベルクリン検査陽性。

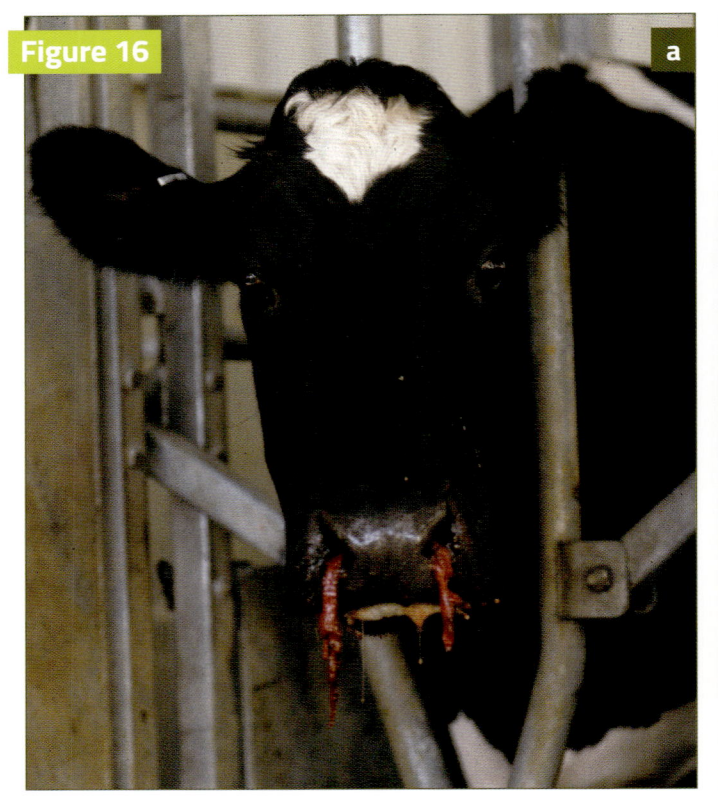

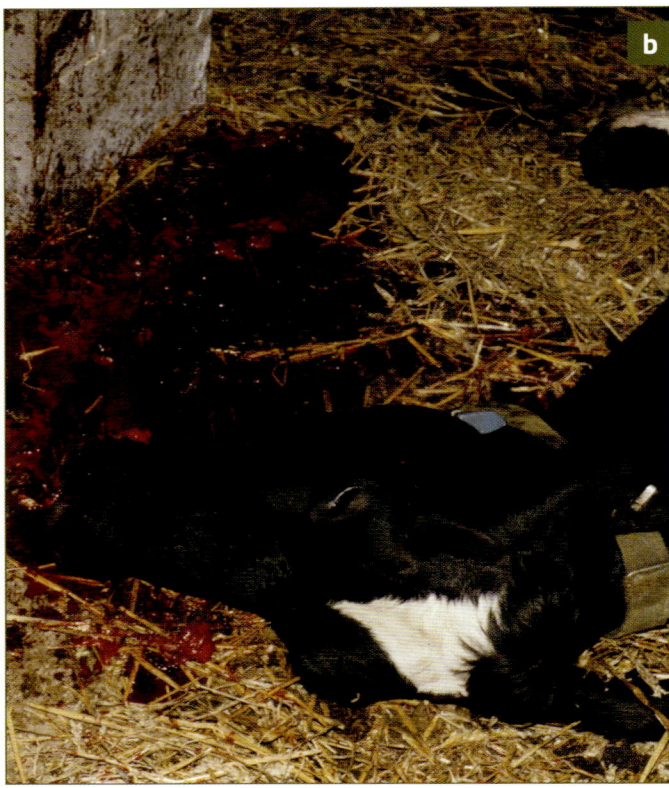

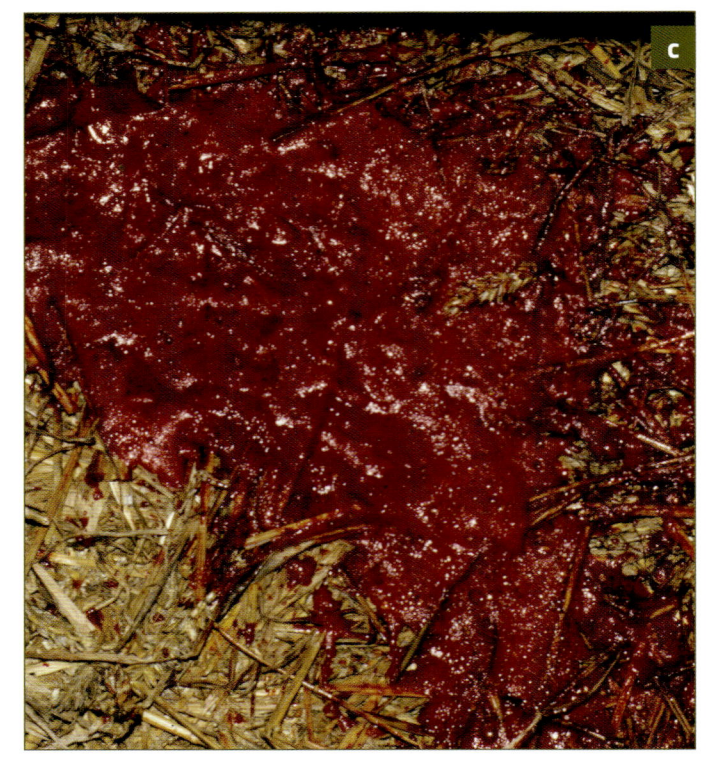

牛の鼻出血は常に危険なサインである。たとえ少量の出血でも，しばしば体のほかの部位の障害（よくあるのは肝膿瘍や後大静脈血栓症）から栓子が播種して起こった肺の侵食性障害の結果と考えられる（a）。鼻出血は肺血栓塞栓症で頻繁にみられ，少量の出血が多量の出血に先行し，しばしば致命的となる（b）。肺からはおびただしい量の泡沫性鮮血が失われる（c）。

肺虫症 Lungworm

Figure 17

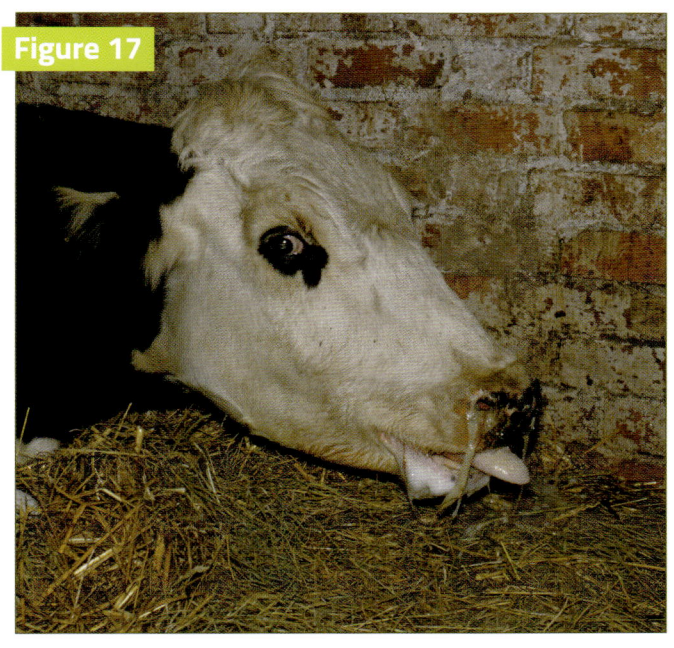

牛肺虫（*Dictyocaulus viviparus*）の感染子虫は，牧草とともに摂取され，腸管壁を貫いて肺に移行し，肺胞および気道に侵入して成虫となる。この写真は牛肺虫寄生により呼吸困難を呈し，頚部を伸長し開口呼吸している繁殖牛である。

Figure 18

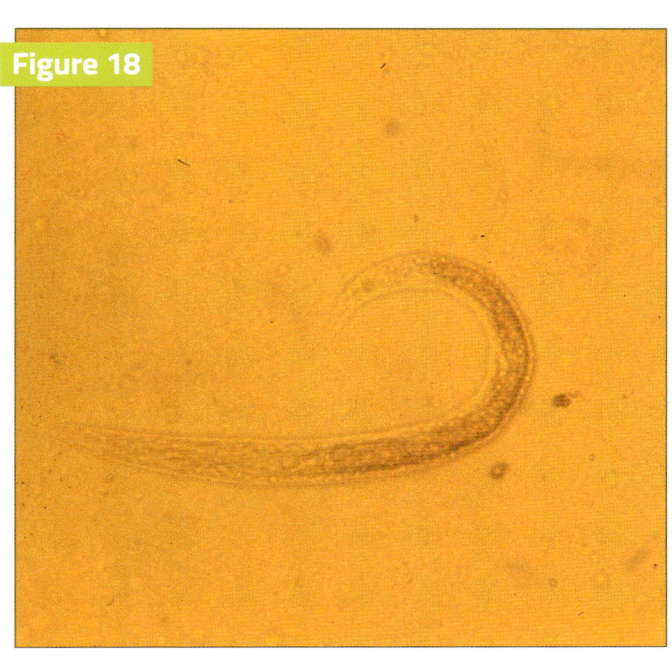

咳で口腔内に吐き出された幼虫は，飲み込まれることで糞便中に排出され，継続的に牧草地を汚染する。感染した牛の糞便サンプルをベールマン浮遊法により一晩おいて顕微鏡下で観察すると，牛肺虫の子虫が認められる。

Figure 19

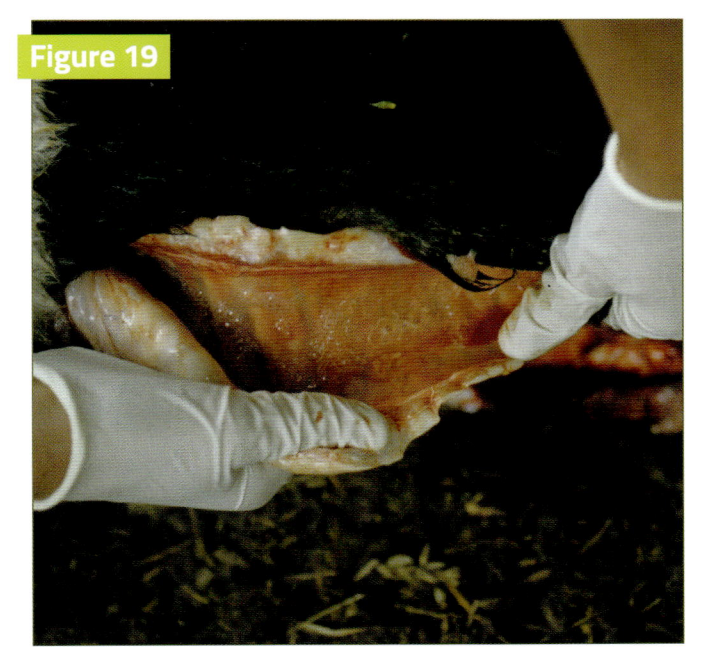

呼吸困難で死亡した牛の気管で認められた牛肺虫。

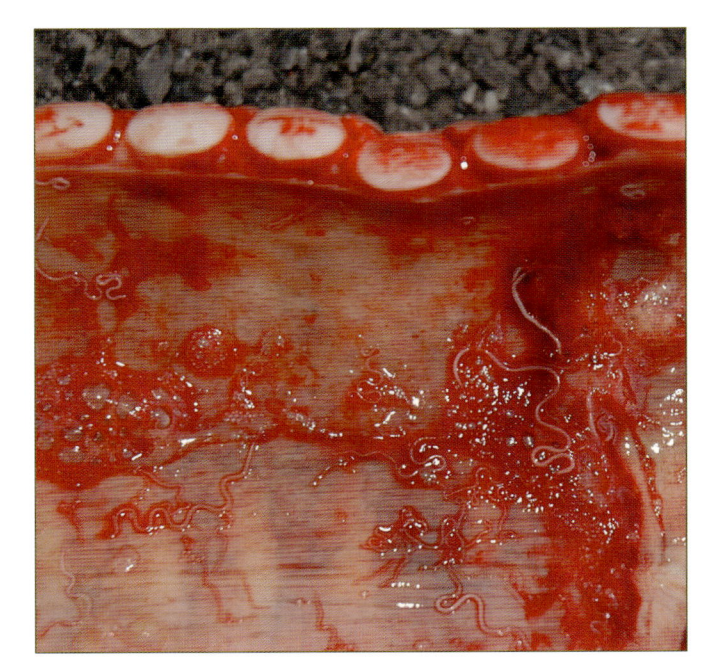

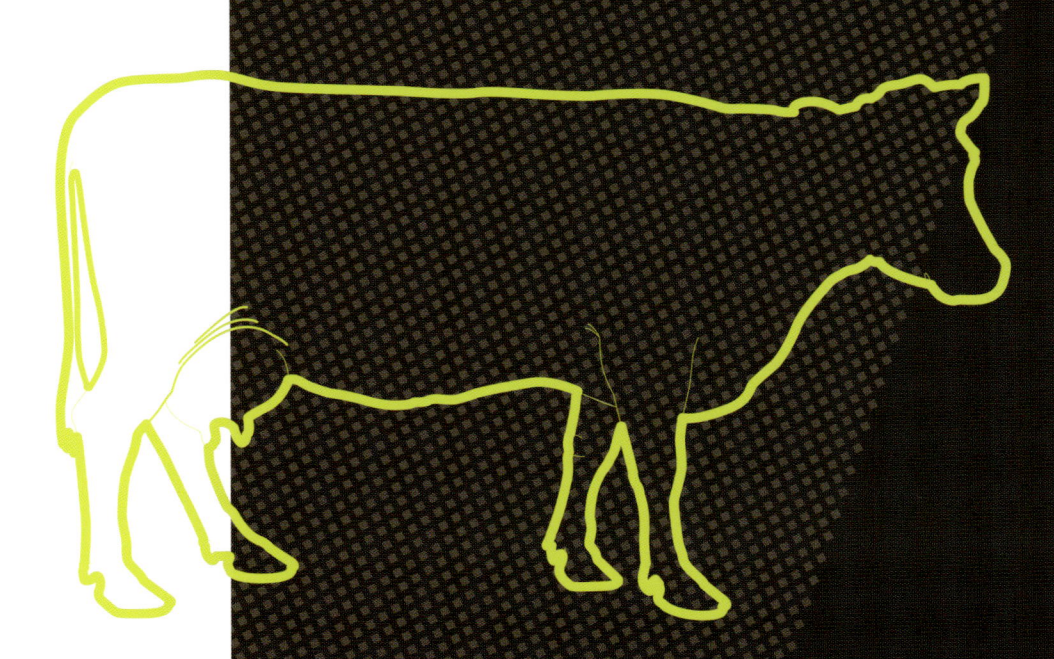

消化器系

The gastrointestinal system

4

Figure 1

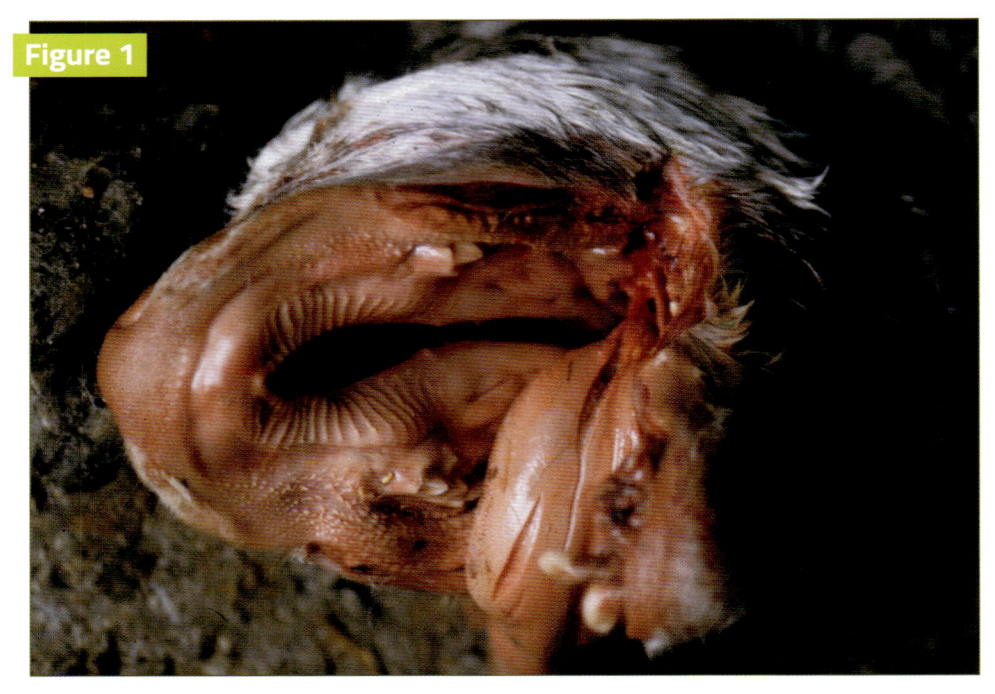

複数の先天異常が認められ予後不良であった出生子牛にみられた，鼻甲介が目視できるほど重度な口蓋裂。このような症例では，異常は直ちに発見できる。もっと軽度な症例では，最初の徴候として哺乳時に鼻からのミルクの逆流がみられる。外科的な整復術は技術的には可能かもしれないが，経済面からたいていは実施されないだろう。

先天性疾患には，致死的な疾患や生存できる疾患，異常が直ちにわかる疾患やわからない疾患があり，牛の臨床現場でまれに遭遇する。遺伝性，感染性もしくは中毒性の原因がある。

Figure 2

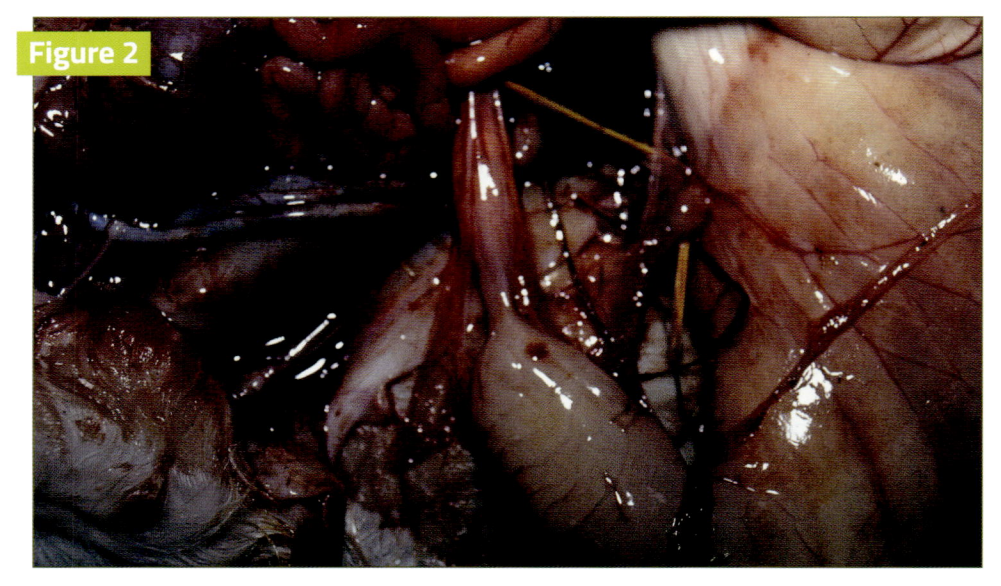

この症例は子羊の腸閉鎖である。このような症例では，しばしば患畜の出生時には外見上異常がないものの，徐々に腹囲が膨大し，哺乳後は落ち着かないようになる。口蓋裂と同様に外科的整復術は技術的には可能かもしれないが，仮に適用例だとしてもまれである。

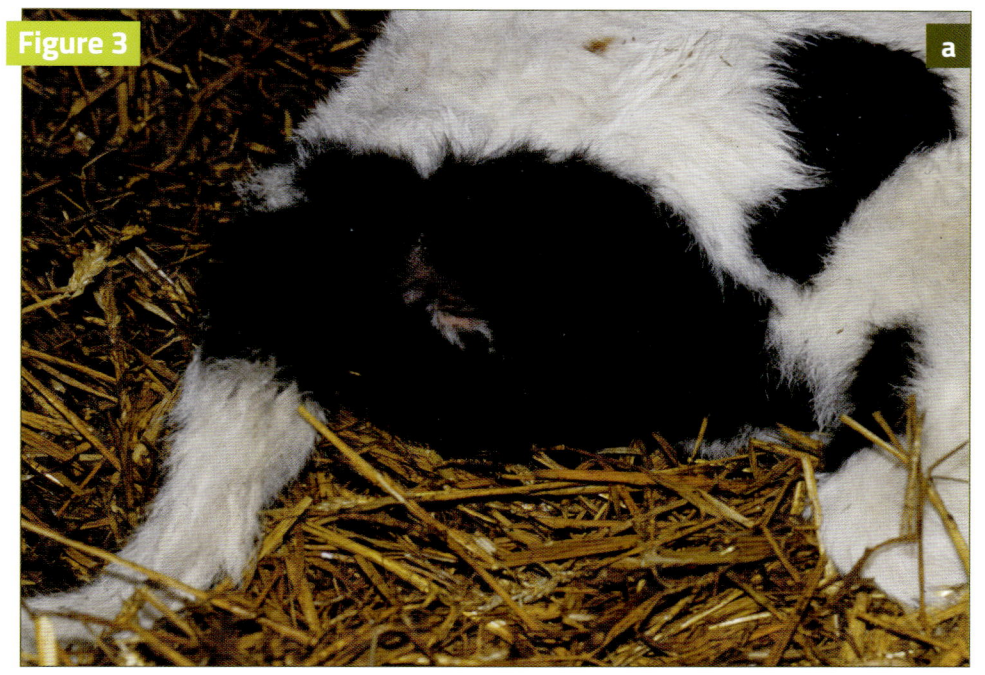

鎖肛の子牛（a，b）では腸閉鎖に特徴的な所見と同様な所見がみられ，出生時に外見上異常がないものの，胎便未排出であり，徐々に腹囲が膨大し，時間の経過とともに落ち着きがなくなる。外科的整復術はたいてい成功する（c）。

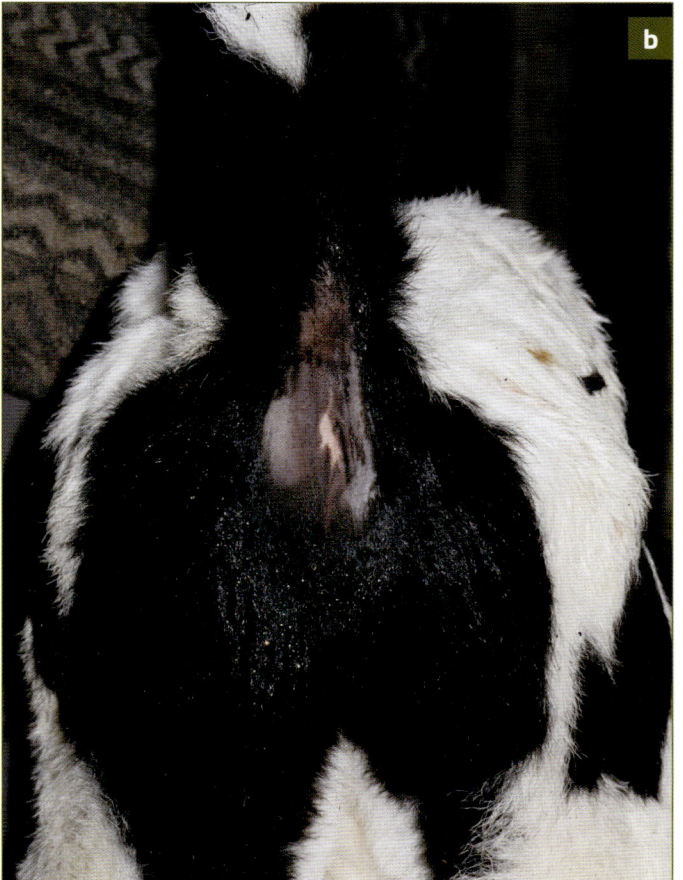

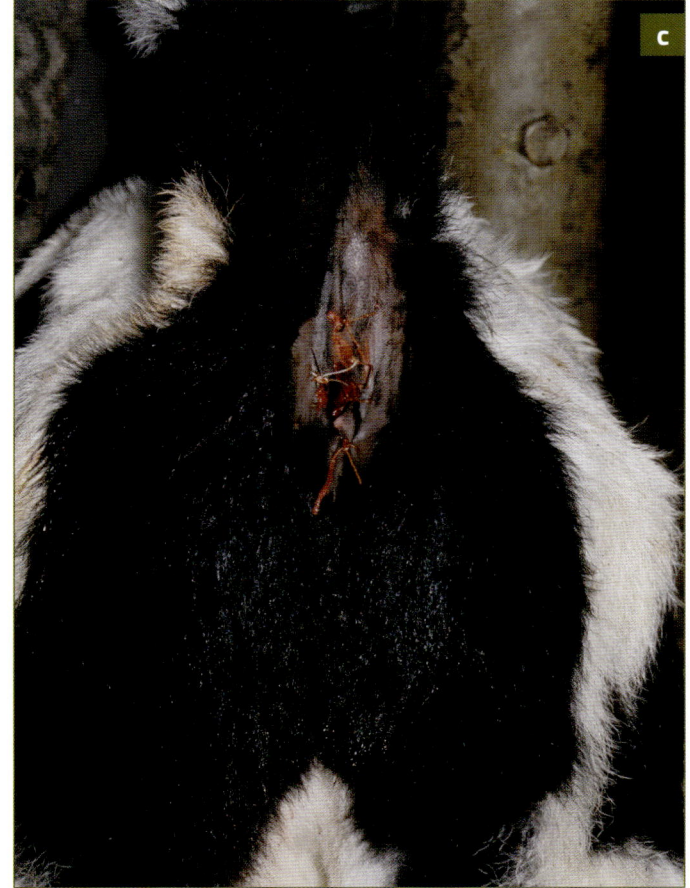

Figure 4

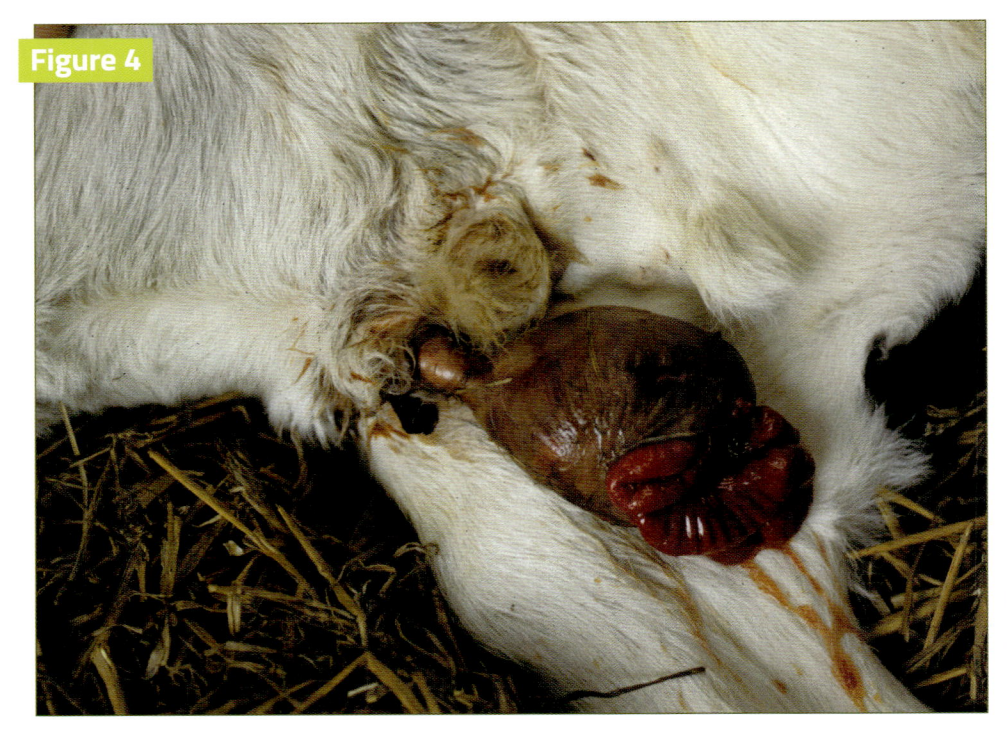

臍帯ヘルニアの出生子牛で，空腸が臍帯部に入り込んでいる。間違えないでほしいのだが，この異常は母牛が過剰に新生子牛をリッキングしたことで外傷性に腸が臍帯に脱出したのではない。

Figure 5

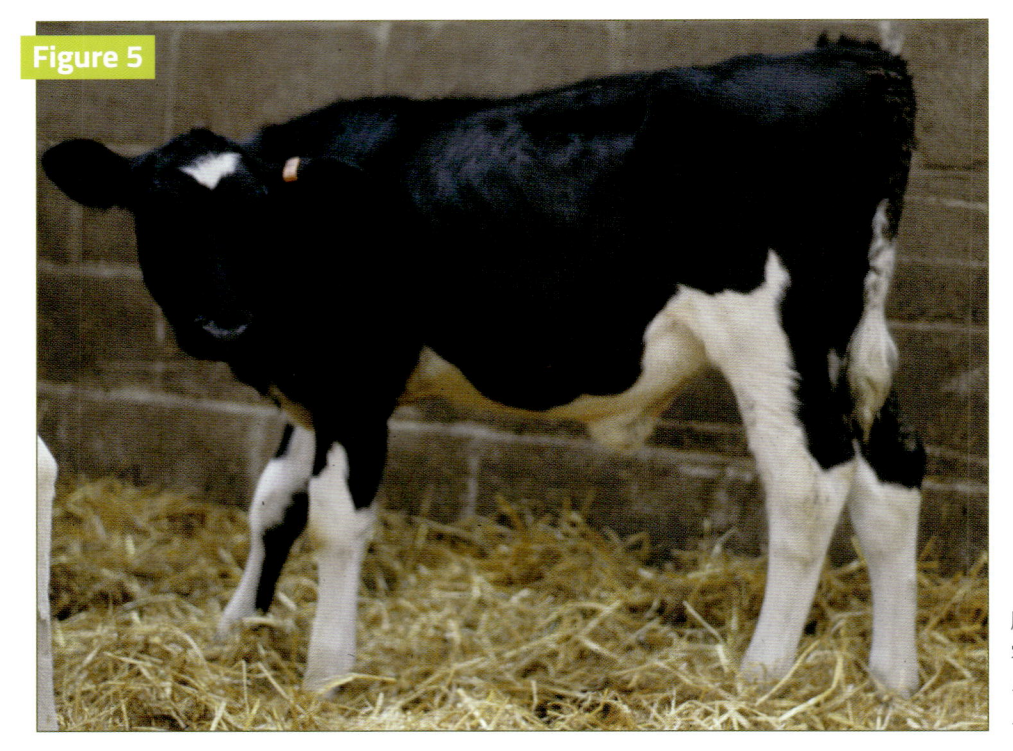

臍ヘルニアでは腹側の隆起部へ腹腔内容物が入りうる。ヘルニア部が拡大するようであれば，何らかの対策を講じる必要があるだろう。

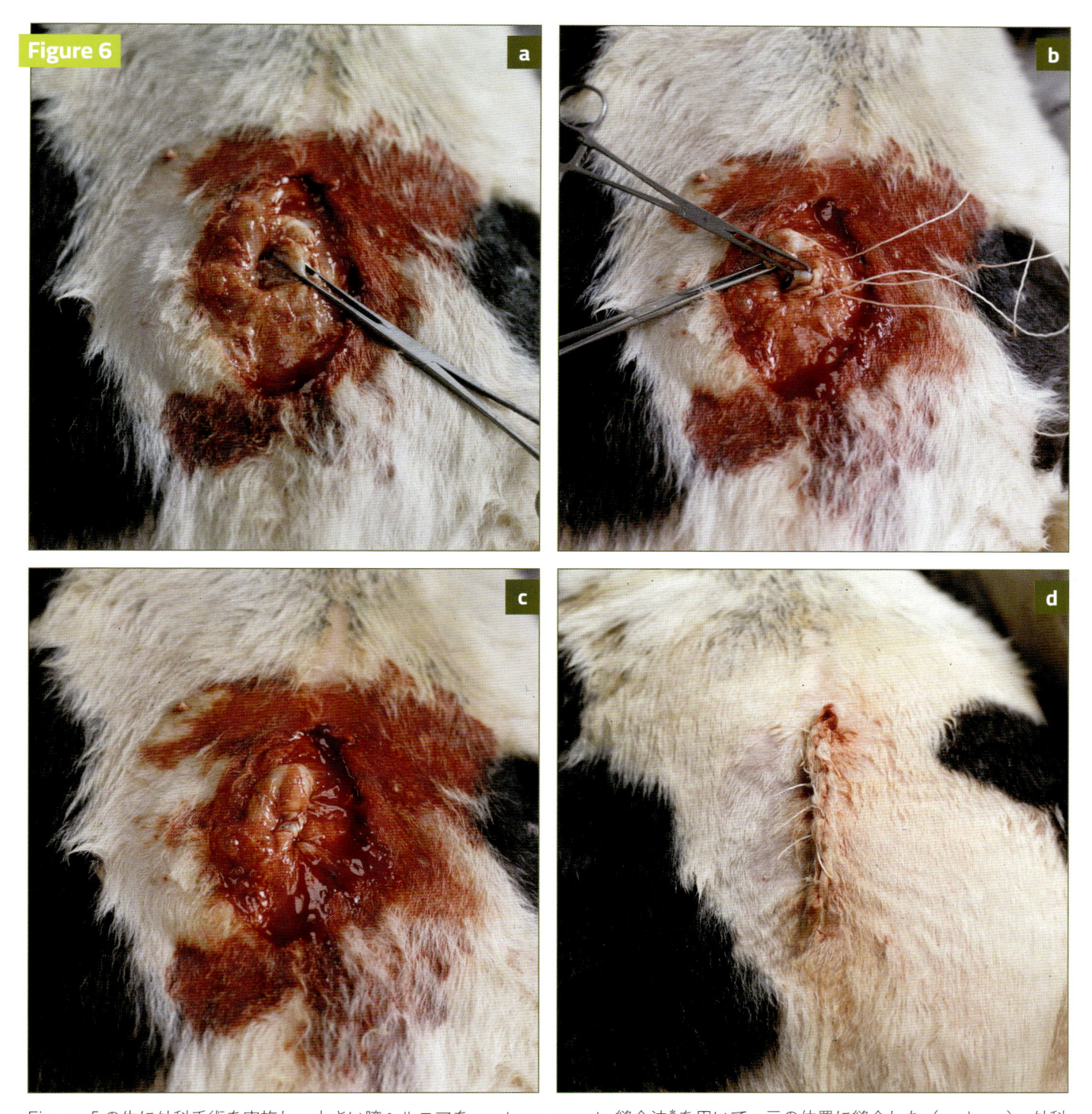

Figure 6

Figure 5 の牛に外科手術を実施し，小さい臍ヘルニアを vest-over-pants 縫合法*を用いて，元の位置に縫合した（a，b，c）。外科手術によって良好な結果が得られた（d）。

*訳者注：水平マットレス縫合変法。

Figure 7

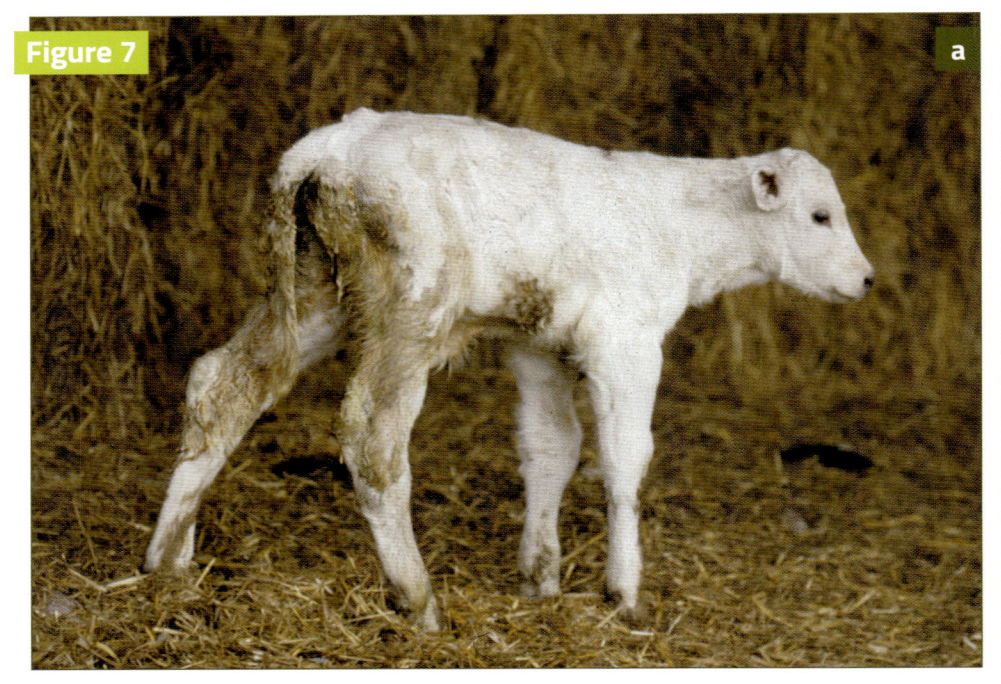
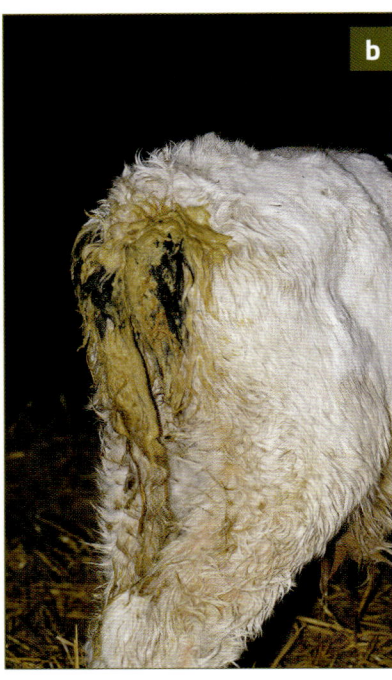

離乳前子牛の下痢（a，b）。

Figure 8

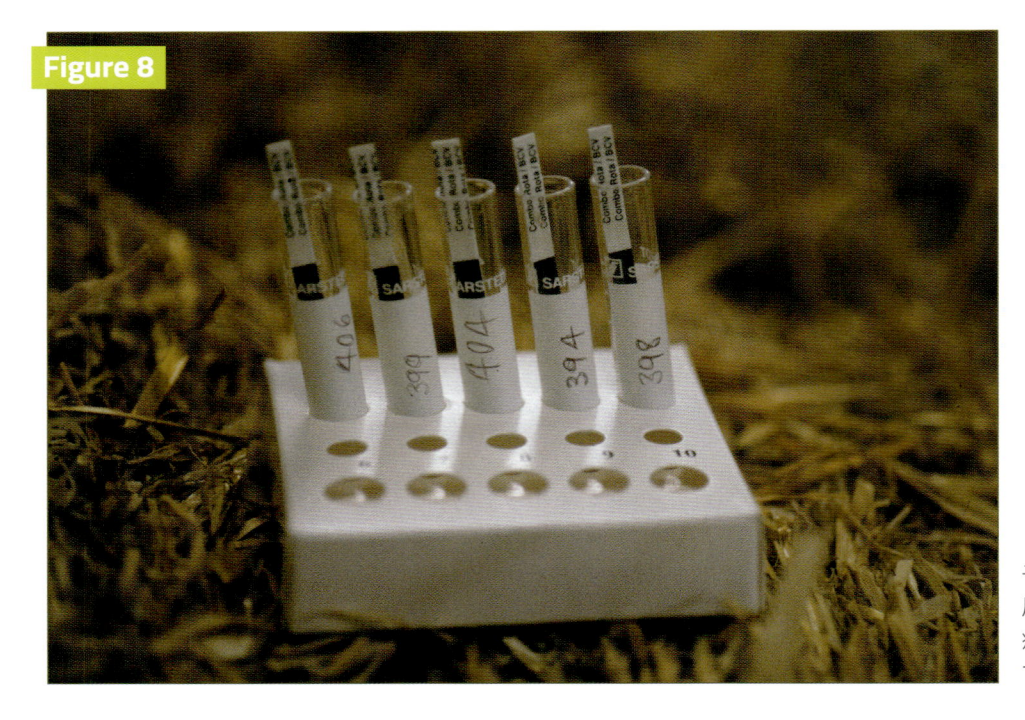

子牛の下痢の迅速検査は有用である。原因となる病原体の特定は，正確な治療の実施のみならず，予防対策を計画するのにも有益である。

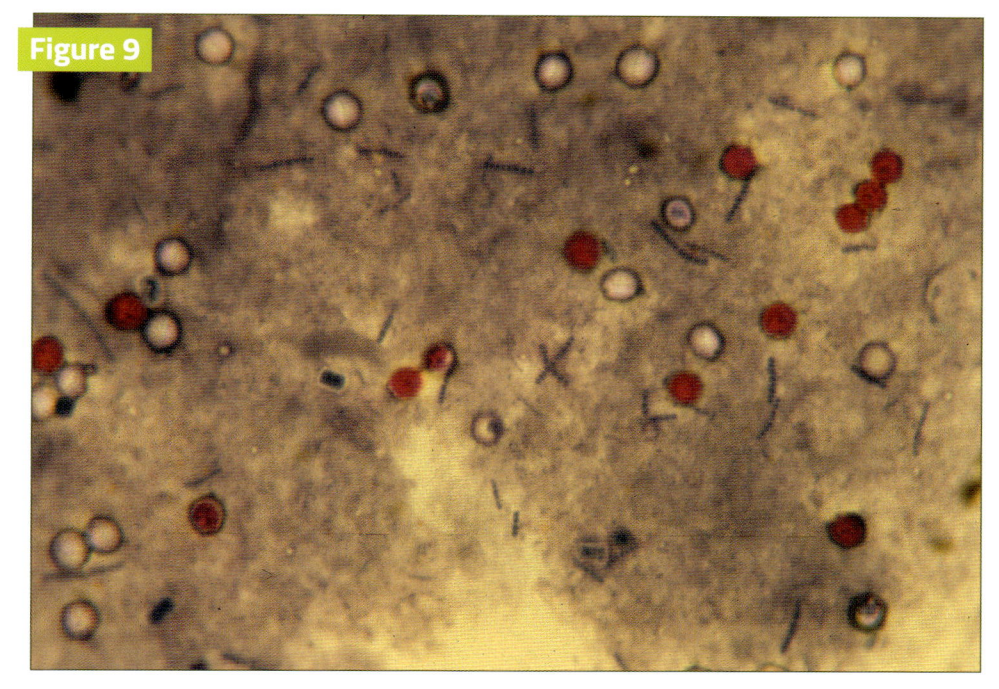

Figure 9

この症例では細菌の異常増殖を伴っているが，クリプトスポリジウム（*Cryptosporidium parvum*）は若齢子牛における感染性下痢症の最も一般的な原因の1つであり，人に重大な疾病を引き起こす人獣共通感染症を流行させる可能性がある。

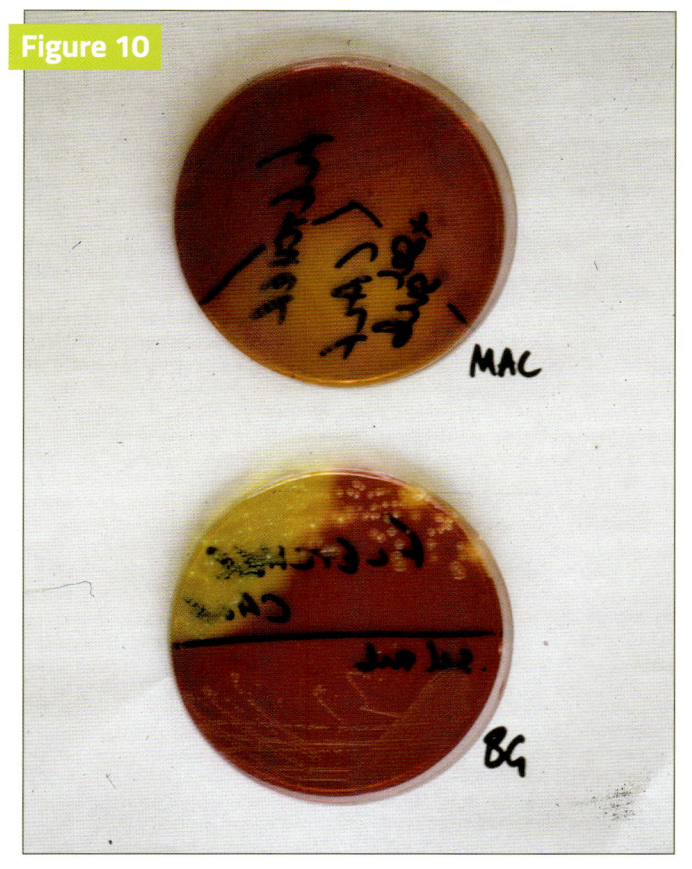

Figure 10

　下痢症は離乳前子牛の福祉および発育にとっておそらく最大の課題である。原因は多種多様だが，感染が最も一般的で重要である。原因微生物として，大腸菌（とりわけ1週齢未満），サルモネラ属，ロタウイルス（通常1〜3週齢），コロナウイルス（通常2〜4週齢），*Cryptosporidium parvum*，（人獣共通感染症として重要），およびコクシジウム症が最も一般的である。

子牛下痢症の流行時のサンプルから培養したサルモネラ。クリプトスポリジウムと同様に，人獣共通感染症流行の可能性に注意すべきである。

Figure 11

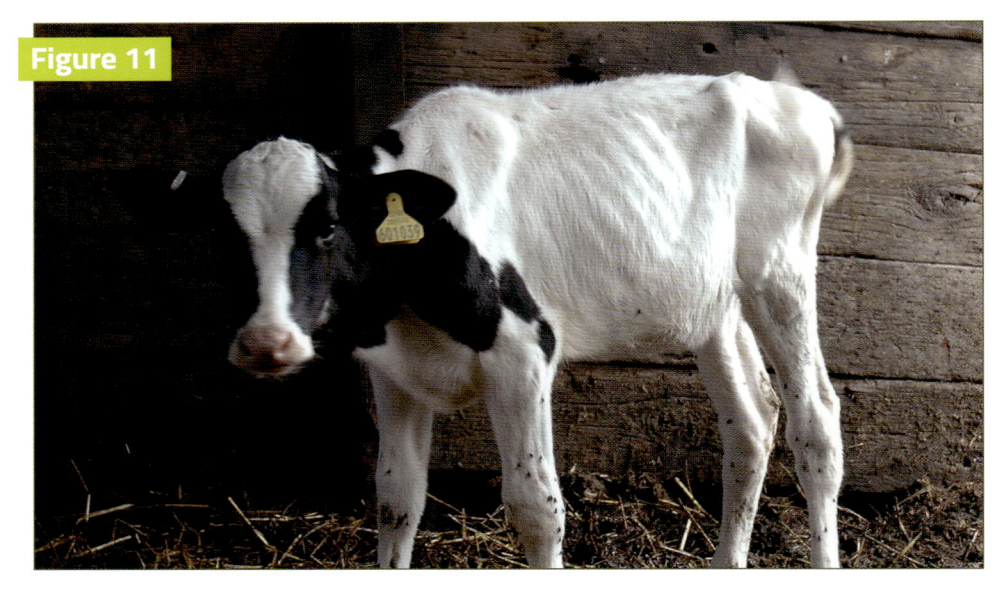

離乳直後の子牛。離乳期下痢症の症状を呈しており，貧相な体格と被毛粗造がみられる。

　下痢症は正確に言えば症候群であり，離乳前後のバケツ哺乳をしている子牛で発育不良やペースト状の茶色の便がみられるが，原因を特定するのは難しい。栄養的要因も下痢症に関連し，潜在性もしくは慢性コクシジウム症による影響も確実ではないが考えられる。

Figure 12

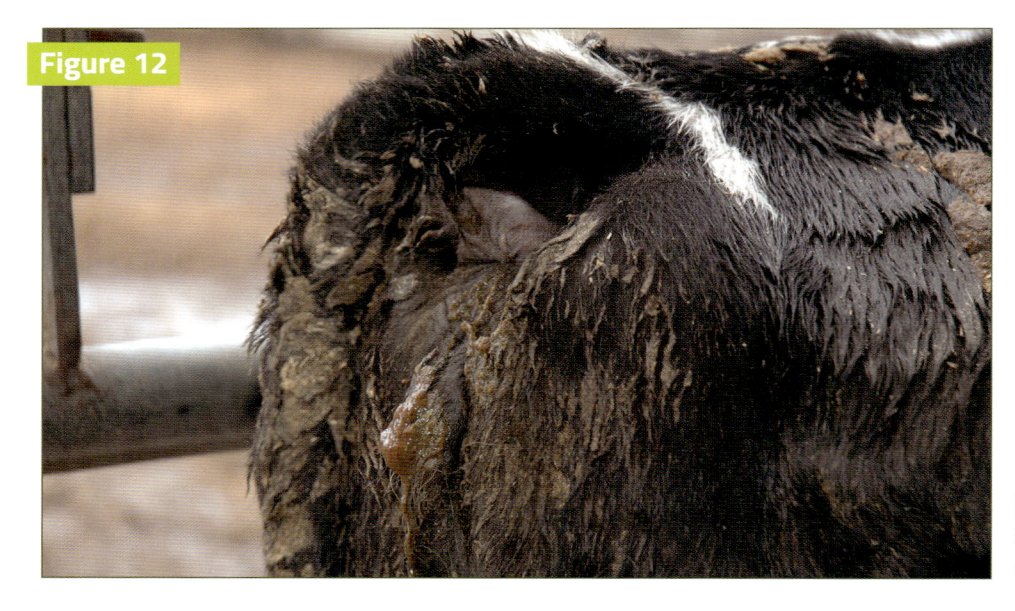

離乳期下痢症子牛の臀部の典型的な外貌で，尾と会陰にペースト状の茶色の便が付着している。

コクシジウム症　Coccidiosis

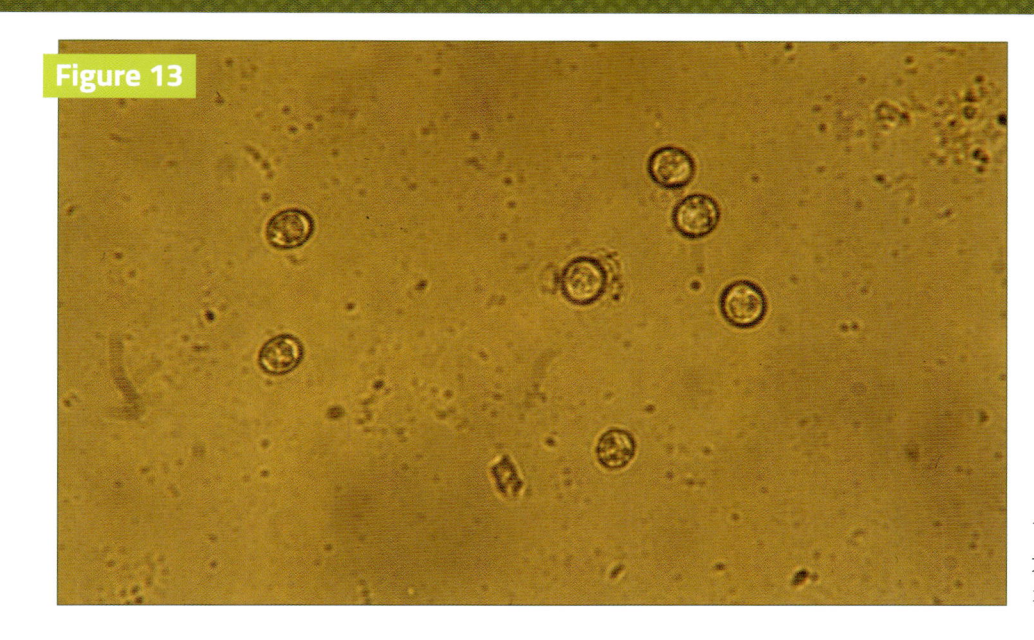

マックマスター法のスライドで，強拡大（×400）で鏡検したコクシジウムオーシスト。

　腸管寄生性原虫のコクシジウムは 13 種あるが，子牛に寄生するものは 3 種類のみで *Eimeria bovis*，*E. zuernii*，*E. alabamensis* であり，臨床的に重要である。コクシジウム症は，若齢の離乳子牛が不衛生な環境に飼養されている場合にみられるが，放牧した牛でも発生した記録がある。典型的な症状は重度の暗黒色の下痢と持続的な痛み（しぶり腹）で，潜在性および慢性の状態もある。

壊死性腸炎　Necrotic enteritis

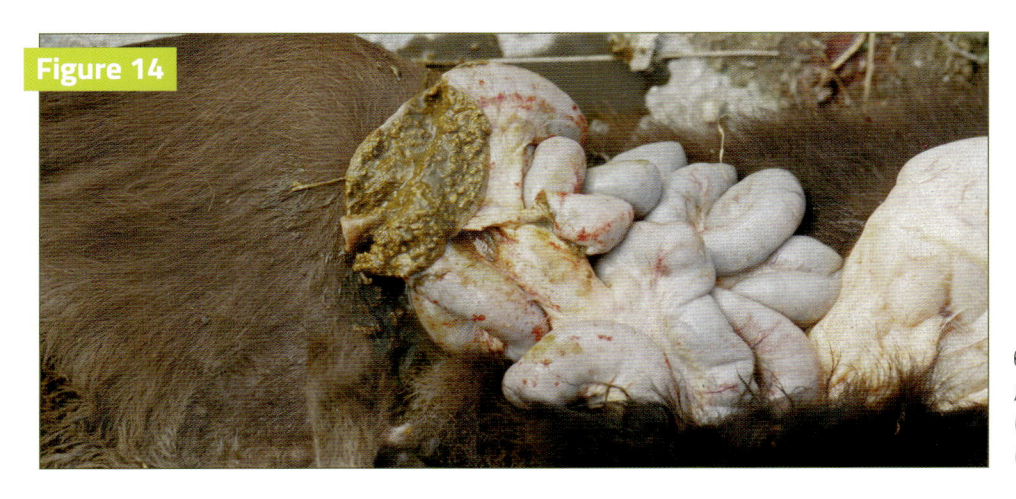

6 カ月齢の哺乳子牛の壊死性腸炎で，広範囲の壊死を呈している。この原因は不明だが，多くは離乳前の哺乳子牛にみられる。

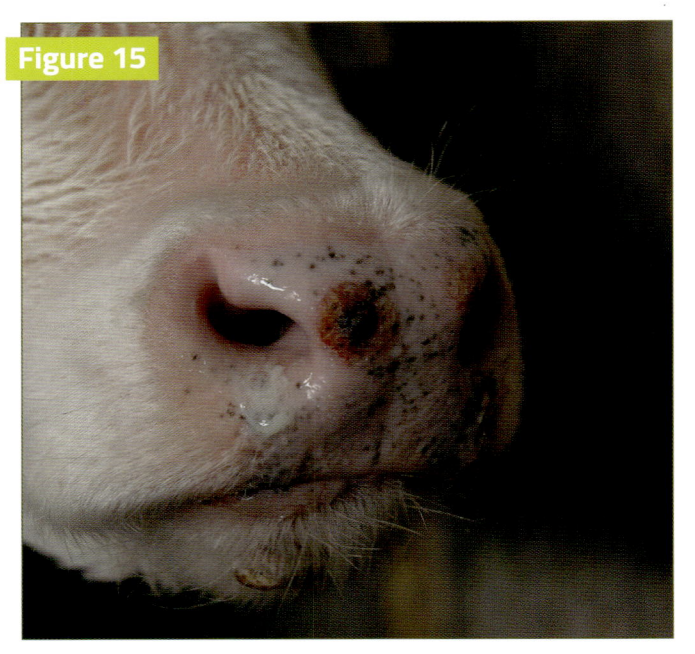

Figure 15

若齢子牛における BPS の典型的な外貌。

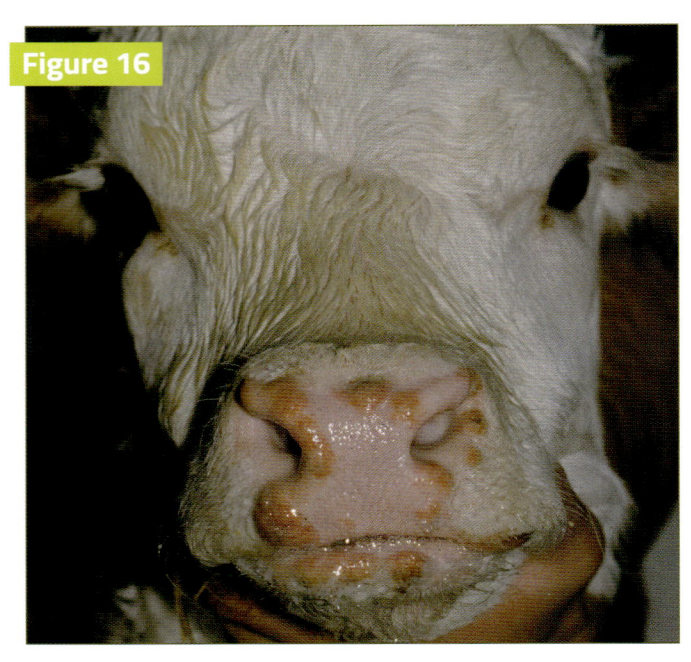

Figure 16

若齢子牛の鼻腔と鼻鏡に生じた広範な BPS 病変。

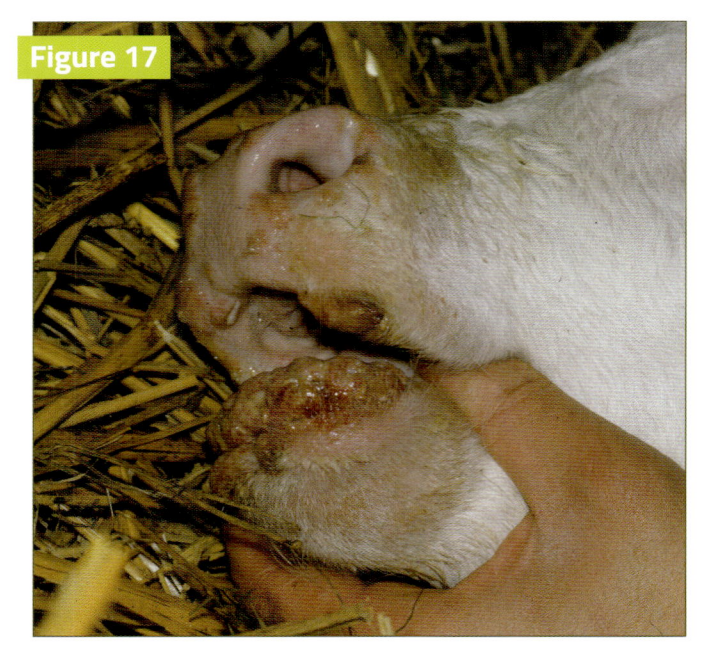

Figure 17

若齢子牛の歯茎の周辺に生じた広範で進行性の BPS 病変で，子牛に不快感を与え哺乳行動に悪影響を及ぼす。

牛丘疹性口内炎（Bovine papular stomatitis：BPS）は，パラポックスウイルスが原因であり，通常，鼻端に痂皮のみられる円形の病変を作るのみで，ほとんど臨床的意義を持たないが，口腔内に病変がみられるものについてはより広範かつ進行性であり，上部消化管へ波及する可能性がある。

水疱性口内炎　Vesicular stomatitis

　水疱性口内炎は，ラブドウイルス感染が原因であり，南北アメリカおよびカリブ諸島に限局した感染症である。口腔内に水疱性病変を形成するのと同様に，蹄冠部と乳頭にも病変を形成する。感染はたいていは不顕性もしくは軽微だが，口蹄疫が発生している一部地域においては鑑別が非常に重要となる。

牛ウイルス性下痢・粘膜病　Mucosal disease

　牛ウイルス性下痢ウイルス（Bovine viral diarrhea virus：BVDV）の細胞変性効果（CPE）を示さない非細胞病原性株に妊娠期間のはじめ1/3の間に胎子が感染した場合，出生子牛は免疫寛容となり，持続感染する。通常，出生後にウイルスに生じた突然変異により，CPEを示す細胞病原性株に曝露され，粘膜病へと進行する。粘膜病では消化管全体に糜爛が生じ，急性の重度の下痢が発生する。下痢には血液や脱落した粘膜組織を含み，脱水や体重減少を生じて致死的な状態に陥り，2〜3日後には死亡する。

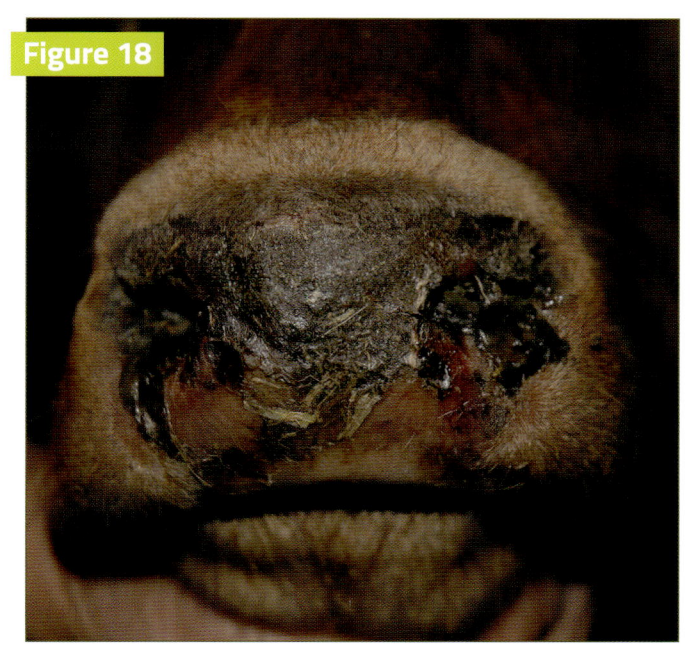

Figure 18

BVDVに持続感染した粘膜病の経過初期における鼻鏡の痂皮病変。

　舌への *Actinobacillus lignieresii* 感染は，皮膚を含むその他の軟部組織にも及ぶが，舌が腫脹・硬化し，採食および咀嚼が困難になる。感染動物はしばしば口からの流涎がみられる。口腔から舌尖が突出していることもある。抗菌剤治療による回復は，早期発見した場合には，通常良好である。

放線菌症（瘤顎）　Actinomycosis ("Lumpy jaw")

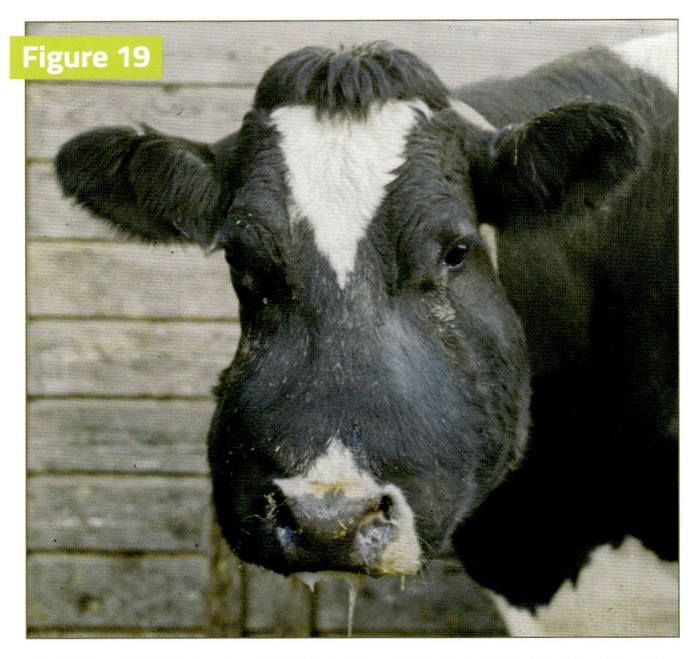

育成牛の放線菌症で，顔面の腫脹と外貌の変形を起こしている。

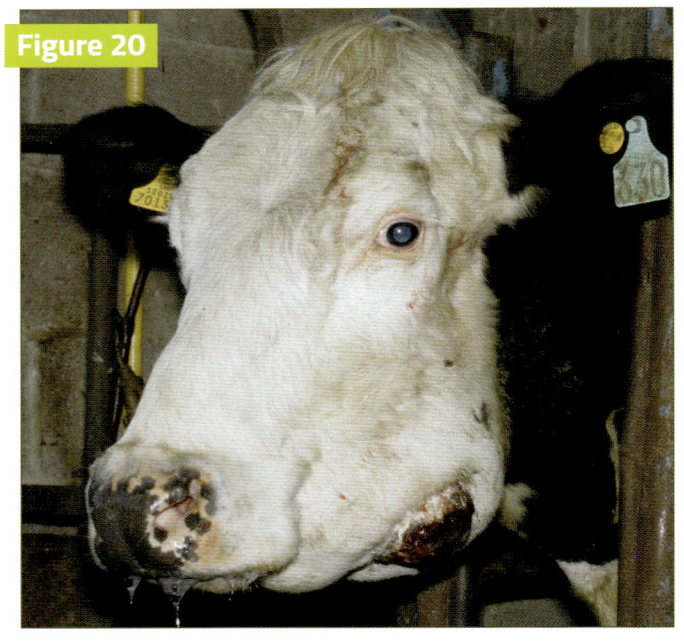

放線菌症のヘレフォード交雑種繁殖牛の下顎皮膚から突出する肉芽腫病変。

　下顎骨および上顎骨の両方もしくは一方，または周囲の軟部組織が *Actinomyces bovis* に感染すると，骨の破壊が起こり，顔面の腫脹と皮膚を貫通する肉芽腫病変により，外貌を損なう。

食道梗塞　Oesophageal obstruction

　食道梗塞は，ジャガイモやカブ，リンゴなどの大きなかけらや全体を飲み込むことで生じ，急を要する症状は反芻困難および鼓脹症である。胸部食道の梗塞は，食道推送器を使用して梗塞物を第一胃内に推送することで解消できるが，食道へのさらなる損傷や食道穿孔を避けるためにも注意深く行うことが必要である。食道異物が第一胃直前に位置する場合には，第一胃切開術を実施して食道終末部の方へ手を伸ばし，異物を第一胃内に引き込むことで除去できるかもしれない。

ルーメンアシドーシス　Rumen acidosis

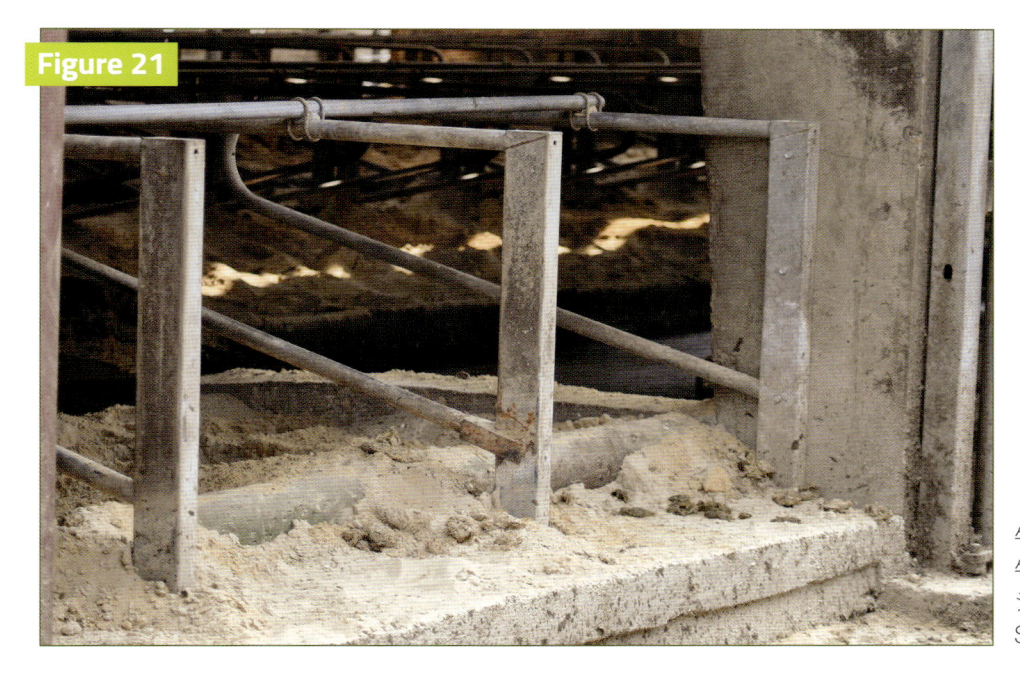

Figure 21

牛舎に落ちている吐き戻しは，高泌乳牛群における亜急性ルーメンアシドーシス（Subacute rumen acidosis：SARA）の存在を示唆する。

　易発酵性飼料，特に穀類が過給されると，第一胃内の pH は低下し，第一胃炎や代謝性アシドーシスを発症する。このような状態は，高栄養・高泌乳システムで飼養される分娩初期の乳牛や，穀物で飼育された肥育牛や，貯蔵飼料を急激に摂取した牛でみられる。

　第一胃内容物の発酵には，健康的な第一胃内微生物叢を維持するために，エネルギーとタンパク質のバランスのとれた飼料給与が必要である。繊維性飼料を給与しなければ，第一胃食滞を生じ，"太鼓腹"の外貌や貧相な体格の牛となる。

第一胃鼓脹症　Ruminal tympany（Bloat）

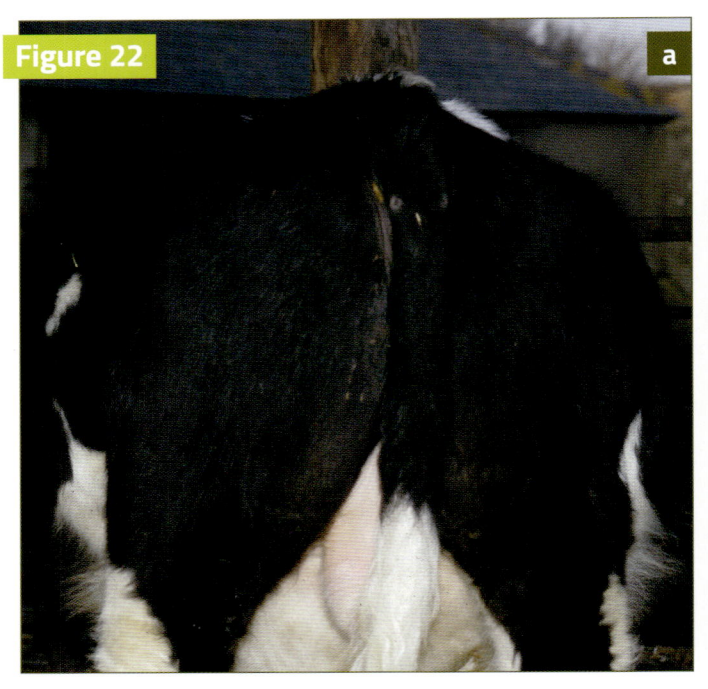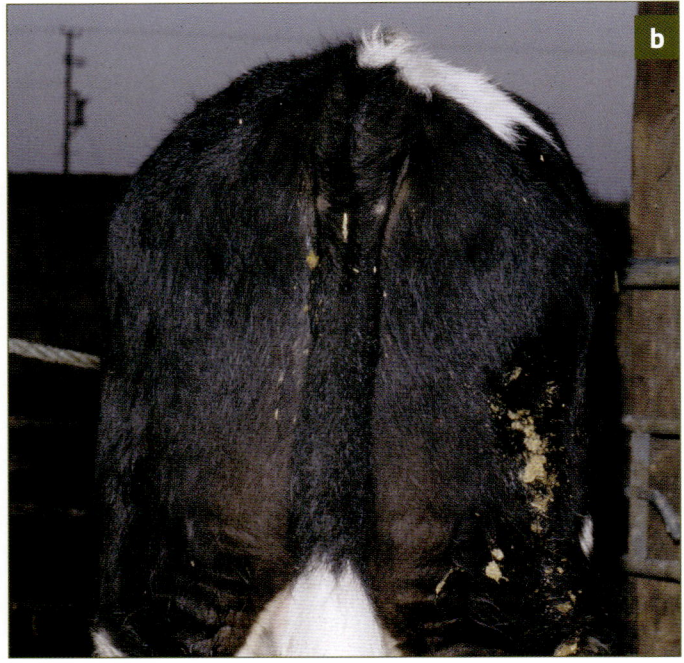

Figure 22

易発酵性飼料の多給により遊離ガス性鼓脹症となった若齢肥育牛（a）。同じ牛だが，ストマックチューブによるガス除去により鼓脹が治まった（b）。

　第一胃鼓脹症には2種類ある。遊離ガス性鼓脹症は，食道の機能的もしくは物理的障害による曖気障害もしくは易発酵性飼料を急激に過剰摂取することで生じる。泡沫性鼓脹症は，飼料内のタンパク質過剰の結果，極小の泡が"泡沫"として蓄積することによって生じる。

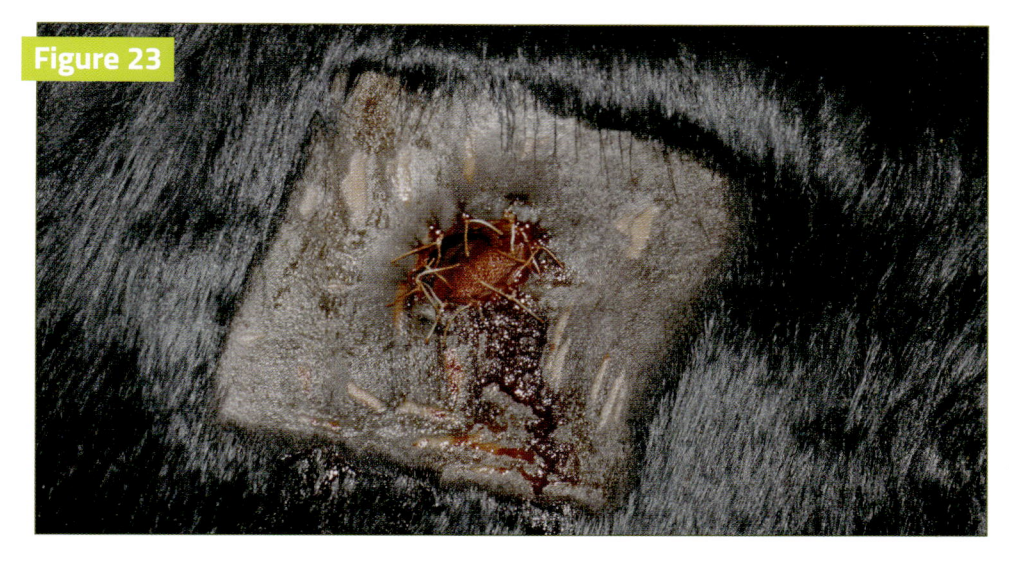

鼓脹症を繰り返す子牛の症状緩和のため，外科的に設置された第一胃フィステル。

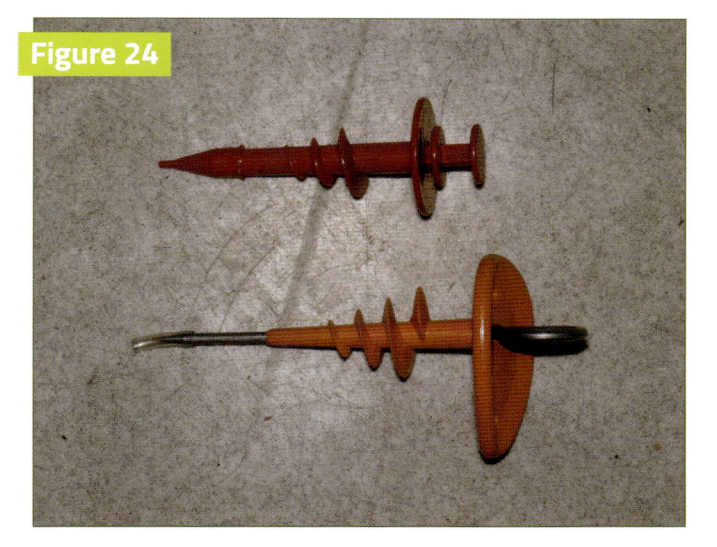

販売されている套管針。第一胃内容物が腹腔内に漏出して腹膜炎を引き起こす危険性を軽減するために，スクリューで第一胃壁を腹壁に押さえつける。

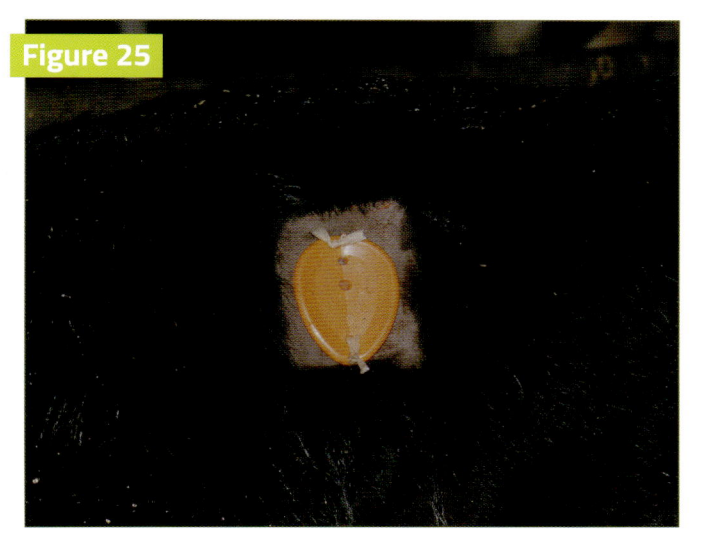

適切な第一胃套管針の設置。套管針が抜けないよう縫合してあるのがわかる。このような套管針が第一胃内容物により詰まってしまうことはよくあることであり，確実に効果を維持するためには定期的に再設置する必要があるかもしれない。

創傷性第二胃炎・第二胃腹膜炎（ワイヤー病）
Traumatic reticulitis/reticuloperitonitis（"Wire disease"）

　牛は選別せず飼料を採食するため，粗飼料とともに異物を摂取することがある。金属性異物が混入した場合，異物が第二胃内に落ち込み，釘や鋭いワイヤーであれば第二胃壁を穿孔する可能性がある。

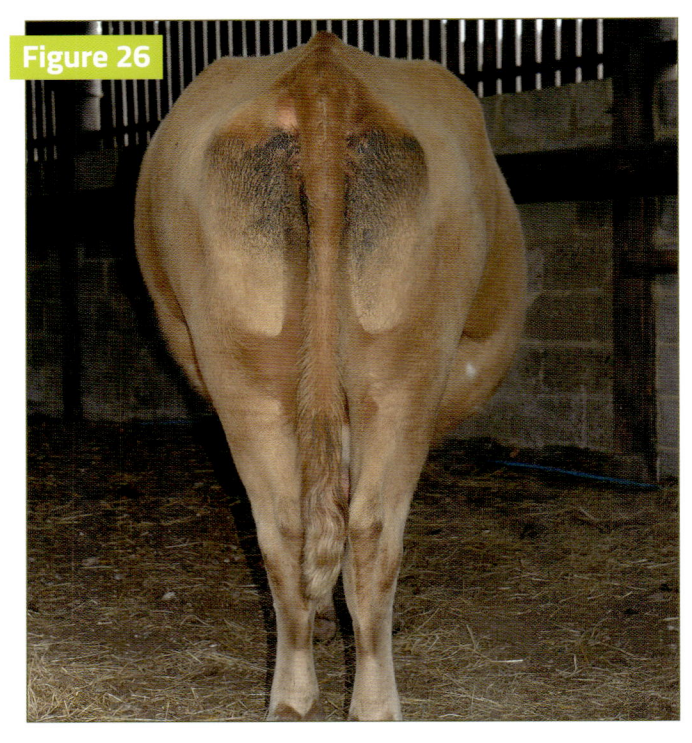

Figure 26

　迷走神経性消化不良は原因がはっきりしない状態を記載するために用いられる用語で，迷走神経の機能障害のために，第一胃アトニーおよび腹腔内臓器の沈下による腹部の膨隆がみられる。おそらく最も一般的な原因は，肝臓を通る迷走神経付近における肝膿瘍であり，肝膿瘍はしばしば創傷性第二胃腹膜炎，肺血栓塞栓症，肝蛭症に引き続いて起こる。

迷走神経性消化不良の繁殖牛を後方からみたところ。10 時から4 時の方向の典型的な腹部外貌に注目（左上方と右下方に腹部の膨隆がみられる）。

第一胃吸虫症（双口吸虫症）　Rumen fluke（Paramphistomiasis）

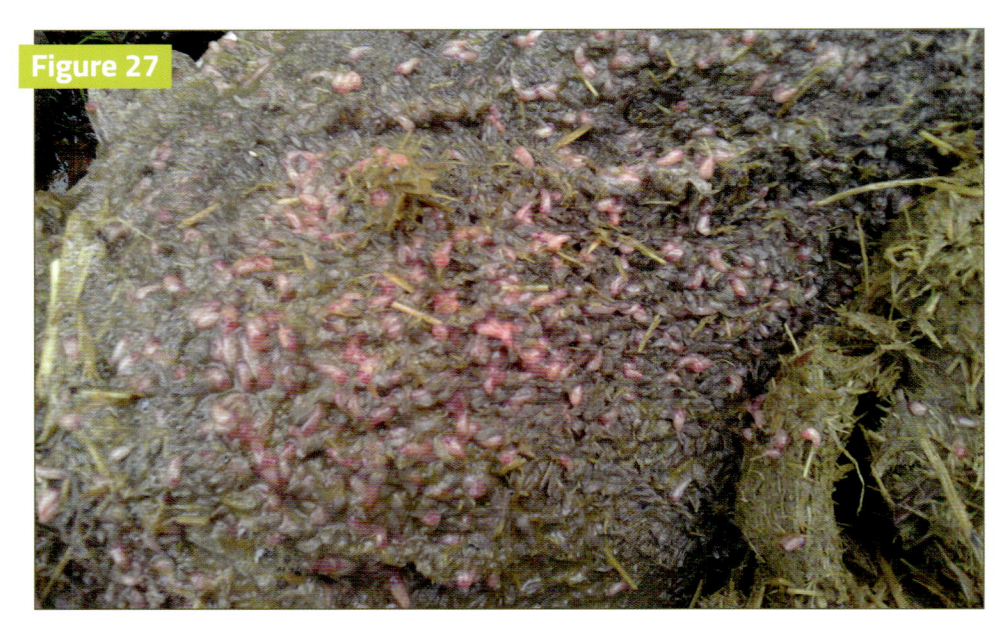

Figure 27

この解剖例のように多数の双口吸虫成虫がみられても，病原性があるとは考えられていないが，幼虫は疝痛症状や下痢および削痩を起こし，特に若齢牛で幼虫が十二指腸壁へ移動した場合には死亡することもある。

オステルターグ胃虫症　Ostertagiasis

　オステルターグ属は寄生性線虫の一種で，寄生性胃腸炎を引き起こし，特に若齢牛がはじめて放牧される際にみられる（タイプⅠのオステルターグ胃虫症）。放牧期間が長くなるにつれ摂取される幼虫の数が増加し，成虫へと発育せずに，第四胃壁内へ侵入し休止状態となる。舎飼い時に幼虫に対する適切な治療を行わないと，第四胃壁の結節内で生存し，冬季の終わりに一斉に発育して重大な損傷を与え，その結果として重度の下痢を起こし，重症例では死亡する。

第四胃潰瘍　Abomasal ulceration

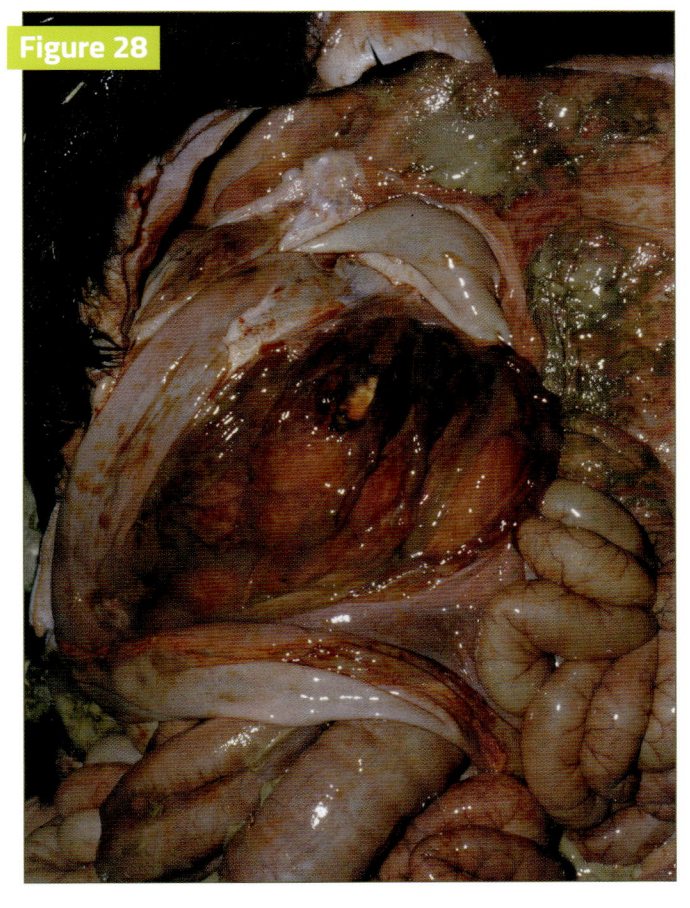

Figure 28

第四胃潰瘍は若齢牛で一般的にみられる。多くの症例は自然治癒するが，潰瘍部が第四胃壁を穿孔すると腹膜炎を生じて致死的となる。この症例では，第四胃炎と穿孔した潰瘍による広範で重度な腹膜炎が最終的な死亡原因であることが，剖検時に示された。

Figure 29

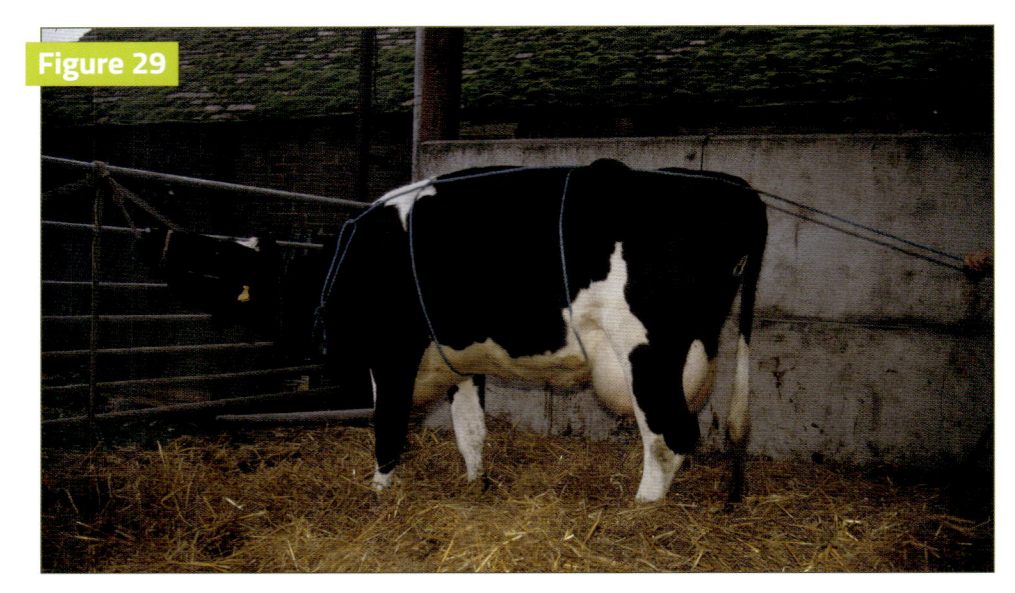

第四胃左方変位を整復するため Reuff 法で牛を保定している。整復は牛体回転と Grymer/Sterner 法*による "トグル固定" を行う。
*訳者注：トグルピンを用いた経皮的固定法。

第四胃変位は，捻転を伴う場合も伴わない場合もあるが，第四胃に最も一般的に生じる障害の１つであり，特に近年の高泌乳ホルスタイン種乳牛でみられる。多岐にわたる治療法が報告されているが，そのすべてが整復および解剖学的に正常な位置に縫合する方法である。

Figure 30

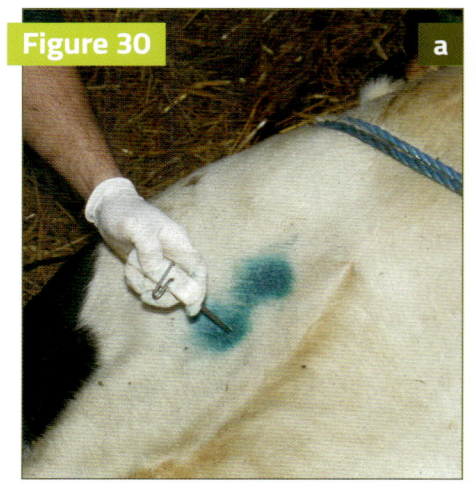 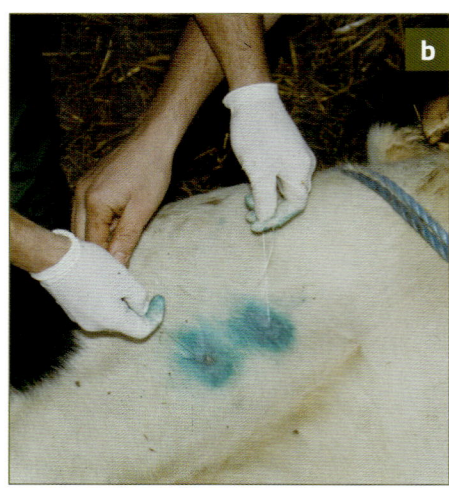 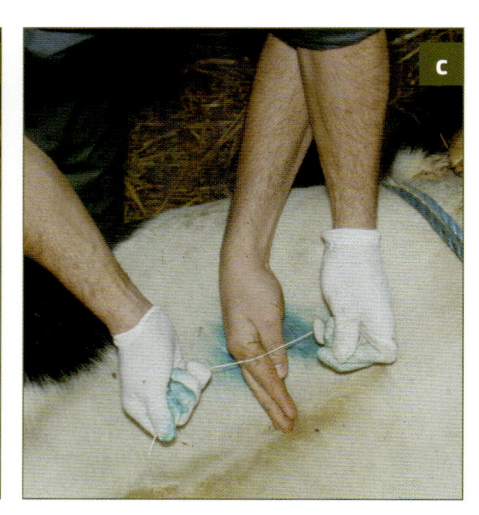

牛を回転させて整復した後に，Grymer/Sterner トグル縫合法を用いて第四胃左方変位を正しい位置に固定する（a，b，c）。縫合時にきつく引っ張りすぎないように手を入れている点に注目してほしい（c）。

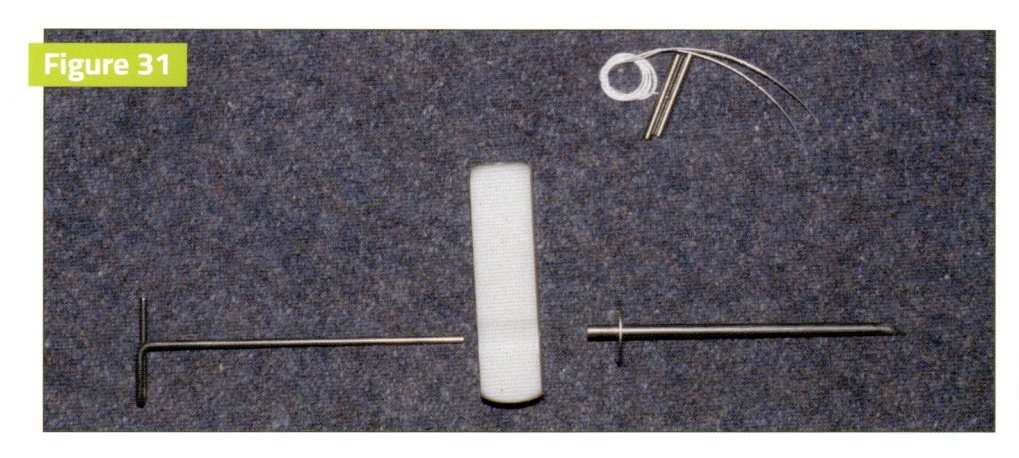

Figure 31

トグル縫合に必要な器具。プレッシャープレートの利用は，縫合が腹側皮膚に食い込むのを防ぐために有用である。

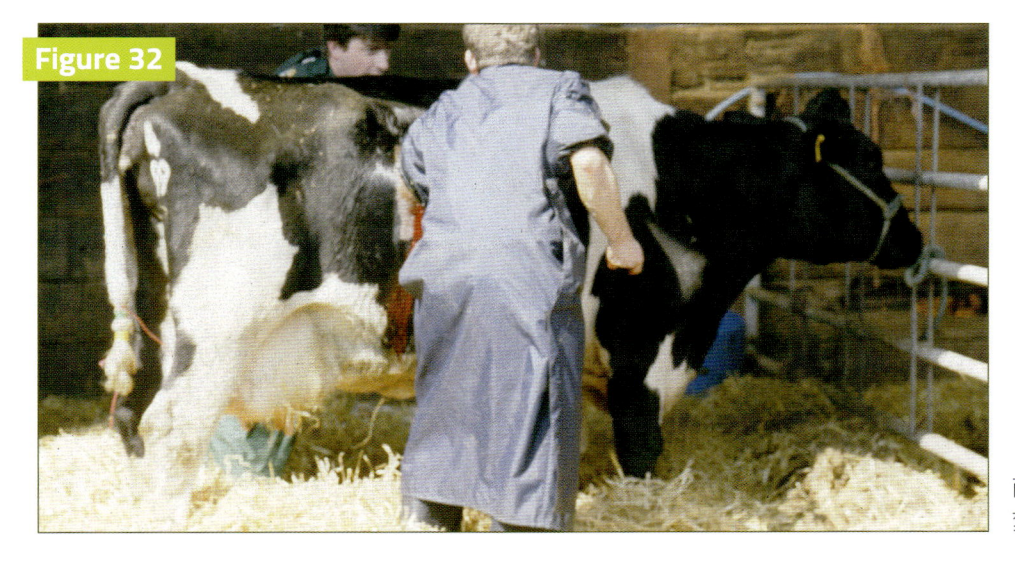

Figure 32

両膁部切開による外科的な第四胃左方変位整復術。

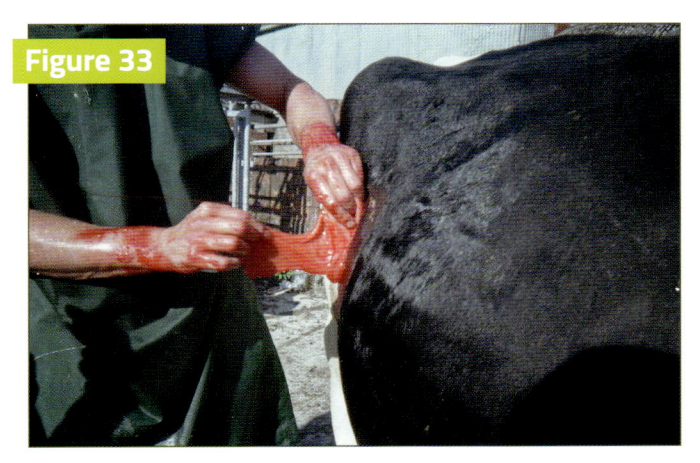

Figure 33

"豚耳（ベロ部）"。右膁部切開によって第四胃左方変位を整復した後に幽門部を確認し，幽門固定術もしくは大網固定術で正しい位置に第四胃を固定する。

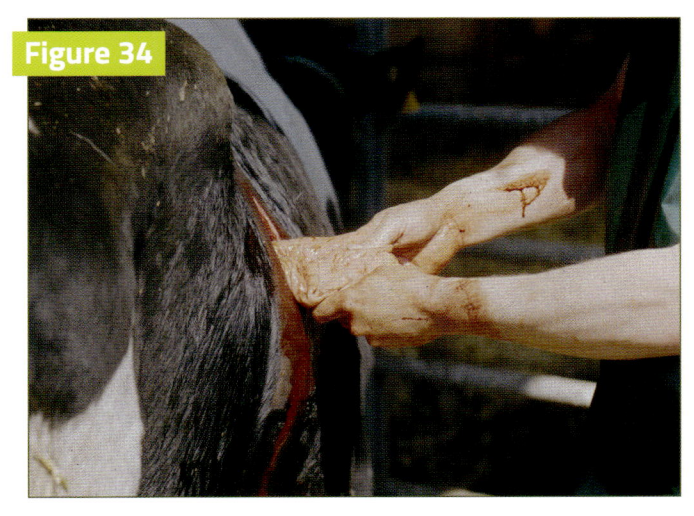

Figure 34

右膁部切開による第四胃左方変位整復術。

Figure 35

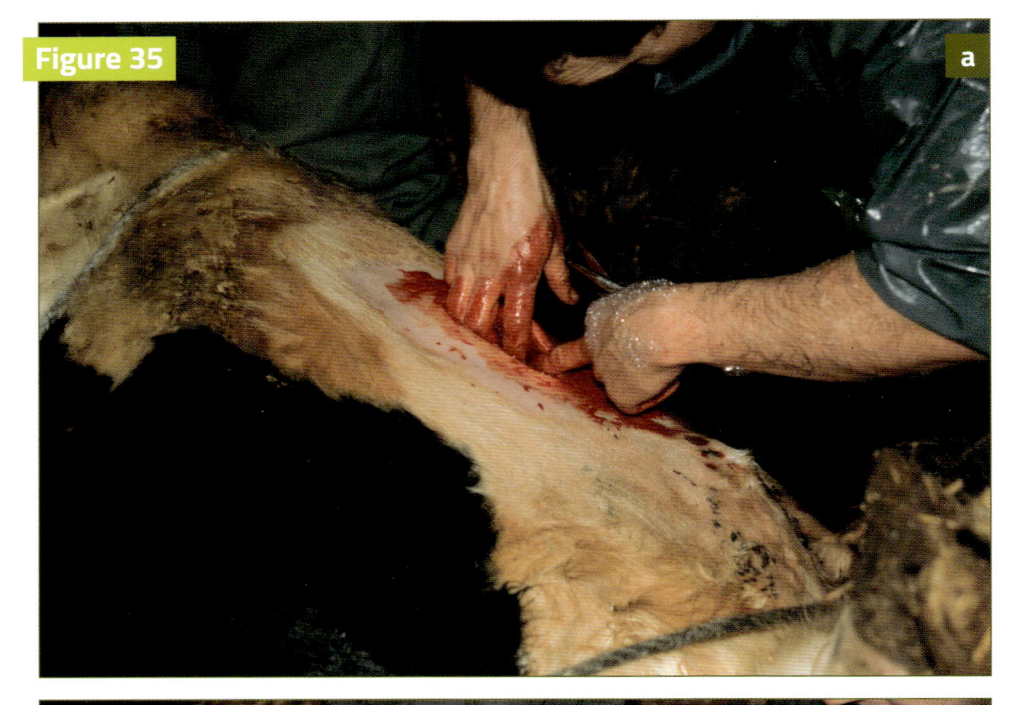

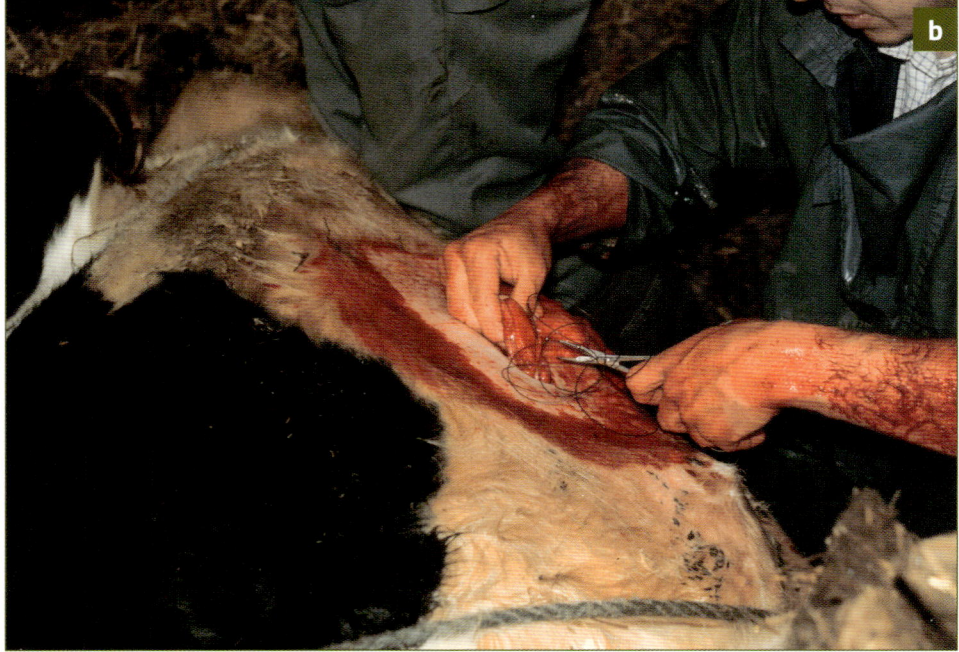

回転による整復後の，傍正中切開による外科的な第四胃の固定（a，b）。

腸重積　Intussusception

　腸重積は，近位の腸管が近接した遠位の腸管に陥入する状態で，牛でときおり発生する。どの年齢でも起こりうるが，下痢症の牛では腸管が過剰に蠕動するため，若齢牛で発生しやすい。

腸軸捻転／腸捻転　Intestinal volvulus/torsion

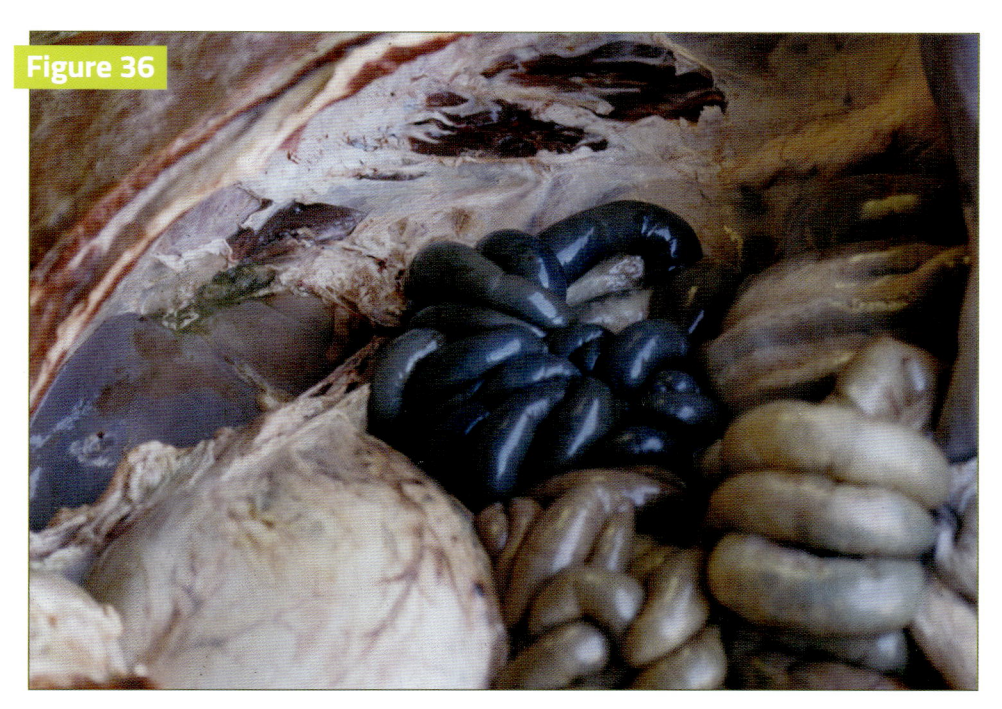

Figure 36

腸間膜の基部の一部もしくは腸全体の捻転は，若齢の離乳前子牛で最も一般的にみられ，特に自動哺乳機から不断哺乳している場合に多い。原因は不明であるが，小腸におけるミルク成分の発酵が関連していると考えられている。この症例では，剖検時に小腸の一部の軸捻転がみられた。

　初期は第四胃右方変位にほぼ類似しているが，腹部聴診で第四胃変位よりも尾背側にピング音と拍水音が聴取され，原因は不明である。直腸検査にて明確に鑑別できる。

直腸脱　Rectal prolapse

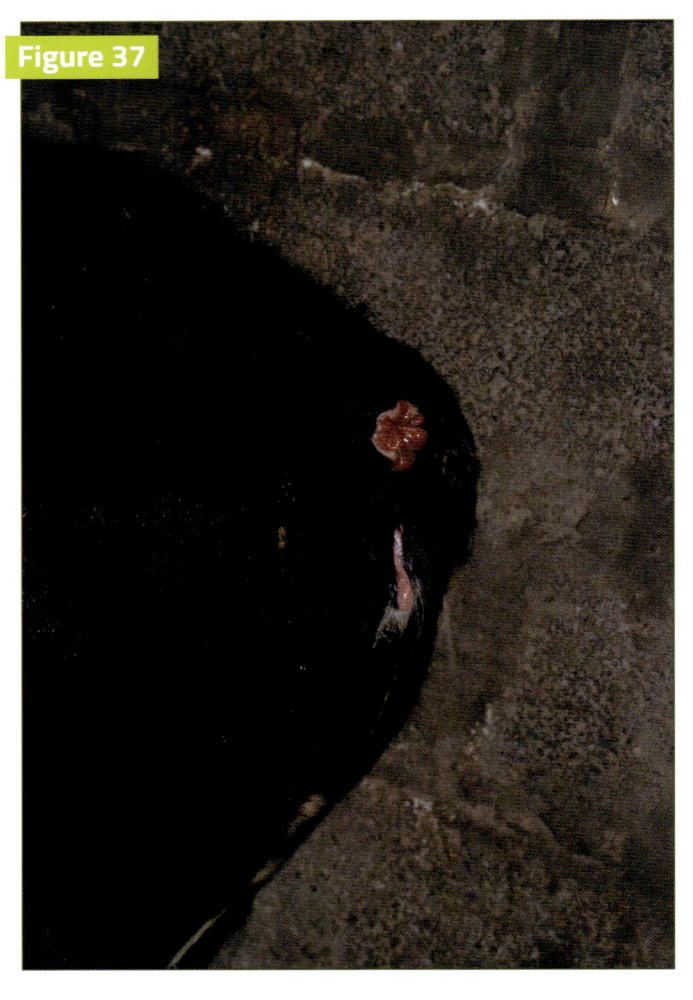

Figure 37

　例えば，若齢子牛のコクシジウム症や肥育牛の群飼育における直腸外傷によって生じた炎症や，神経支配の欠如は直腸の緊張を増大し，直腸脱を引き起こす可能性がある。これらは自然に解消されるため，必ずしも問題にはならない。小さくて新しい直腸脱は，硬膜外麻酔下で直腸周囲を巾着縫合し，正しい位置に戻すことで縮小できる（排便を阻害しない程度にきつく締めることに細心の注意を払わなければならない）。

この症例は，二分脊椎症の結果として，会陰部にかけて神経欠損がみられた子牛で，腸管の緊張によって小さな直腸脱がみられた。子牛に悪影響はみられなかった。

ヨーネ病（パラ結核）　Johne's disease（Paratuberculosis）

Figure 38

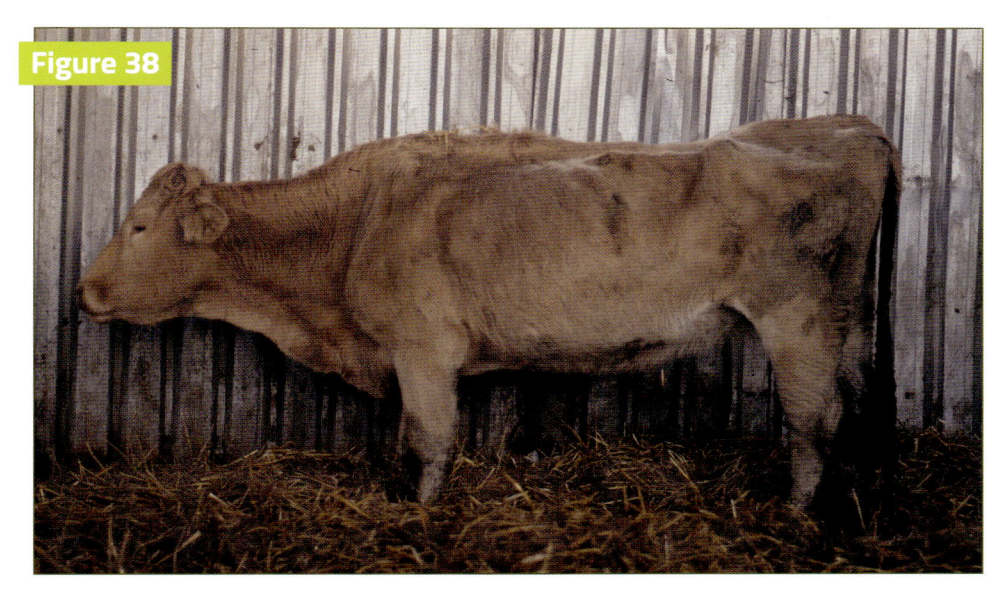

ヨーネ病の臨床症状を呈したブロンド・ダキテーヌ種繁殖牛。

　ヨーネ病は *Mycobacterium avium* subsp. *paratuberculosis* による潜伏性の慢性疾病である。感染はたいてい出生時より成立しているが，2〜6歳齢になるまで臨床症状はみられないことが多い。生産性における悪影響（特に乳量と繁殖性）は，臨床症状が現れる前にみられる。臨床的には，重篤な下痢や重度の体重減少を呈し，下顎部（bottle-jaw）や胸垂に浮腫がみられることもある。

Figure 39

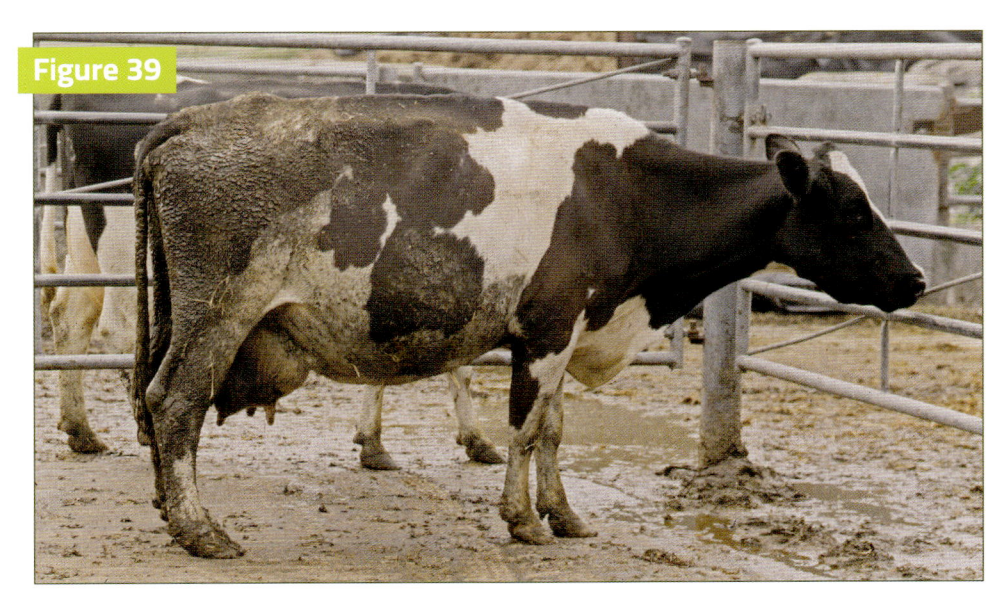

ヨーネ病の典型的な症状を呈するホルスタイン種乳牛。

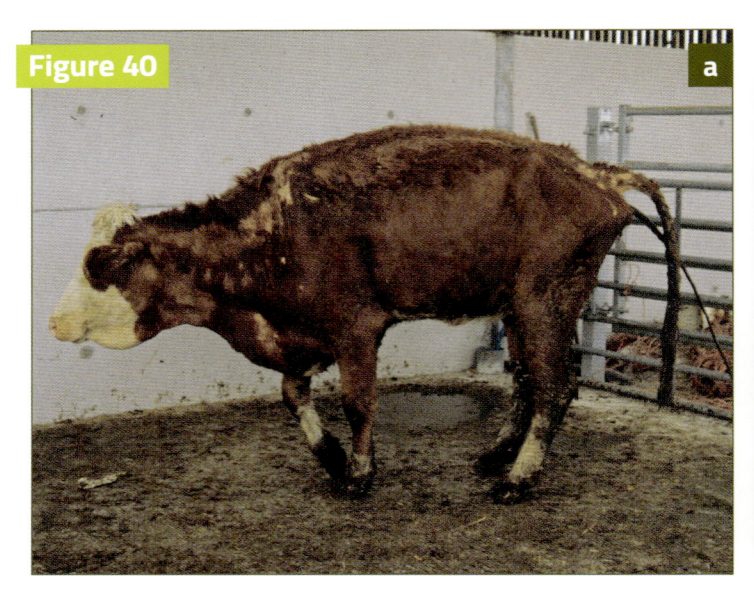

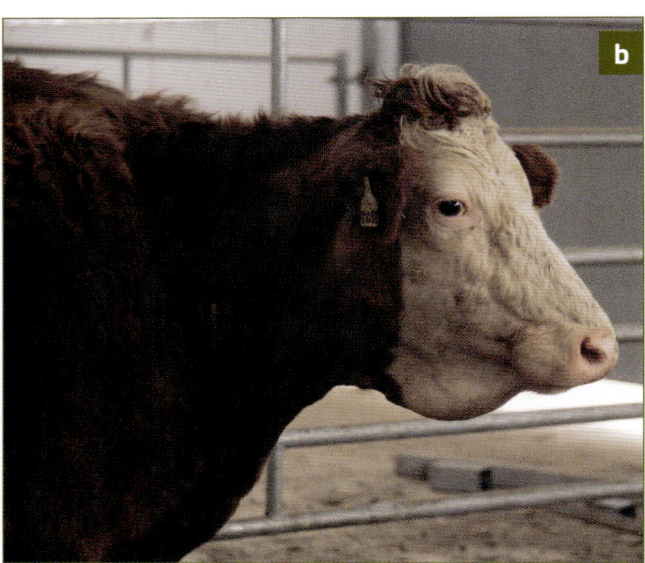

進行したヨーネ病の症状を呈す交雑種繁殖牛で，重度の削痩と重篤な下痢（a），腹側および下顎下の浮腫（b），その他の感染（ダニなど）に対する感受性の上昇がみられた。

その他の疾病

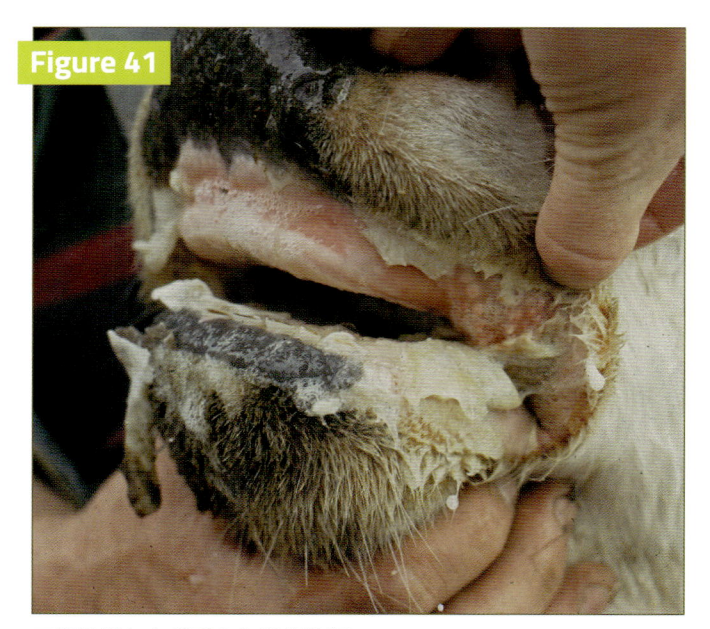

口腔粘膜および舌の化学的熱傷。

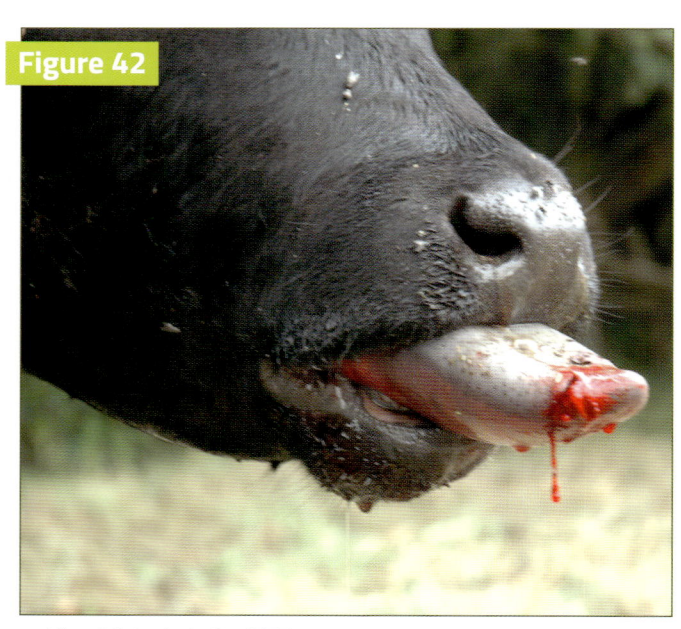

ヘビの咬傷による舌の腫脹。

肝疾患　Liver diseases

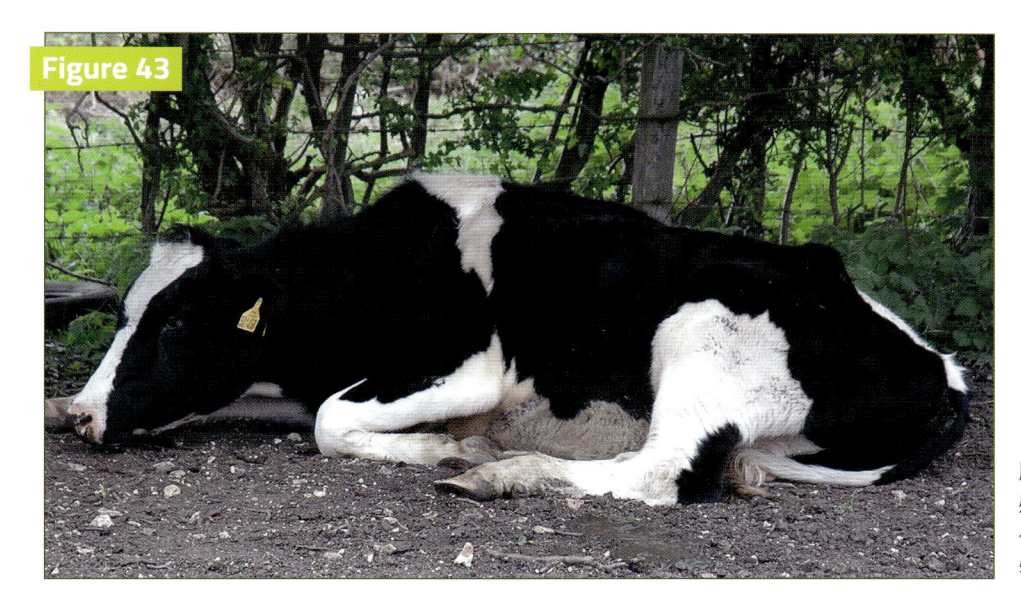

Figure 43

肝疾患に典型的な非特異所見（倦怠感，沈うつ，不明瞭な腹痛による臥位）を呈す牛で，この症例は植物性毒物の摂取による。

　肝臓には無数の代謝機能があり重要である。肝臓は非常に大きな機能的予備があるために，重度の病変が生じるまで肝疾患の臨床症状を現さない。肝疾患の臨床症状はしばしばあいまいで非特異的であり，例えば生産性の低下，腹水もしくは黄疸といったものはすべてほかの原因によっても起こりうるものである。このことは肝臓の多様な機能を考えると驚くべきことではないのかもしれない。診断方法としては血液サンプルや生検サンプルの臨床検査が非常に信頼できるだろう。

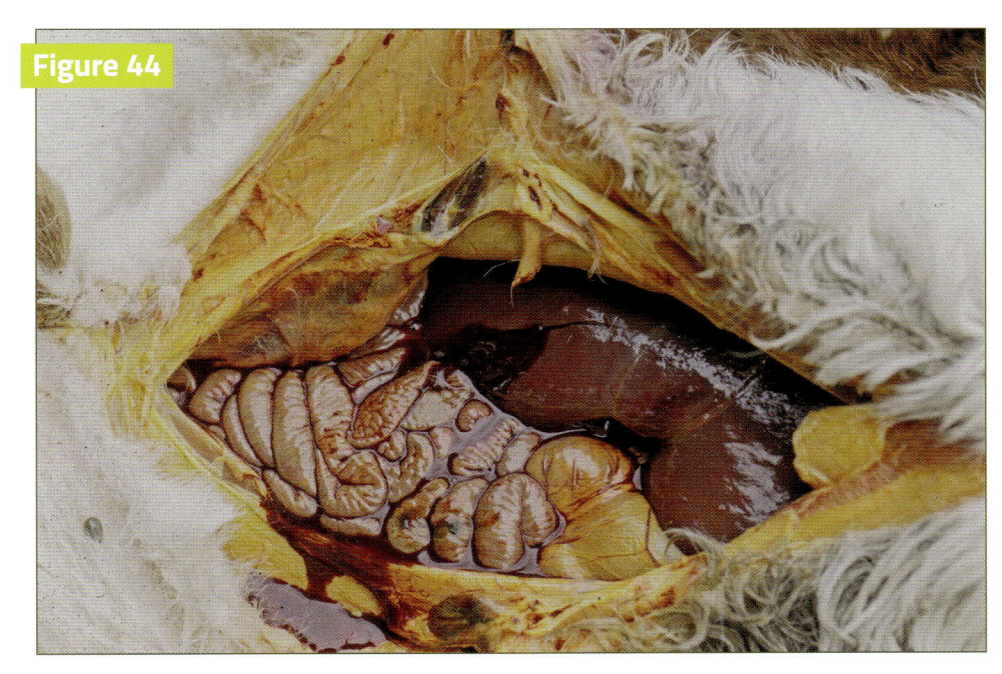

Figure 44

繁殖子牛の剖検時にみられた黄疸で，肝疾患の結果かもしれない。

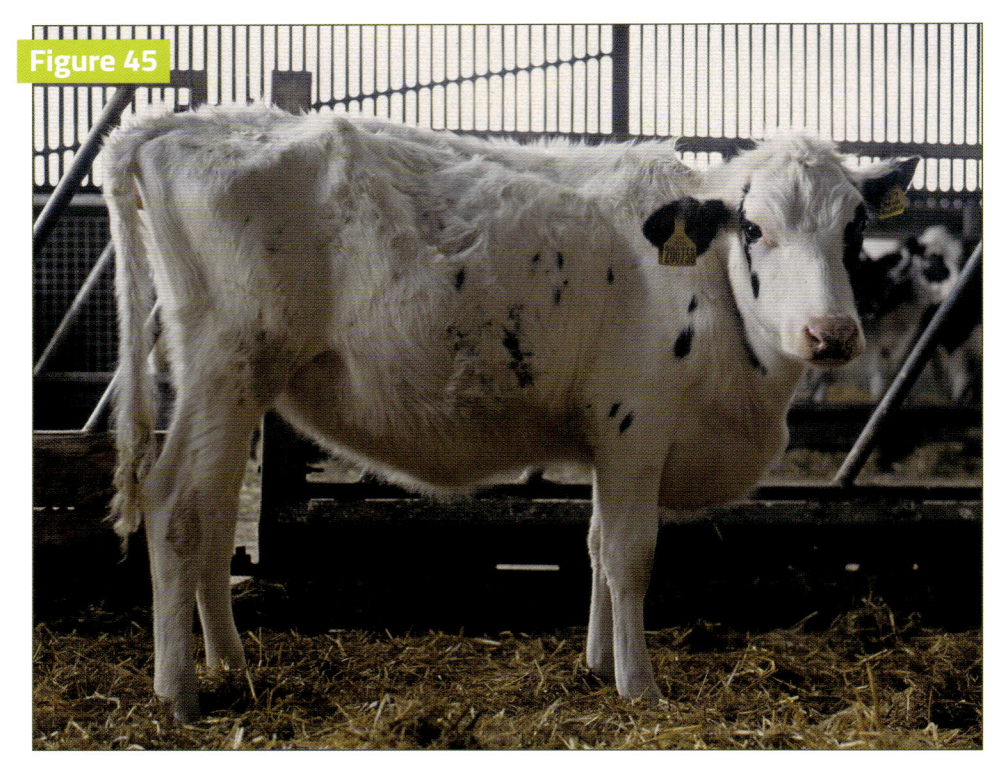

Figure 45

原因の不明な末期の肝疾患で，10 カ月齢の育成乳牛でみられた。発育不良と被毛の状態や腹水と腹部の浮腫，特に胸垂部の明瞭な浮腫による太鼓腹の外貌に注目してほしい。

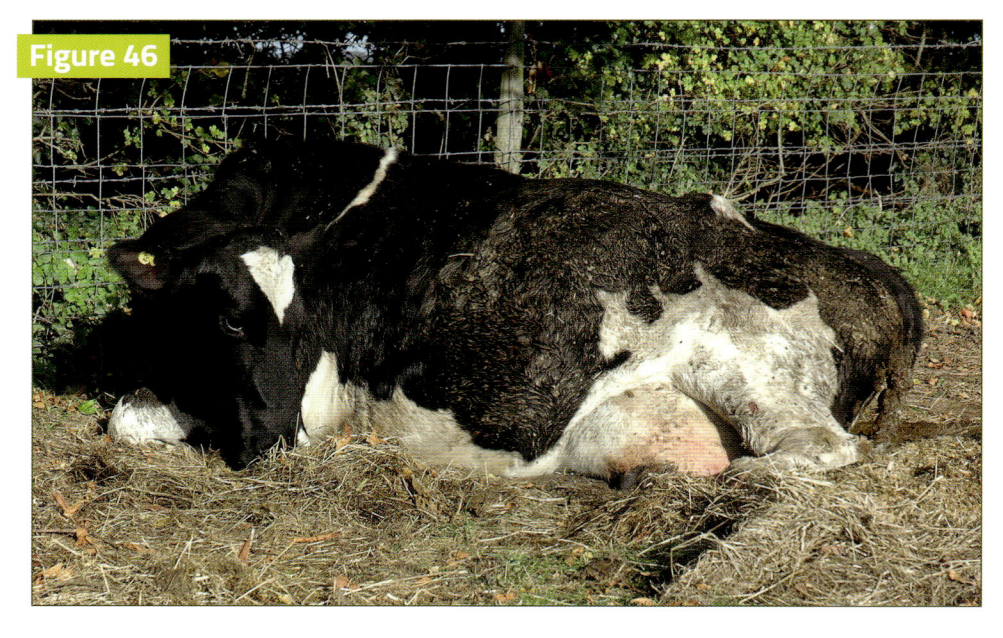

Figure 46

脂肪肝になった牛。この状態は，周産期の管理失宜により分娩後の要求量を満たすための貯蔵体脂肪動員につながる，過度の負のエネルギーバランスを生じた乳牛においては特別ではない。

肝蛭　　Liver fluke

　肝蛭（*Fasciola hepatica*）は多くの哺乳類に感染するが，特に牛と羊においては感染による経済的被害が大きいために重要である。肝蛭は2つの宿主に生活環を持ち，中間宿主として巻貝類が必須で，コシダカヒメモノアラガイ（*Galba truncatula*）が重要である。このため，この巻貝が活動的な（例えば暖かく湿潤な）場所に放牧した牛がこの病気になる。

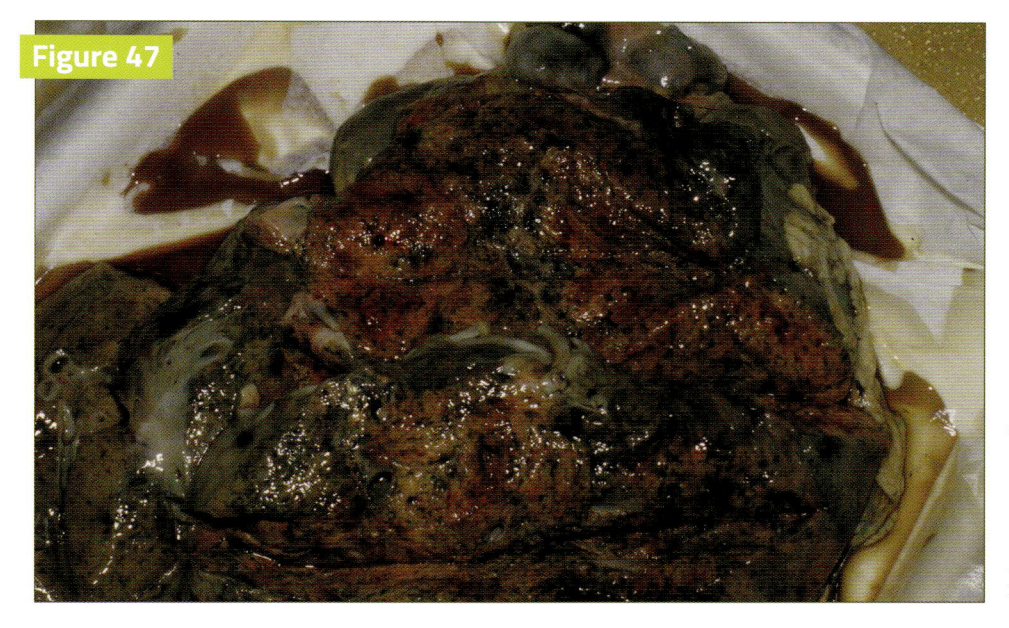

Figure 47

特に羊では牛に比べて肝臓が小さいため，大量の寄生幼虫が肝臓へ移行すると急性肝蛭症がみられることがある。この写真は急性肝蛭症で死亡した羊の肝臓であり，寄生幼虫が肝実質内を移行し，重度の損傷を与えている。

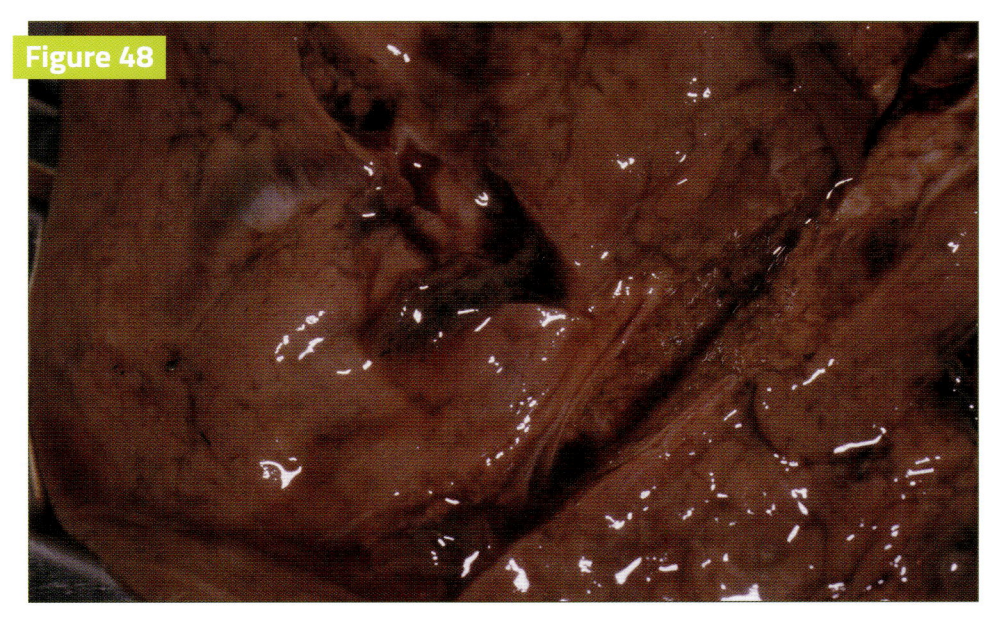

Figure 48

慢性肝蛭症は成虫が胆管内に寄生して宿主から吸血するために発生する。これは，剖検時に肝臓を切開後に切った胆管から確認された肝蛭の成虫である。

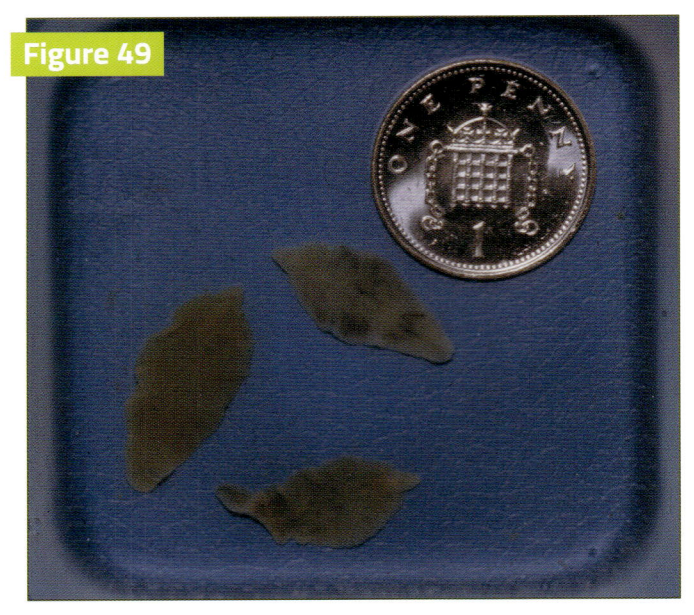

Figure 49

肝蛭の成虫。

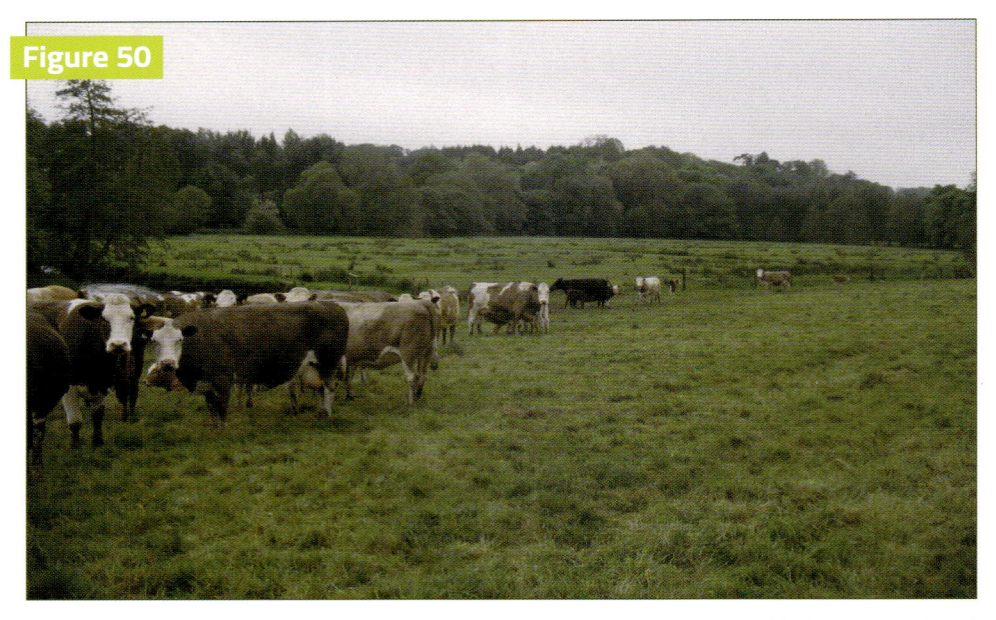

Figure 50

繁殖牛を放牧している湿った沼沢地の多い牧場。中間宿主である巻貝が繁殖している川に近く，肝蛭寄生のリスクが高い。

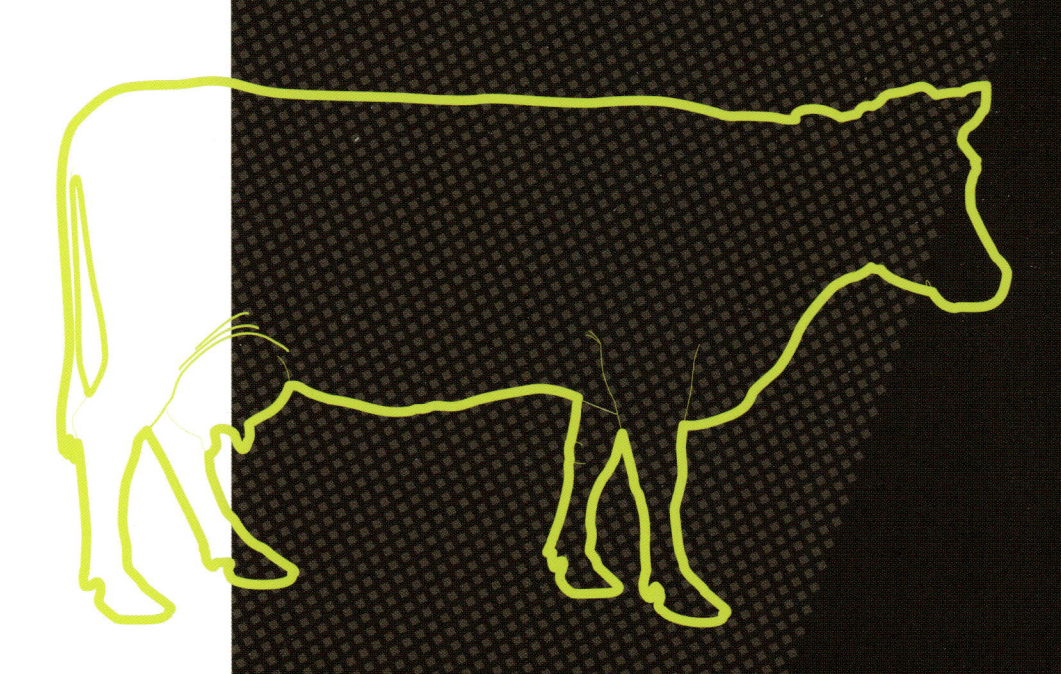

5

皮膚・外皮系

Skin and integumentary system

Figure 1

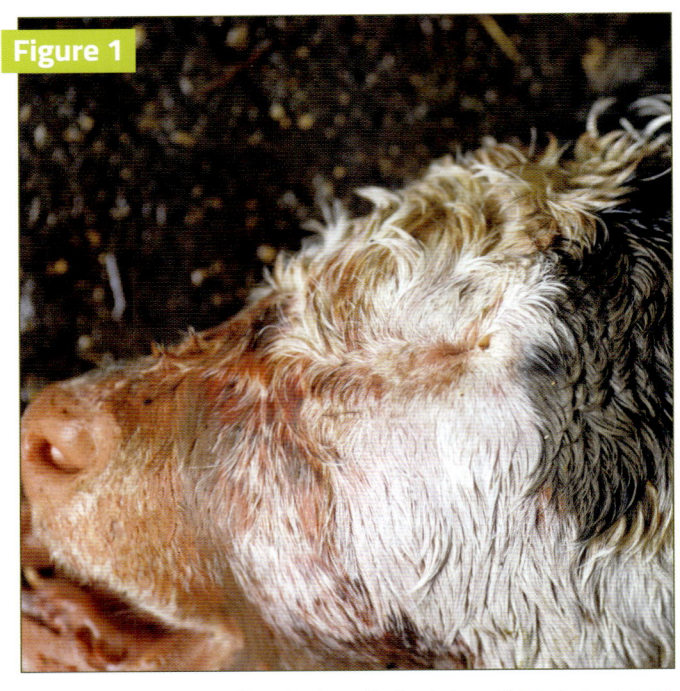

無眼球症は発生異常に加え，牛ウイルス性下痢ウイルス（BVDV）の子宮内感染も原因と考えられている。眼は発生中の胎子において脳が突出することで形成されるため，胎内感染により中枢神経系に発生異常を引き起こす様々な感染性物質により，眼の異常と先天性疾患が起こりうる。

Figure 2

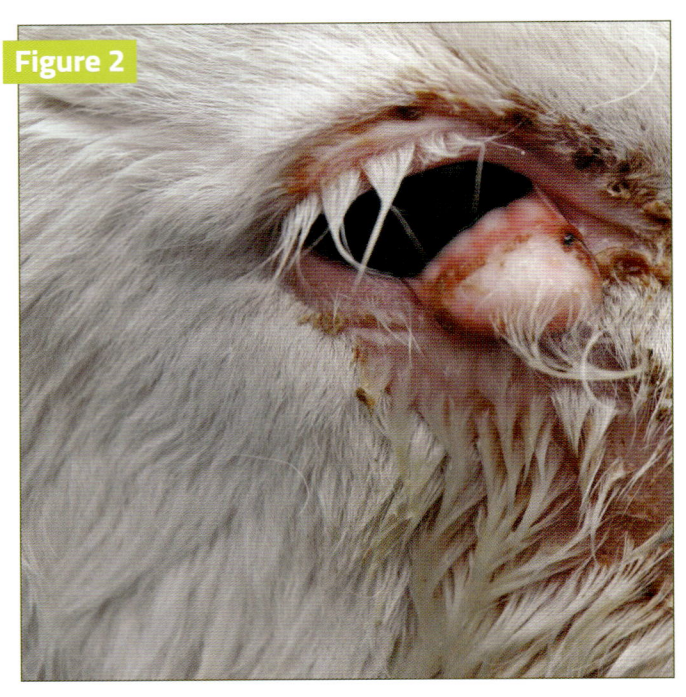

出生子牛にみられた先天性有毛類皮腫で，これは第三眼瞼から生じている。ときには眼球の組織分化不全の結果，無毛の類皮塊や有毛皮膚が角膜や眼球，眼瞼結膜に置き換わり，元の組織が存在しないこともある。

Figure 3

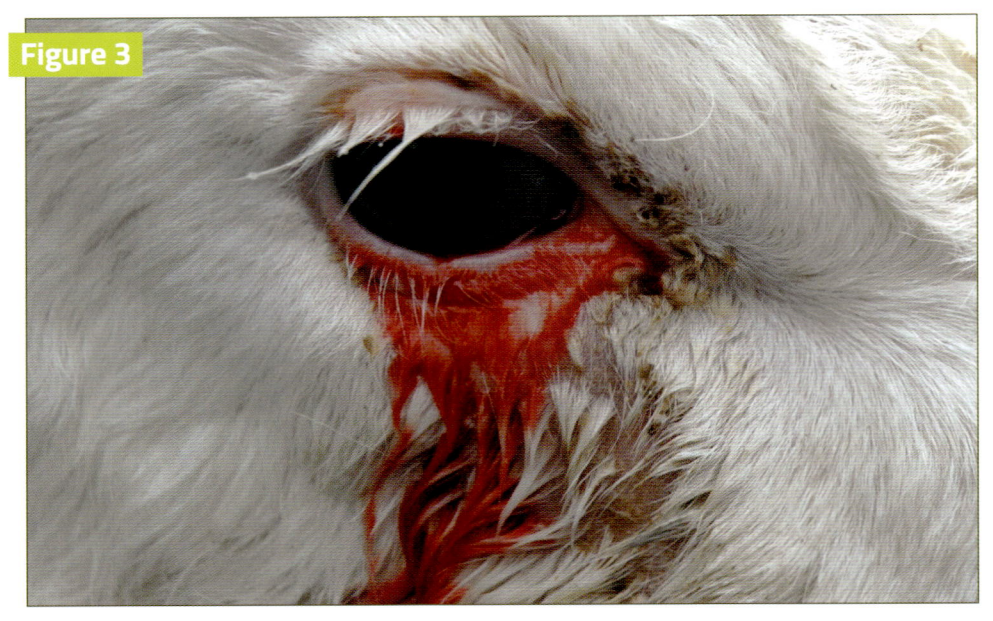

類皮腫を除去した後の Figure 2 の子牛。

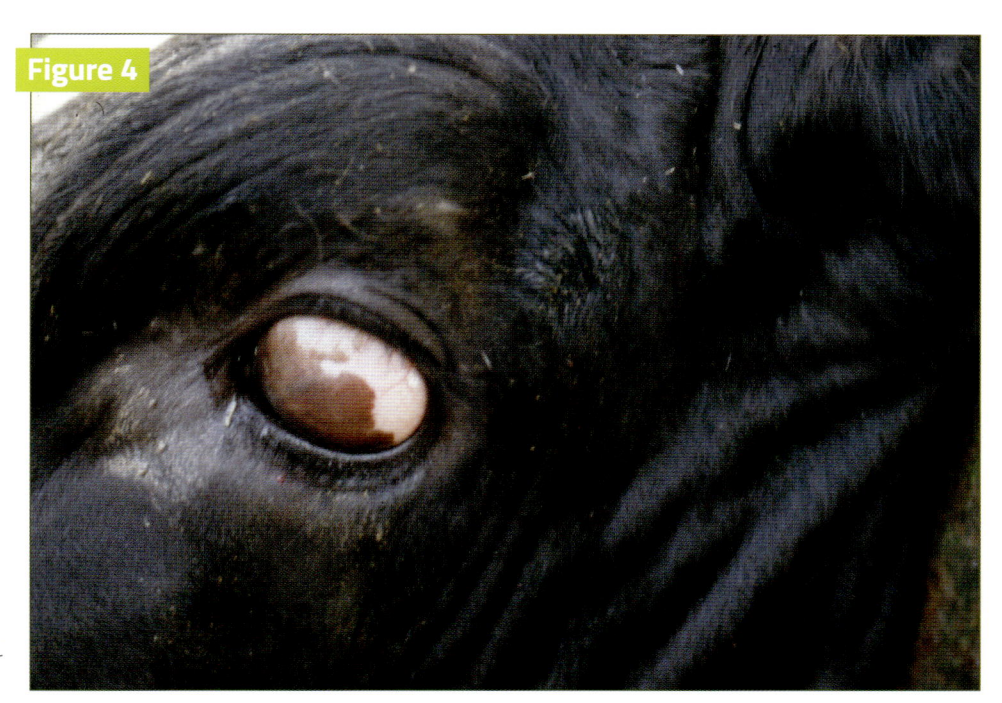

Figure 4

正常な角膜上皮が無毛皮膚に置き換えられている先天異常。

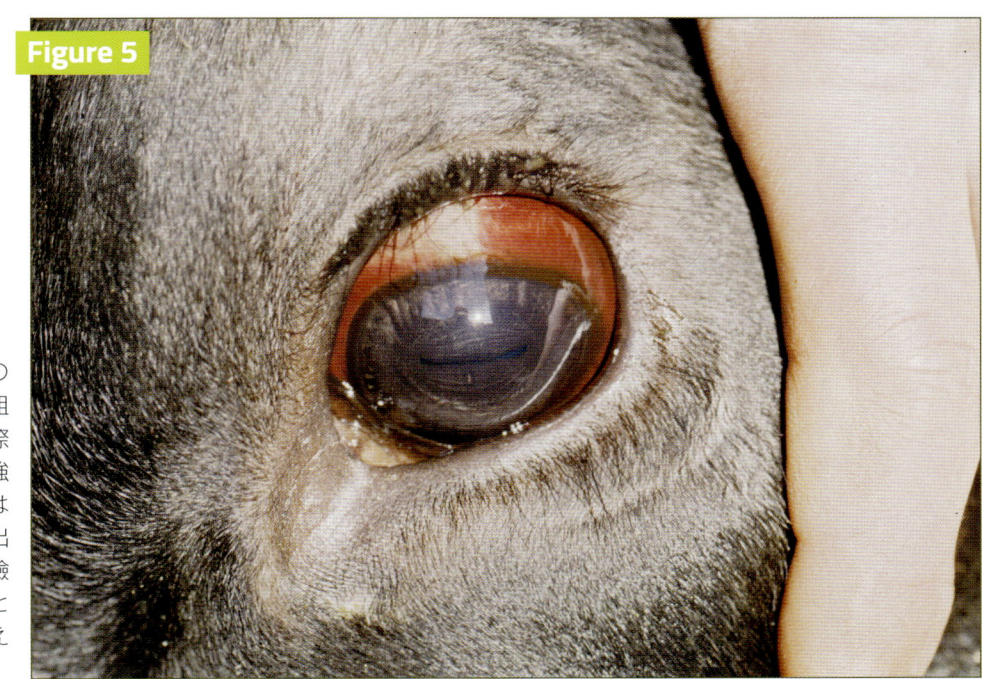

Figure 5

眼をぶつけて生じた強膜出血。身体のほかの部分と同じく，眼やその周囲組織が外傷性の損傷を受けることも実際少なくない。損傷の原因にもよるが強膜出血と重度の眼球損傷とでは予後は異なり，著しい損傷の場合は眼球摘出が必要になる場合がある。一方で，瞼板縫合を施し損傷部位を保護することで，視力喪失となるような症例でさえも良好な結果が得られる場合がある。

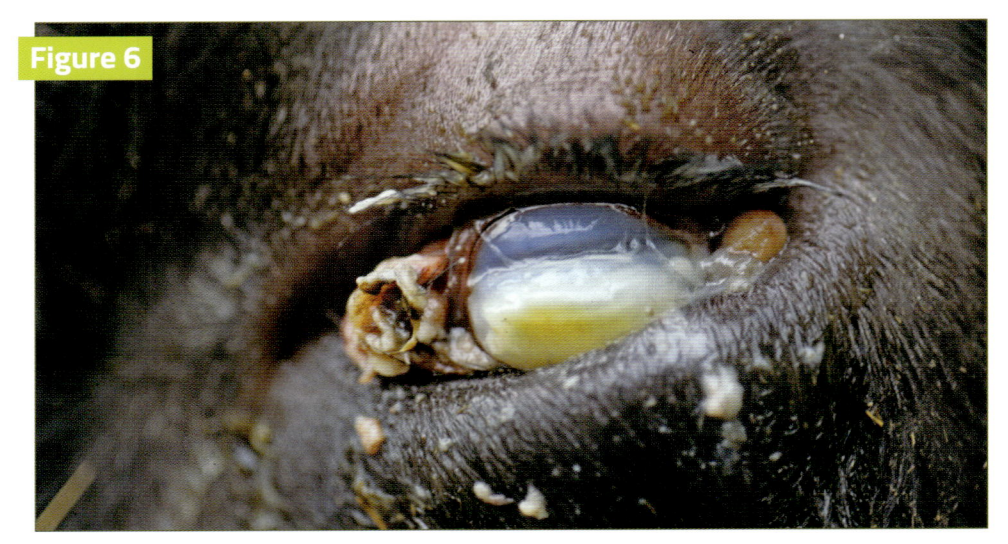

Figure 6

ほかの牛の角で突かれたことによる第三眼瞼および眼球の外傷。

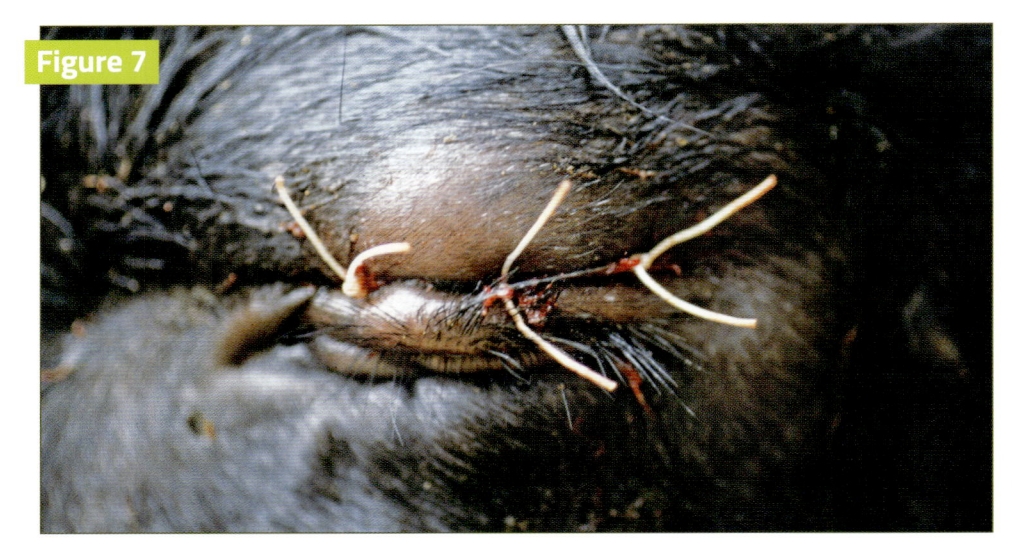

Figure 7

この症例では損傷した眼球の摘出術が考えられたが，その代わりに眼を残すことを望んで瞼板縫合を実施した。

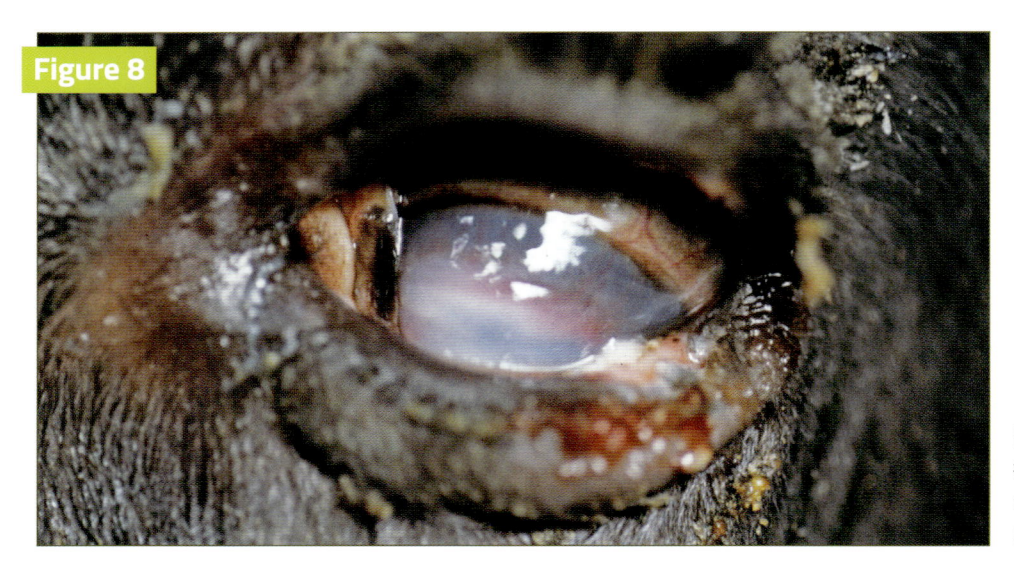

Figure 8

Figure 7と同じ牛で受傷から数週間後。予想を上回る治癒具合で眼は守られたが，視力が回復することはなかった。

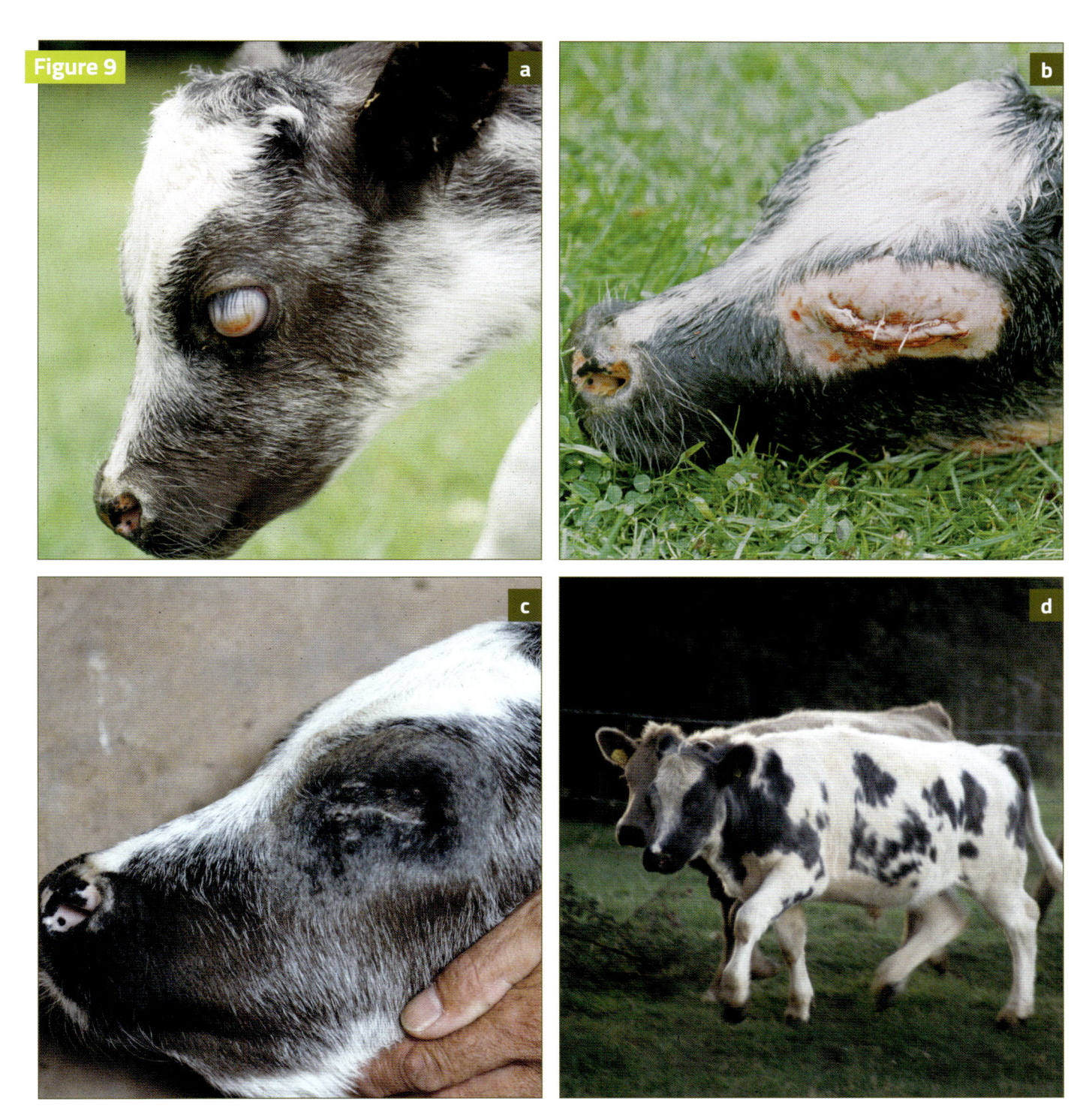

Figure 9

（a）この子牛は生まれつき左眼が顕著に突出しており視力もないようで，繰り返し物にぶつかったため眼球を損傷した。（b）悪化を防ぐために眼球摘出術を実施した。（c）治癒。（d）予後は良好だった。

Figure 10

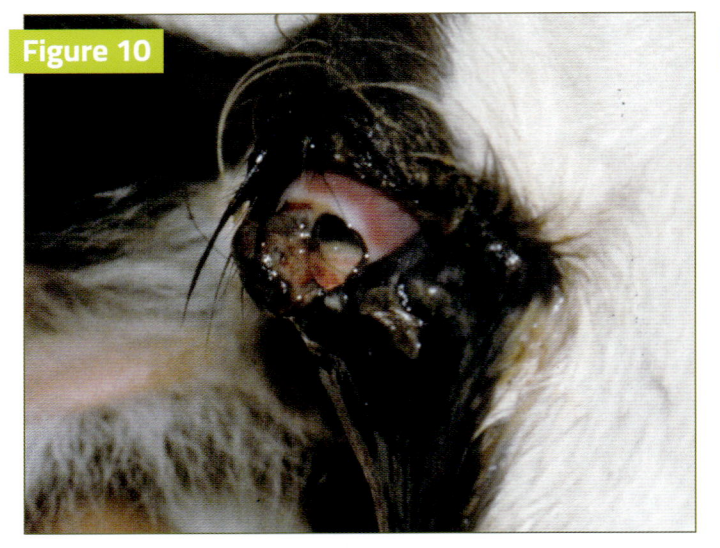

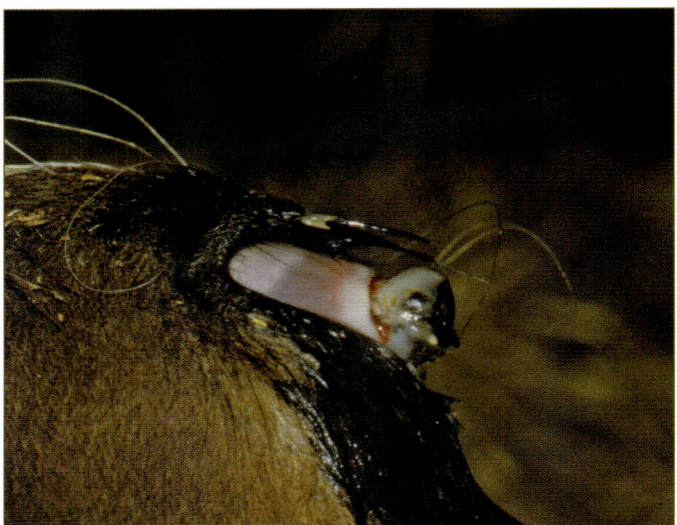

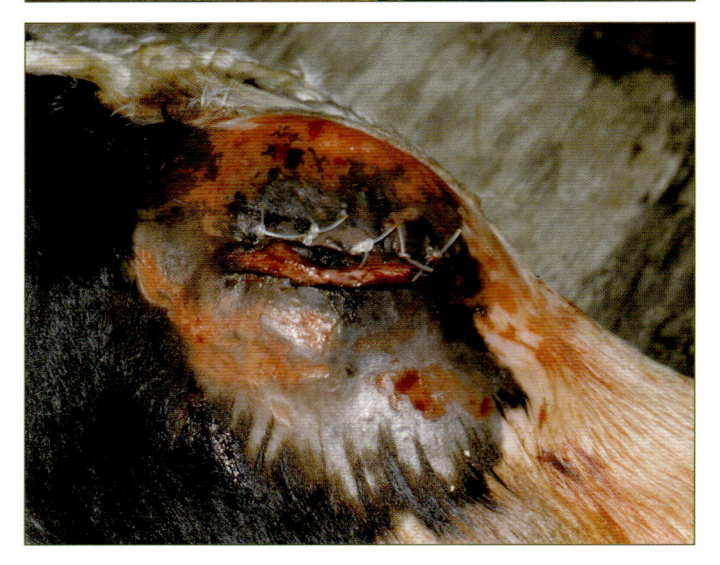

この子牛は右眼球の外傷性破裂があり，眼球摘出術により解決した。

Figure 11

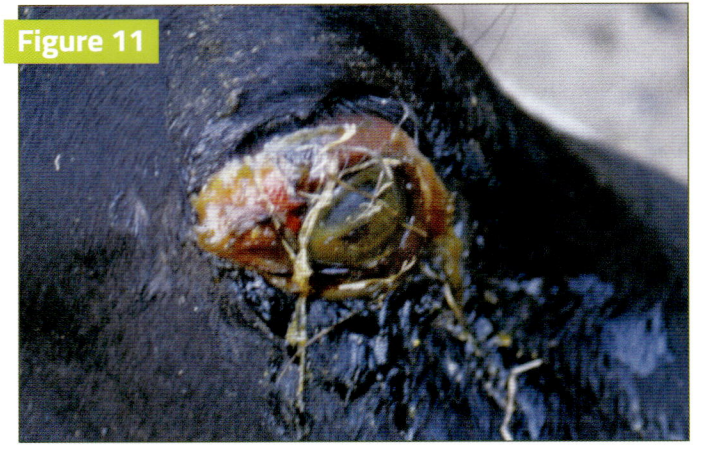

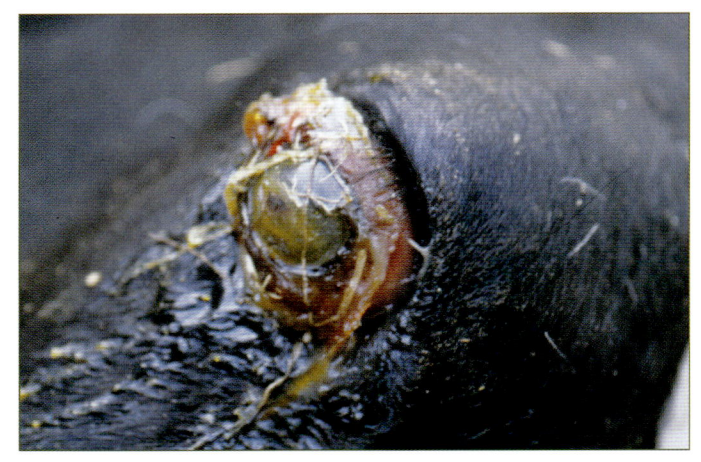

眼球脱出。

Figure 12

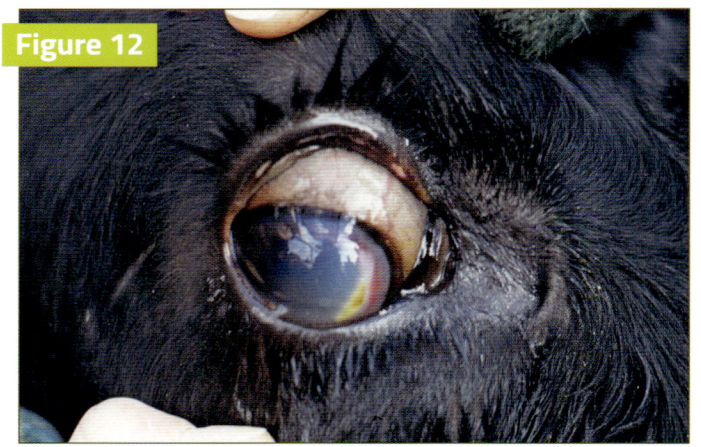

外傷は，異物が第三眼瞼の裏側に留まることや，周囲組織に混入することも原因となる。これらの異物は眼瞼の痙攣と流涙によって診断できるので，たいてい著しい損傷を受ける前に早期に摘出できる。写真では細かいワラが角膜に混入している。この牛はワラを取り除くことで早期に完治した。

結膜炎　Conjunctivitis

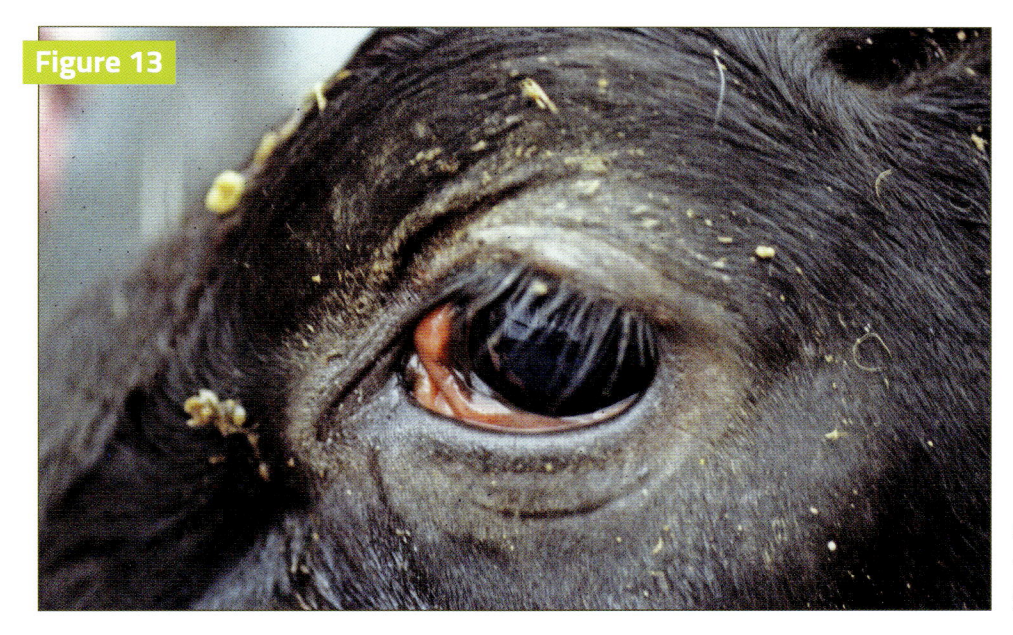

初産牛にみられた牛ヘルペスウイルス1型による結膜炎で，結膜の発赤と流涙による顔面の汚れがみられた。

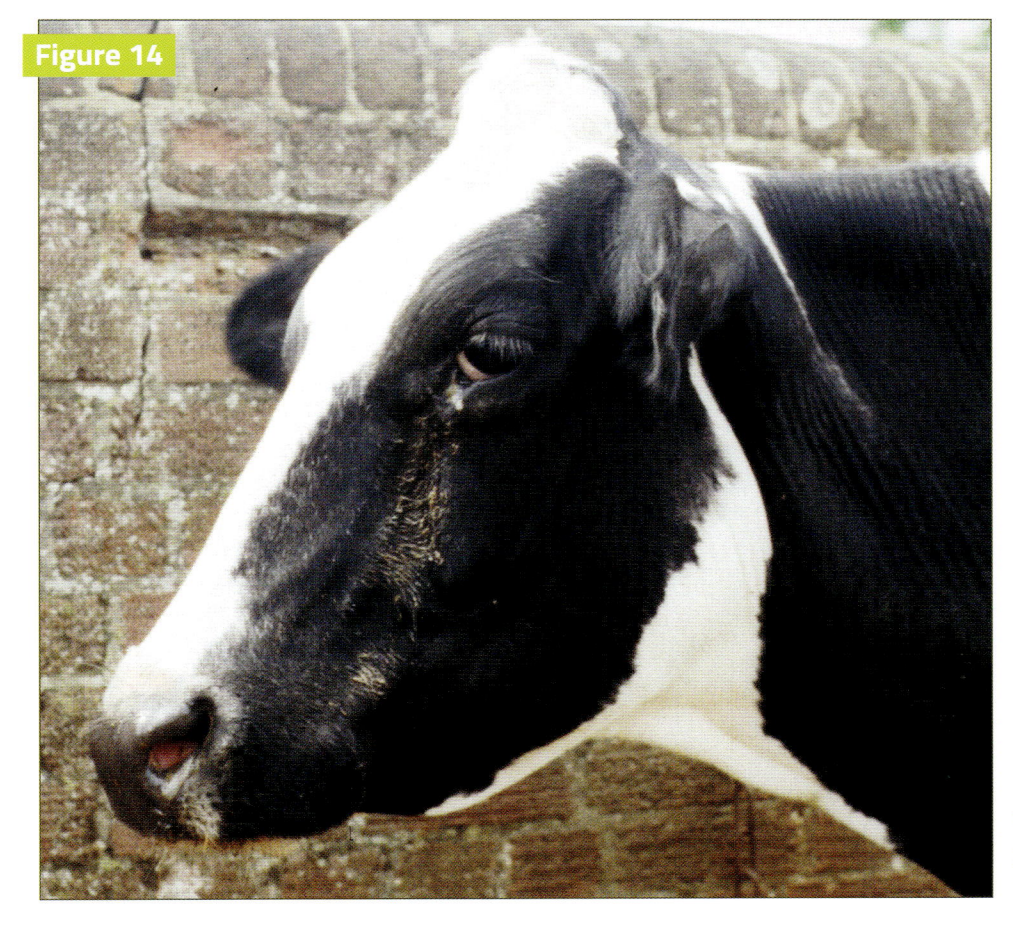

乳牛にみられた牛ヘルペスウイルス1型による慢性結膜炎。この症例では膿性粘液の排出がみられる。

牛伝染性角結膜炎（ピンクアイ） Infectious bovine keratoconjunctivitis（Pink-eye）

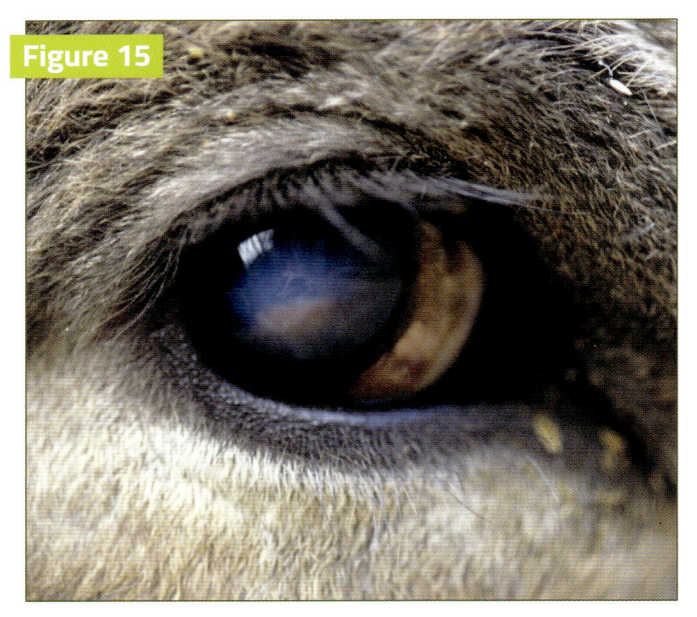

Figure 15

牛伝染性角結膜炎の比較的軽度な症例は，治療により完治が期待できる。牛伝染性角結膜炎は *Moraxella bovis* に感染することで発症し，軽度な結膜炎から角膜炎，様々な重症度を呈する角膜混濁や潰瘍，また見過ごした場合には眼球破壊といった重篤な症例まで引き起こす。

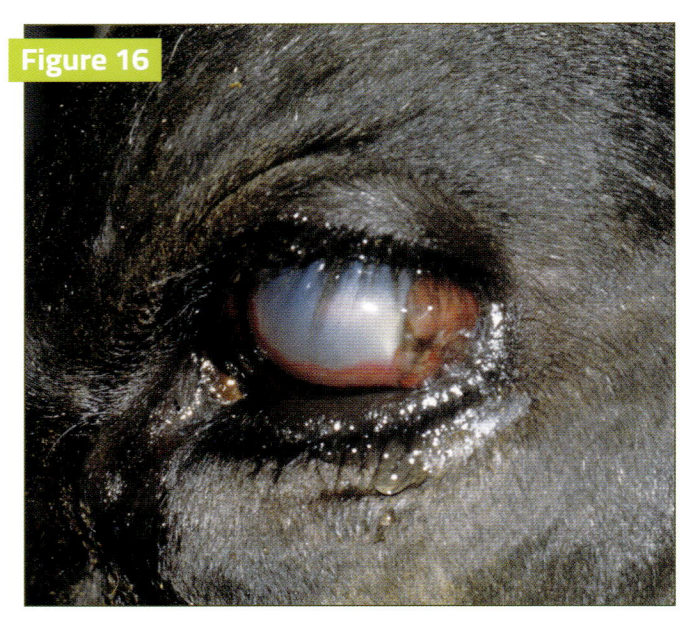

Figure 16

牛伝染性角結膜炎のさらに重篤な症例で，激しい痛みがあり涙が内眼角から顔へ流れ落ちている。

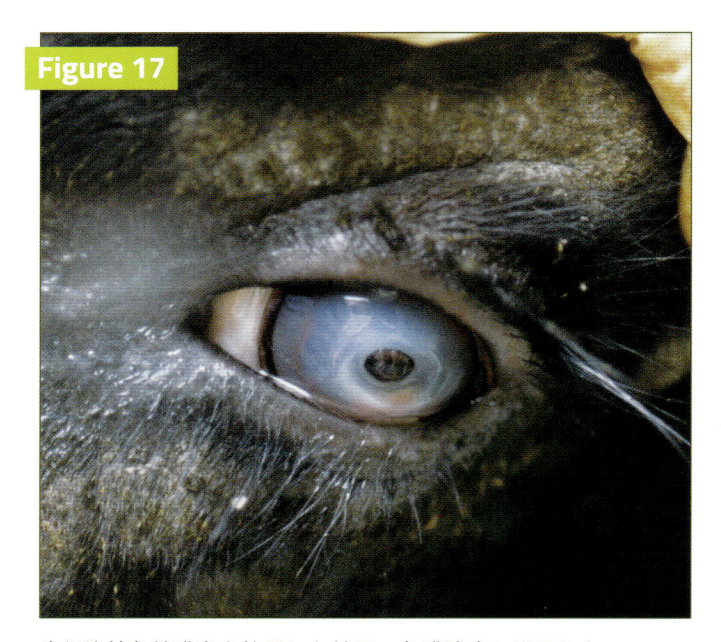

Figure 17

牛伝染性角結膜炎を放置した結果，角膜潰瘍に発展した。

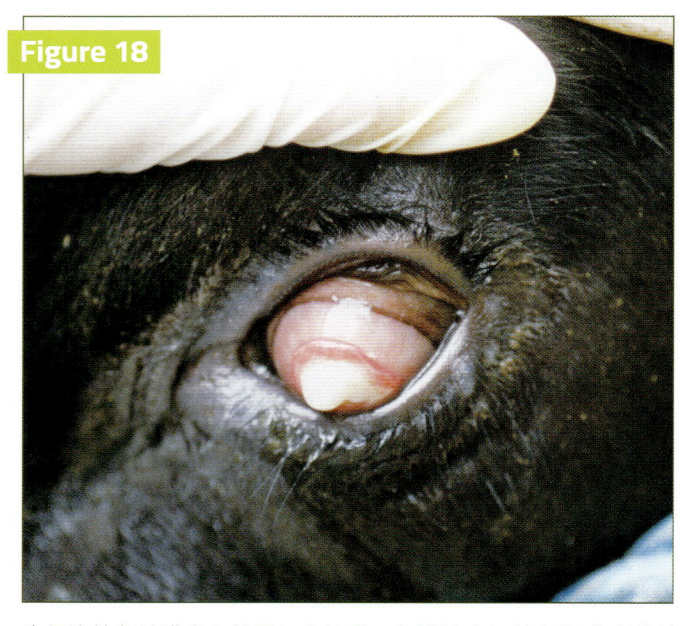

Figure 18

牛伝染性角結膜炎を放置した結果，角膜潰瘍に続き眼球破裂が起こった。

虹彩炎　　Iritis

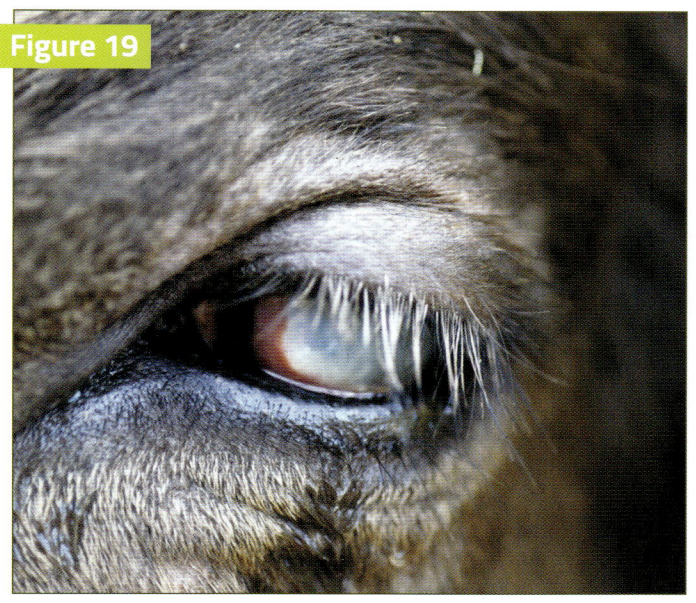
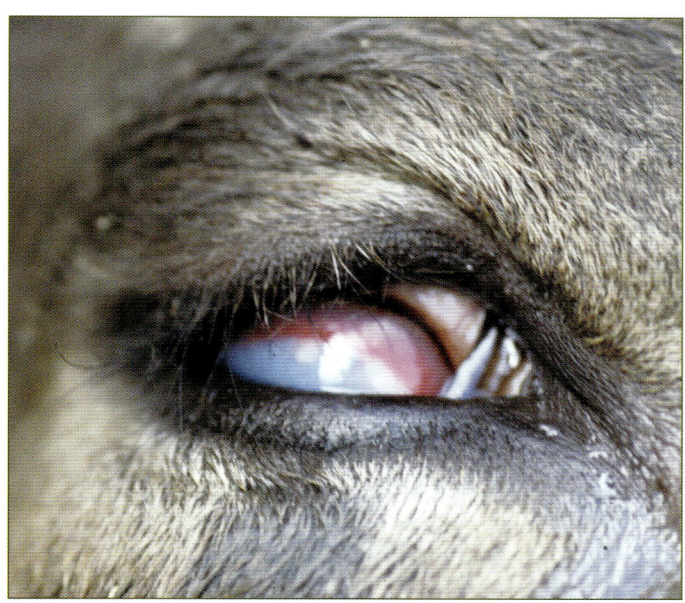

両眼にみられた虹彩炎。一般的には，低品質ないしは汚染されたサイレージ内の *Listeria monocytogenes* によって引き起こされる。激しい痛みを伴い，写真のような状態を呈する。

眼の腫瘍　　Ocular neoplasia

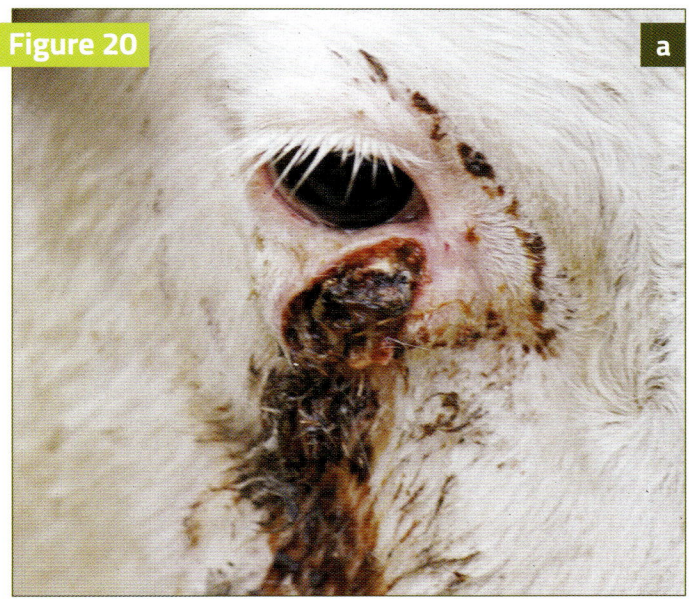
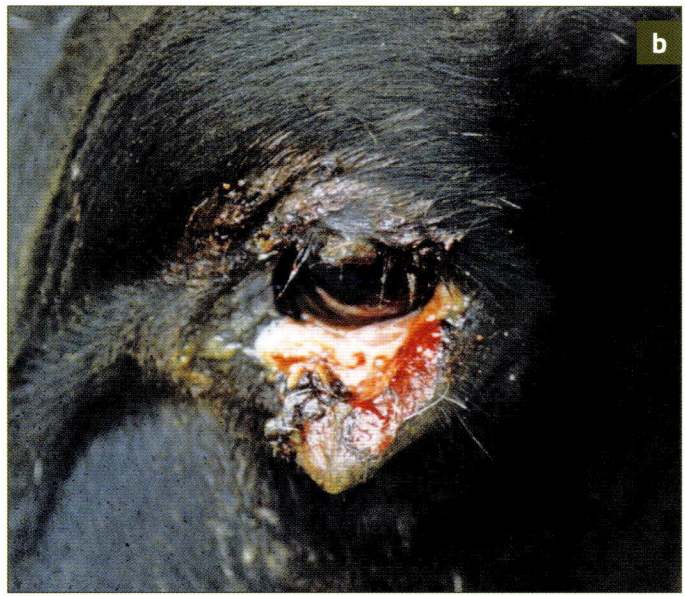

下眼瞼に発症した扁平上皮癌（a）。a の症例は典型的で，本病は白毛の顔の牛によくみられる。b の症例のように白毛でない牛にみられることは珍しい。

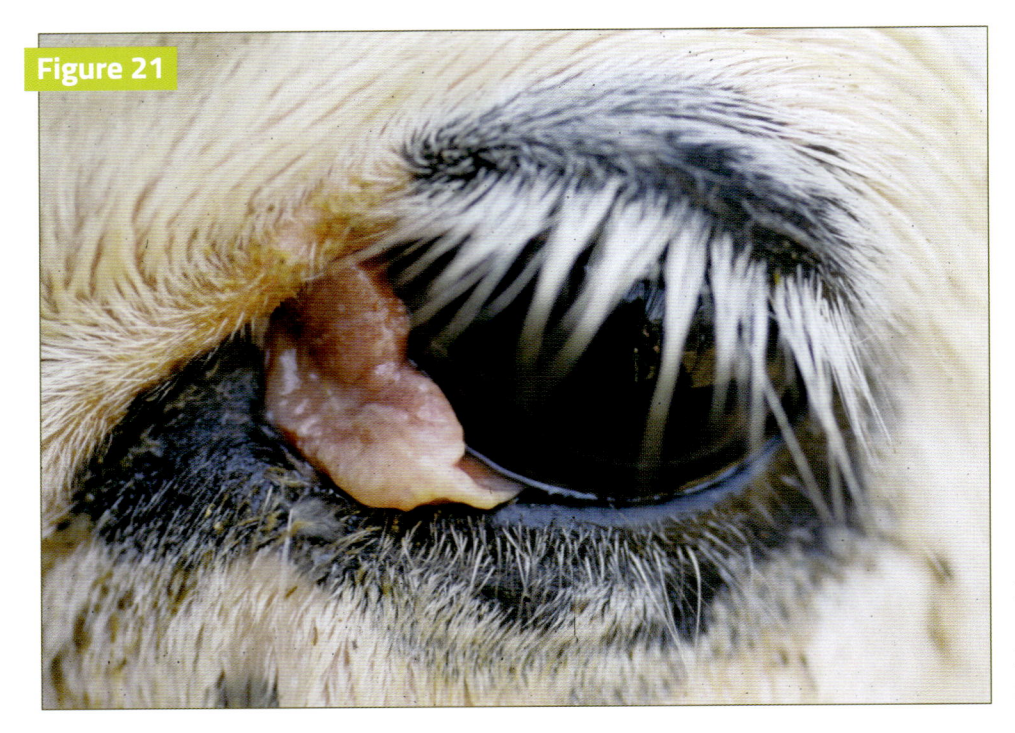

第三眼瞼の扁平上皮癌。この症例のように周囲組織への浸潤がない場合は、第三眼瞼を切除することで良好な結果が得られるかもしれない。

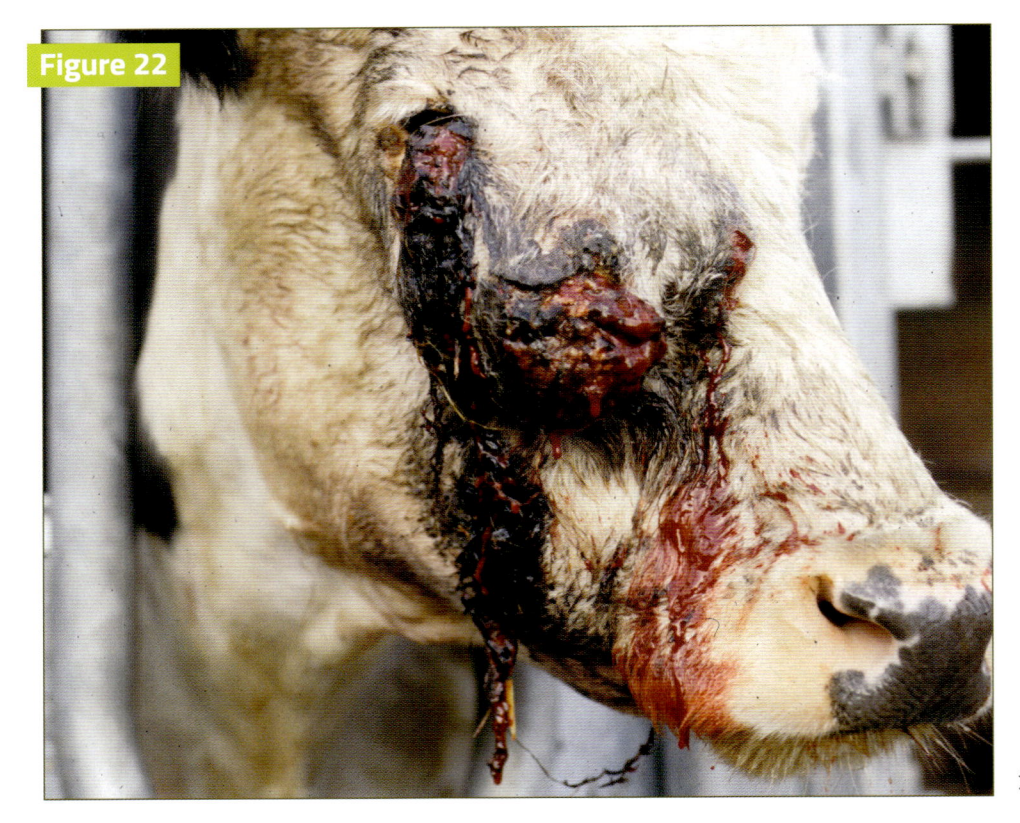

治療しなかった場合の扁平上皮癌。

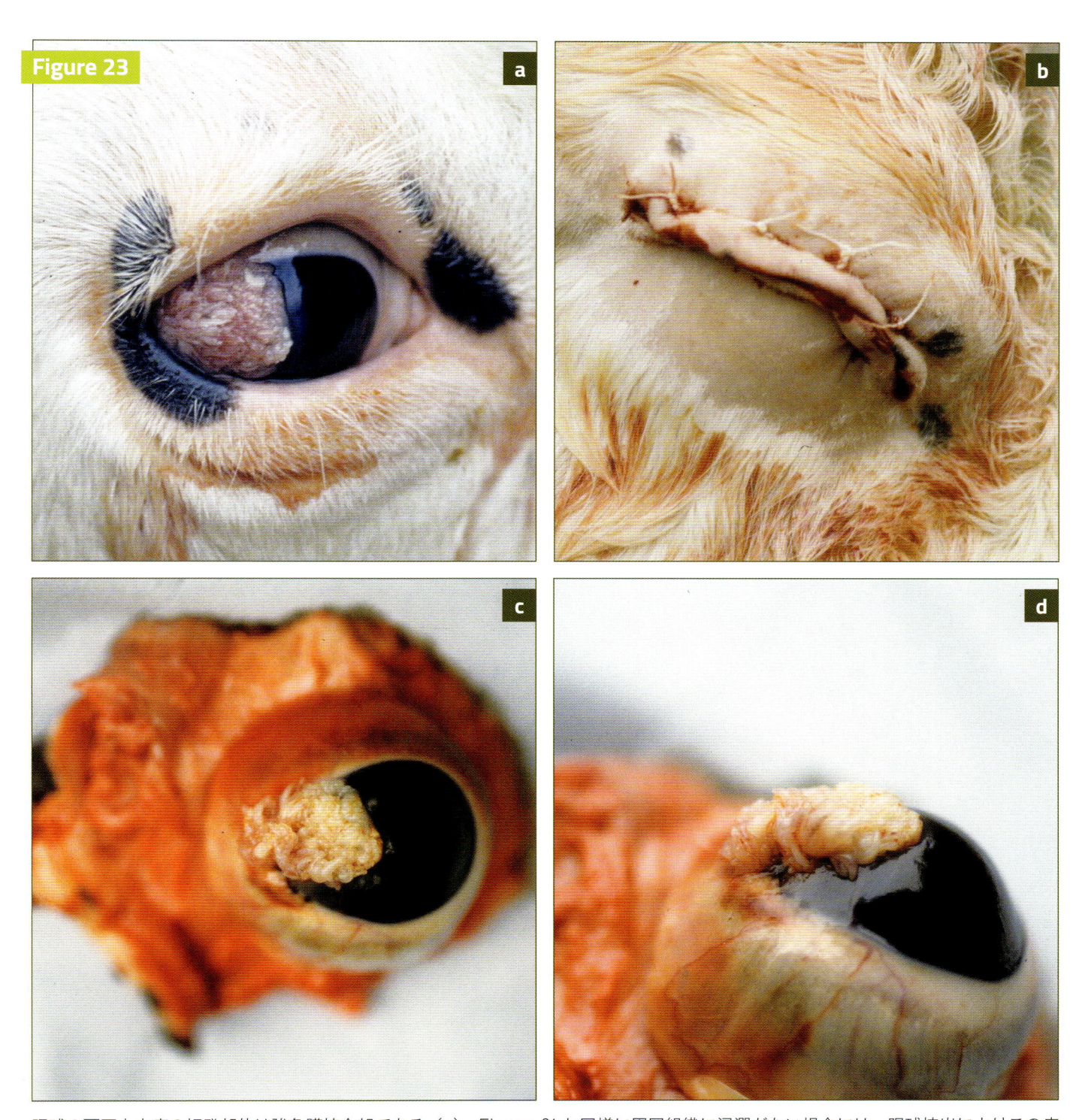

Figure 23

眼球の扁平上皮癌の好発部位は強角膜接合部である（a）。Figure 21 と同様に周囲組織に浸潤がない場合には，眼球摘出によりこの症例のように良好な結果が得られる（b）。c，d は摘出後の眼球。

外傷　Trauma

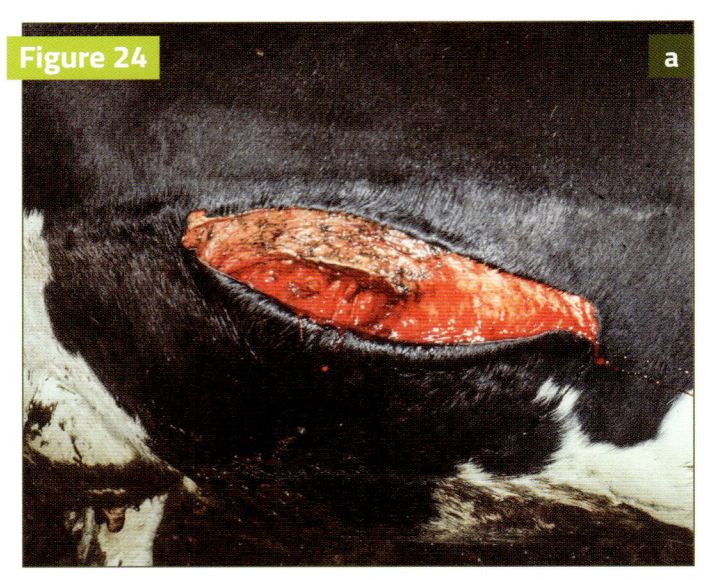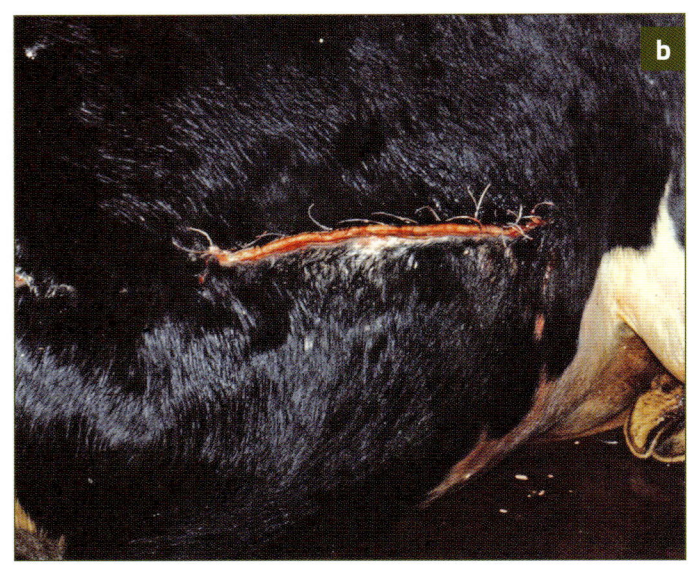

この広範囲にわたる切創（a）は，牛が建物の壁際を走った際に鋭利な突起物により受傷したものである。外科的縫合を施す前に切創を洗浄して汚染の程度に注意する。鎮静後に局所麻酔をし，切創部を洗浄後，外科的縫合をした（b）。治癒は良好であった。

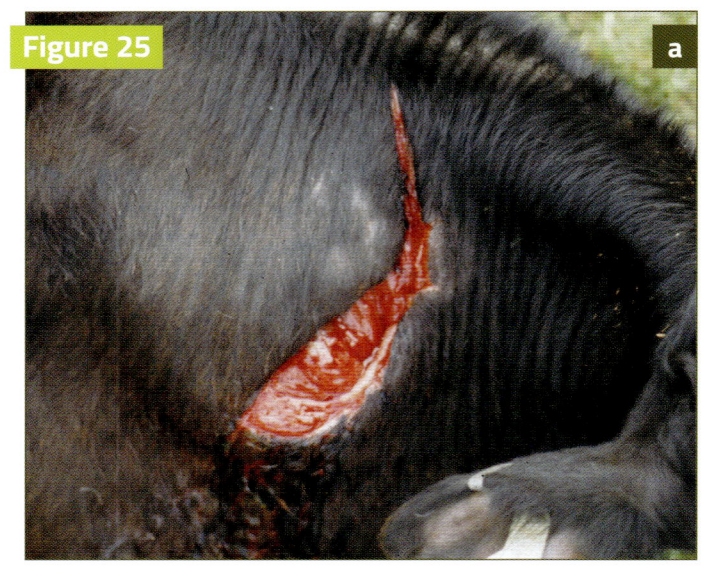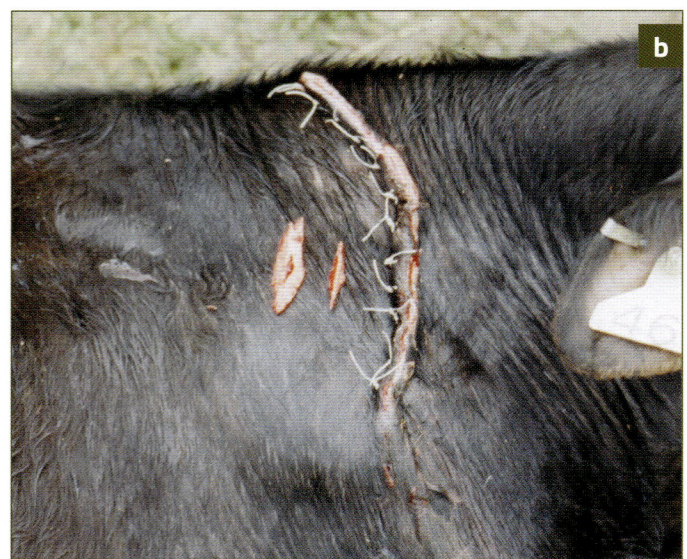

広範囲にわたる切創（a）で，この初産牛は門柱の突き出した部分にかなりのスピードで衝突した。b は洗浄と外科的縫合の後。縫合した傷の脇の皮膚にみられる骨折した肩甲棘に注目。かなりの重傷だったが，縫合処置と抗菌剤および非ステロイド系抗炎症薬（NSAIDs）による治療で予後は良好に回復した。

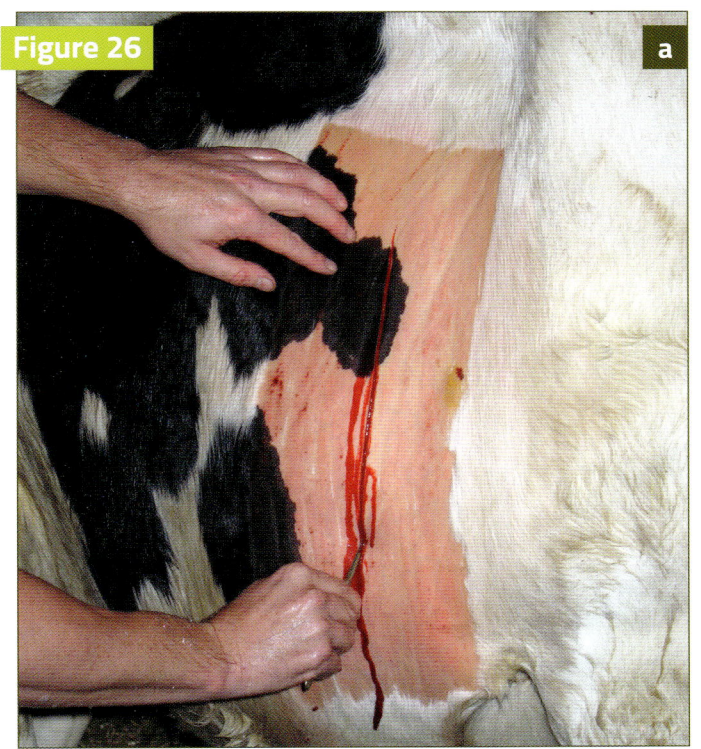

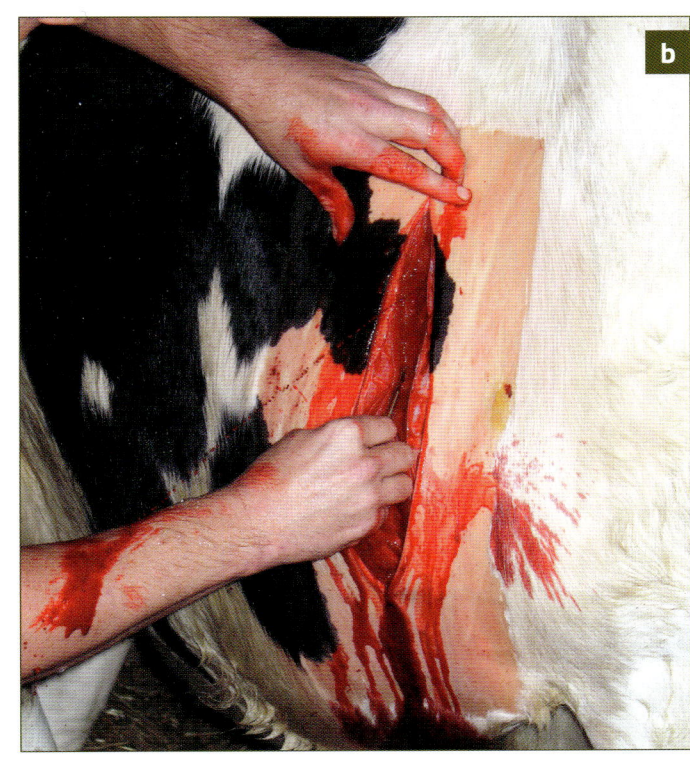

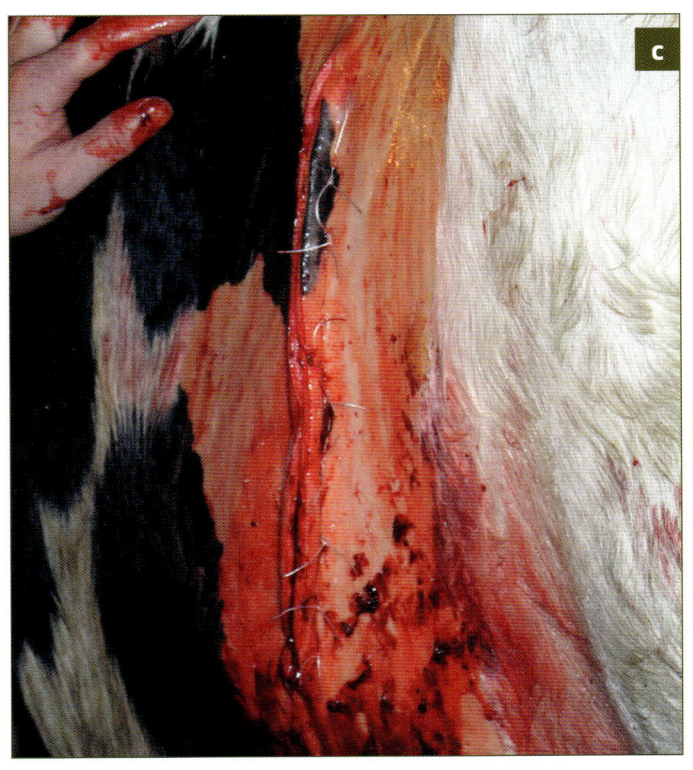

Figure 26

皮膚を切開してできた外科的切創（a，b）で，この症例では帝王切開によって過大胎子を分娩させた。手術前に術野を広く剃毛している点に注目。閉腹直後の術創（c）。このような症例の縫合方法は術者により様々である。

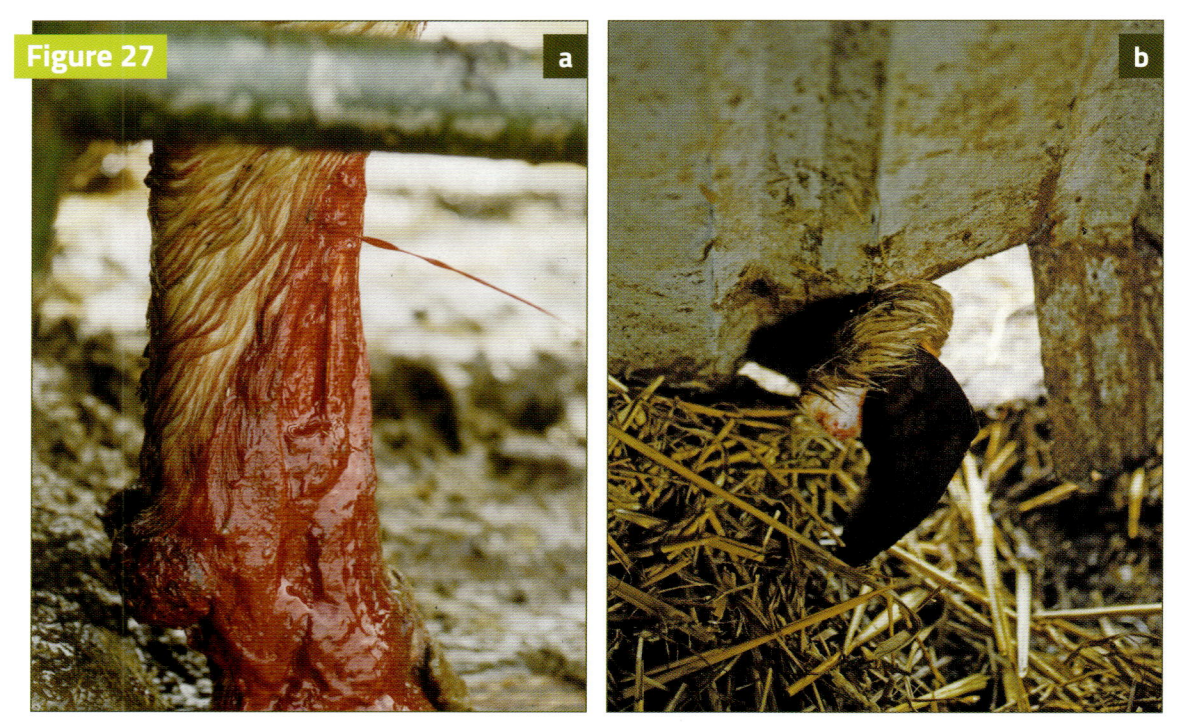

Figure 27

乳牛の後肢下方に生じた外傷（a）で，牛舎壁の外装材の欠損部分に肢を入れ引き抜いた際に生じた。損傷の程度と部位から外科的縫合は行わなかった。洗浄と局所処置後，止血と汚染防止のために包帯を巻いた。a の写真の欠損した皮膚が鋭利なブリキ片に巻き付いており，この金属片は除去された（b）。

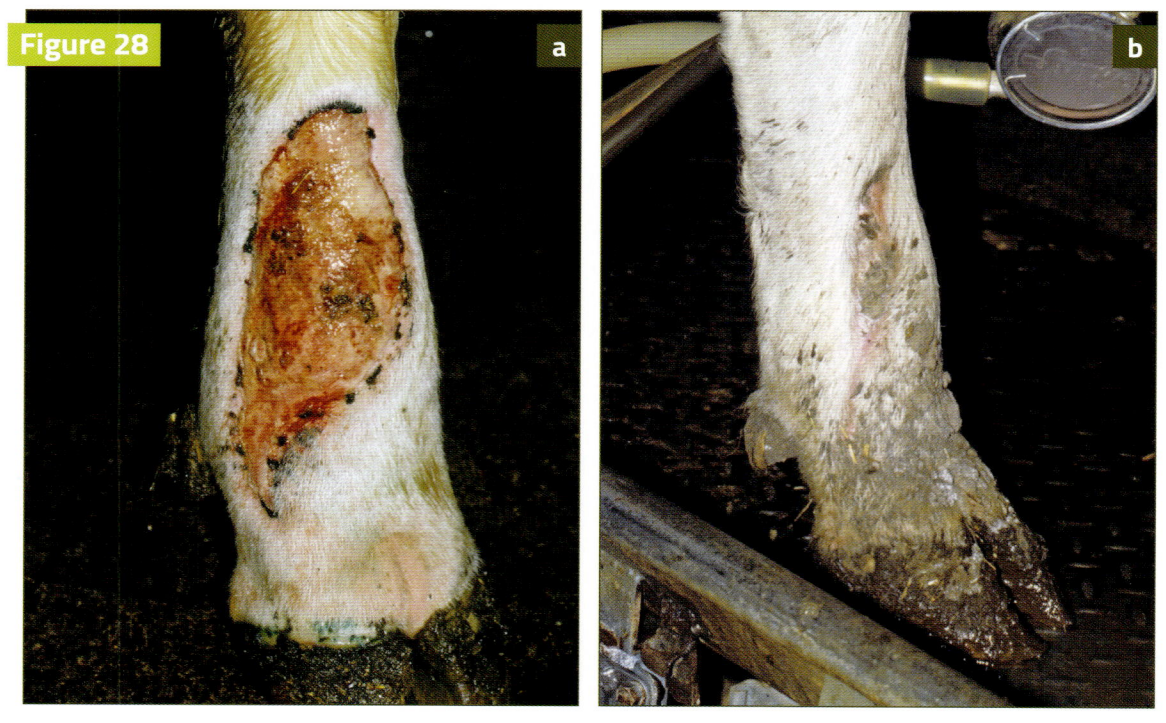

Figure 28

Figure 27 と同じ傷の 18 日後（a）。清潔で正常な肉芽組織が形成していた。6 カ月後にはほぼ完治した（b）。

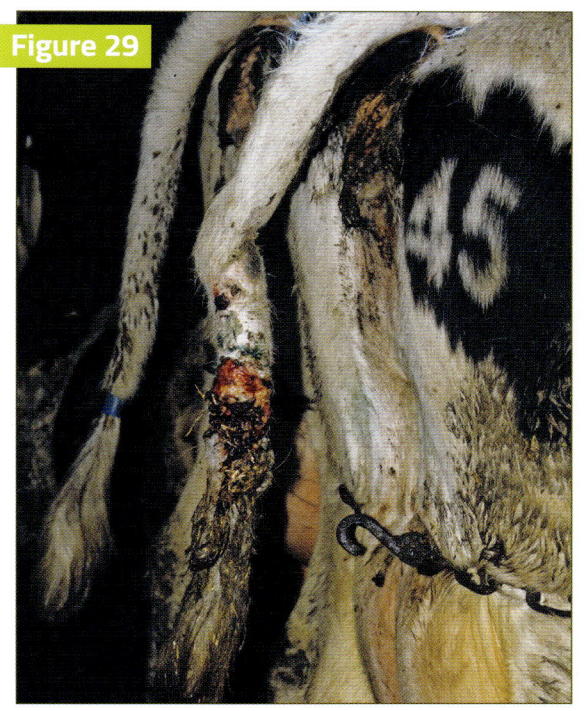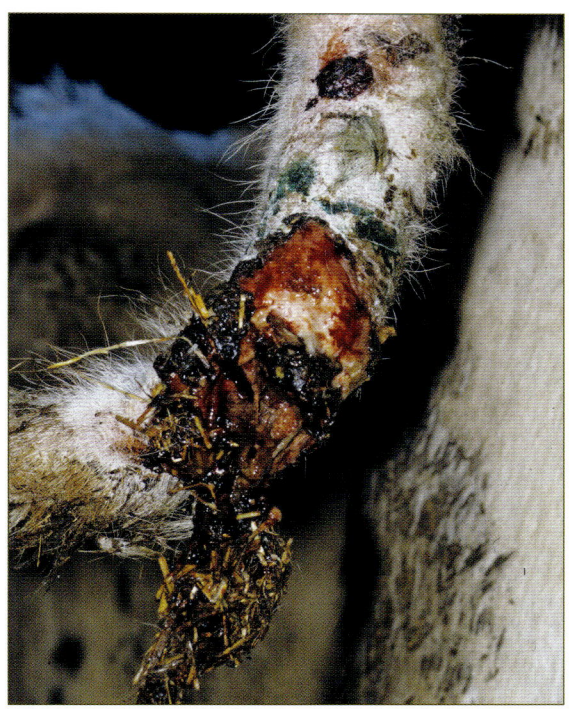

ひどい汚染と感染がみられた尾の外傷で，皮膚や深部組織，骨にまで達している。これは柵の横棒に尾が挟まったまま牛が歩き去ろうとしたときに生じ，外傷性に一部が断尾してしまった。

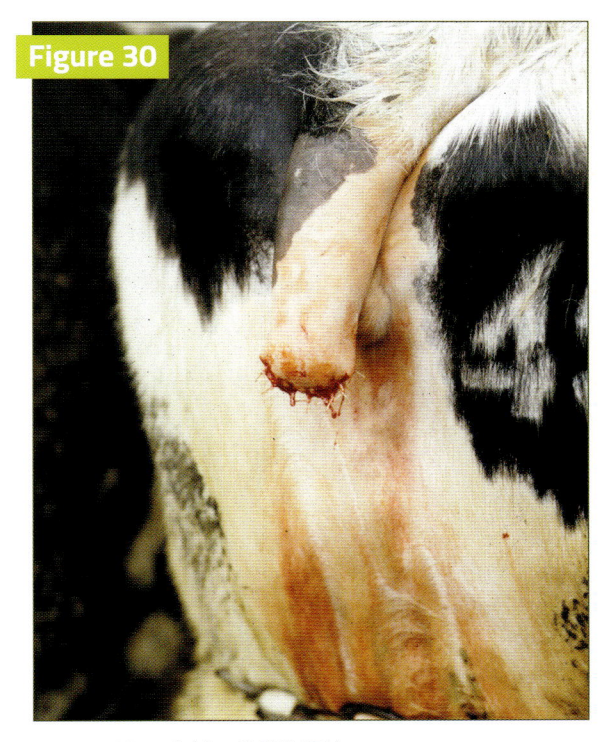

皮膚に発生する外傷性損傷には様々な要因があり，飼育環境内の鋭利な物により表皮が薄く切られ，皮下織の露出や皮膚裂傷が起きる。

Figure 29 の症例の外科的解決。

Figure 31

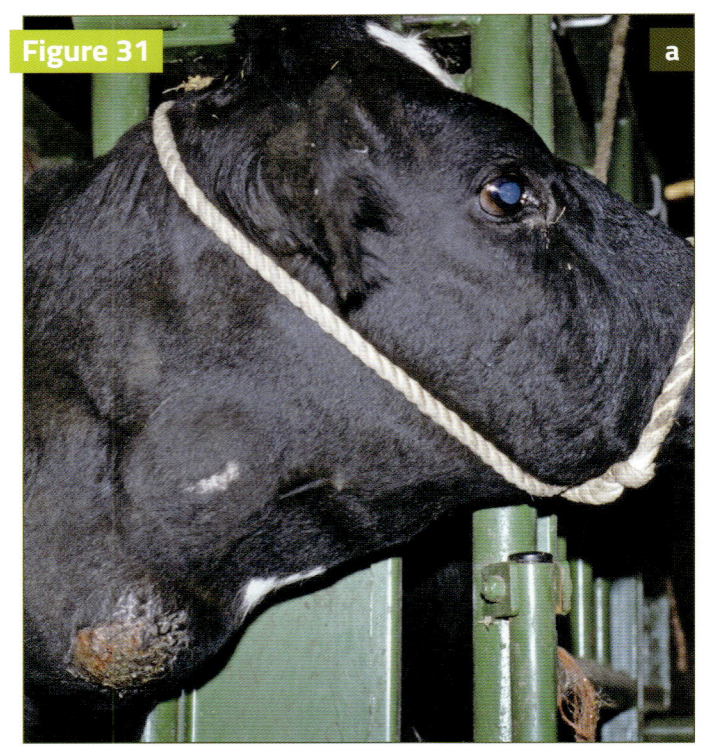

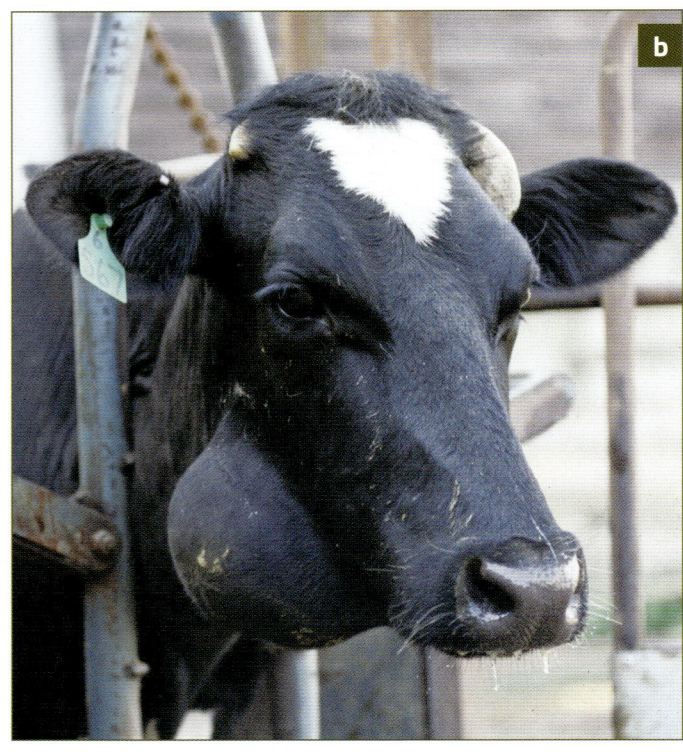

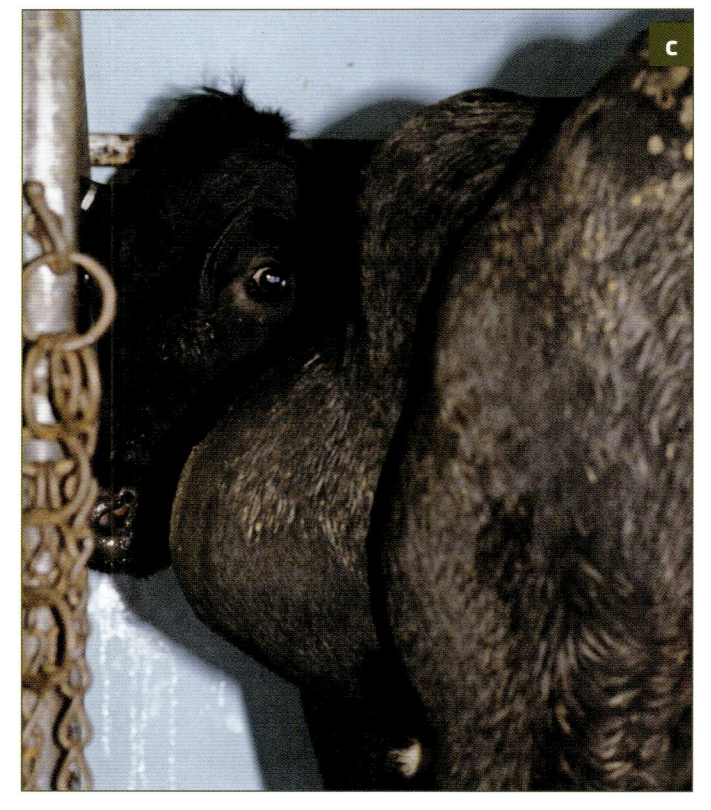

　牛における膿瘍と血腫は，様々な部位に液体の貯留した腫瘤として発生する。

医原性膿瘍（a）。頚静脈注射のときの消毒していない注射針の使用や，不完全な手技により生じた。投薬器による傷に起因した後咽頭膿瘍（b）。帝王切開術部の術後膿瘍（c）。

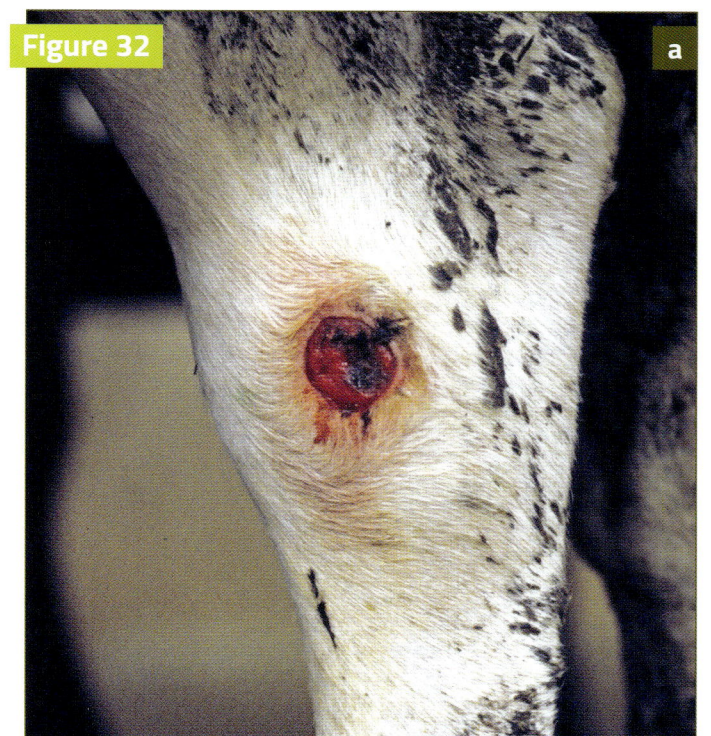

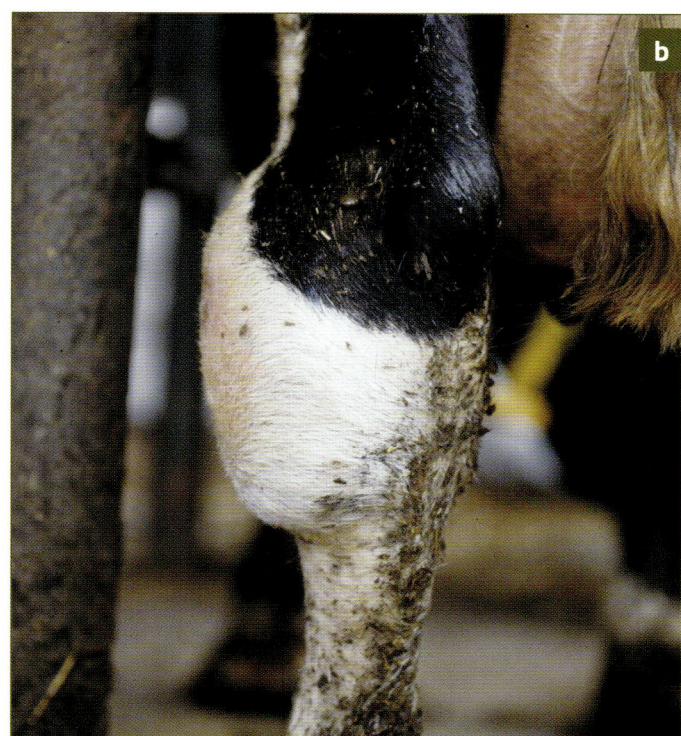

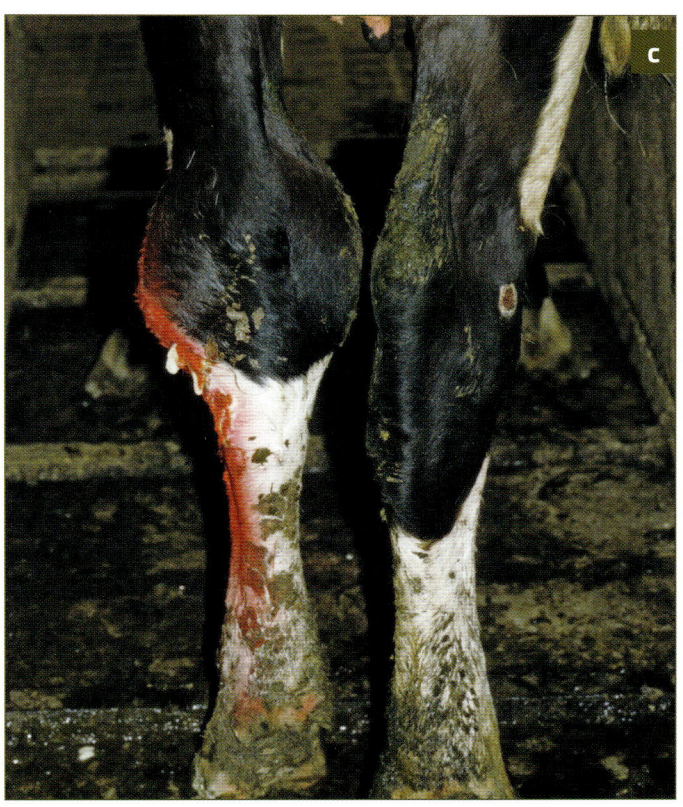

牛床と快適性の不良が原因で生じた飛節の擦過傷（a）。しばしば滑液包炎（b）と膿瘍（c）を引き起こす。cの写真では左飛節の感染がみられるが，右飛節の擦過傷にも注目。

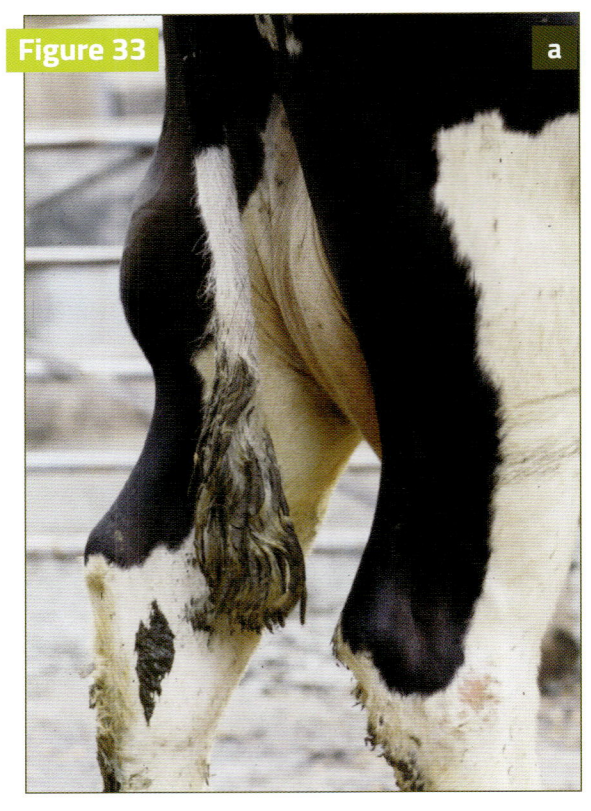

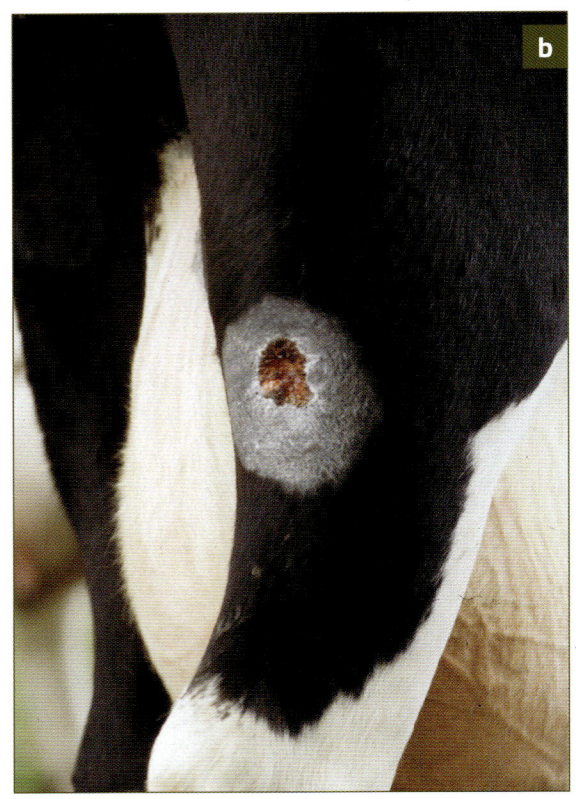

膝窩リンパ節における膿瘍（a）。このような症例はしばしばその肢の感染病巣を原因とする跛行が先行してみられる。排膿・洗浄により通常は問題なく治癒する（b）。

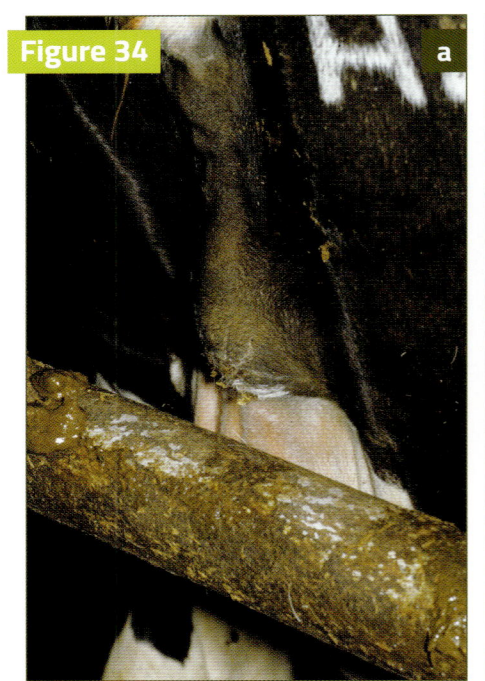

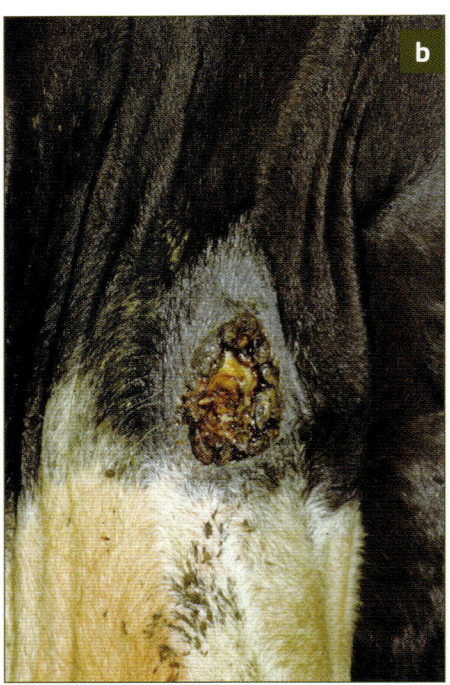

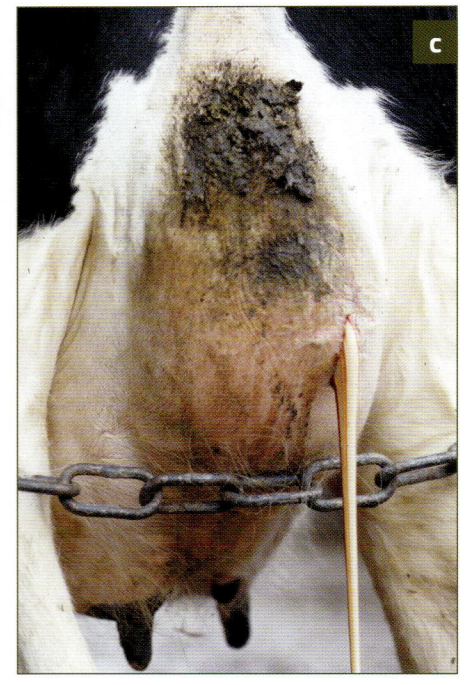

乳房への感染（乳房炎）は乳腺上リンパ節の膿瘍を起こすことがある（a）。膝窩リンパ節の膿瘍のときと同様に，排膿・洗浄により通常問題なく治癒する（b）。これらはリンパ節から排膿している限局性の膿瘍であり，感染分房そのものの膿瘍と混同すべきではない（c）。この分房は膿で膨張しているようにみえるが，この牛のほかの正常な乳房の乳頭と比べると感染分房の乳頭は小さく，乳腺組織へのダメージが長く続いていることを示している。

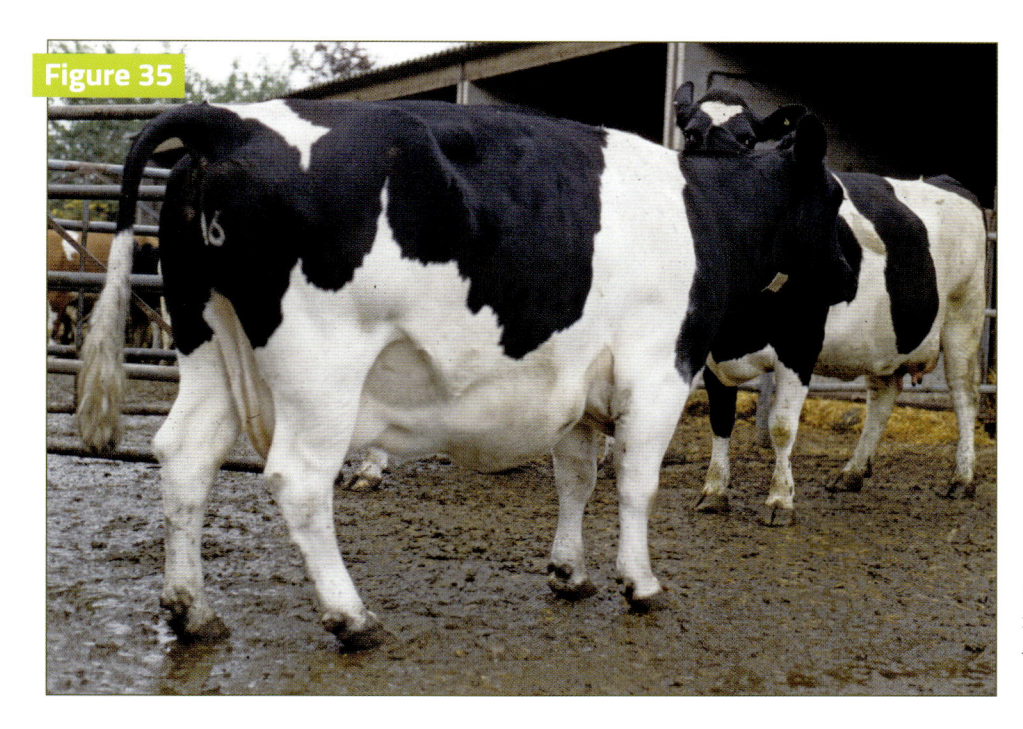

Figure 35

ほかの牛によって乳房静脈を傷つけられたことが原因で生じた腹部の血腫。一晩のうちに腫脹したが，排出させてはならない。

寄生虫性皮膚疾患　Parasitic skin disease

シラミ　Lice

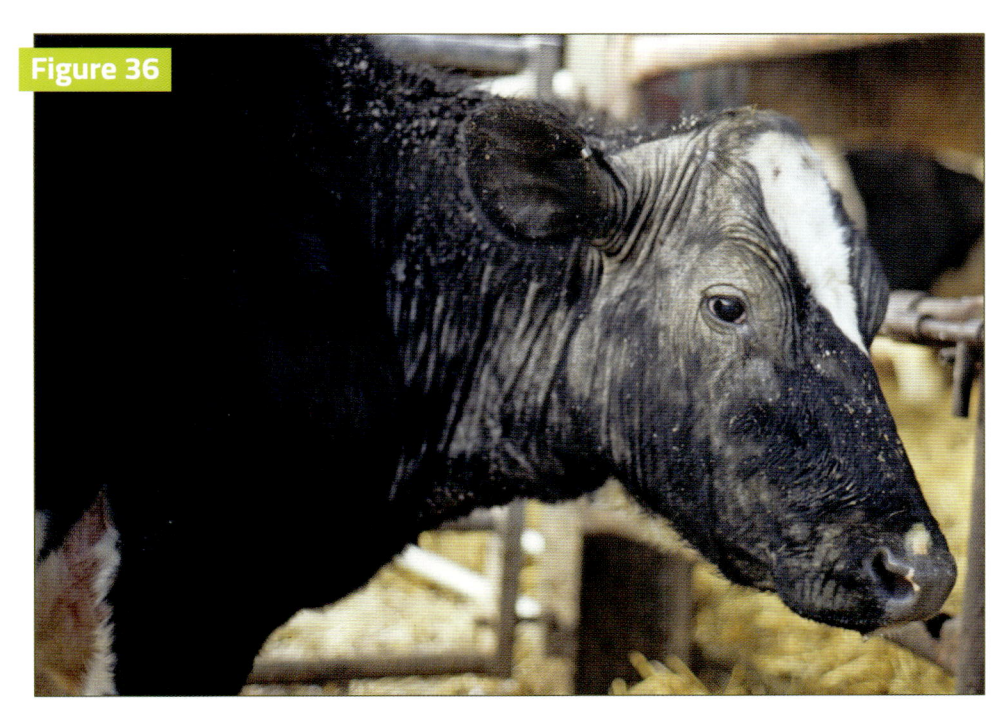

Figure 36

育成乳牛にみられたシラミで，このような重度寄生はまれである。シラミとハジラミは，顕微鏡下で口器の形状を観察することで区別がつく。ともに牛の頭部や頚部に主に寄生し，掻痒や脱毛を引き起こす。特に若齢子牛で感染が放置され重篤化した場合には，貧血や発育不良を起こすかもしれない。

Figure 37

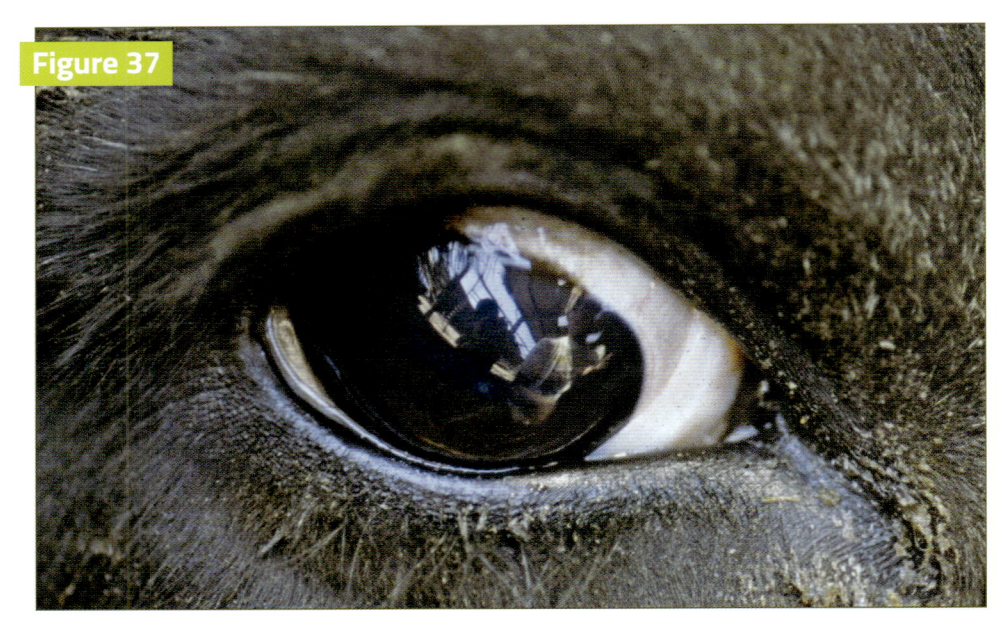

子牛にみられた貧血で，重症なシラミ
感染が放置された結果と考えられる。

ダニ　Mites

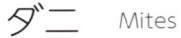

Figure 38

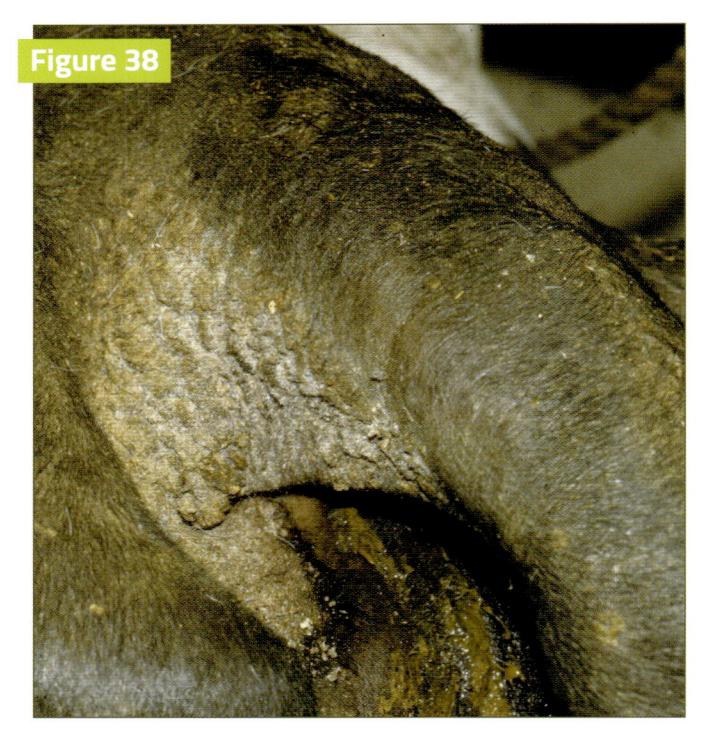

舎飼いの乳牛の尾根部にみられた典型的なダニ疥癬症の所見。
Sarcoptes 属，*Psoroptes* 属，*Chorioptes* 属，*Demodex* 属
の4種類のダニが牛に感染する。症状の外見や発症部位がどの
種類なのかを示しているのかもしれないが，正確な同定は顕微
鏡検査でのみ可能である。

Figure 39

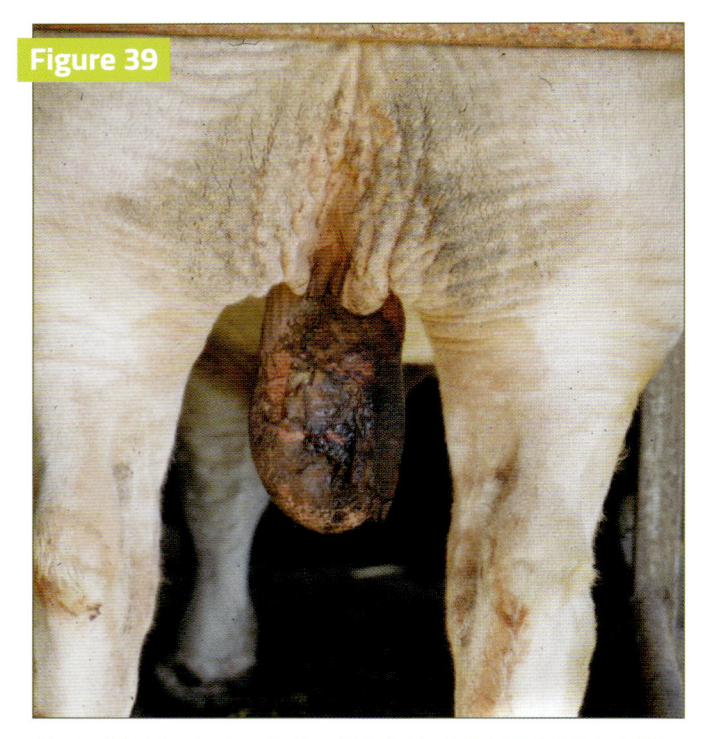

ダニ疥癬症を治療されなかった種雄牛の後乳房（肥厚した硬い
皮膚に注目）と陰嚢。

ハエ　Flies

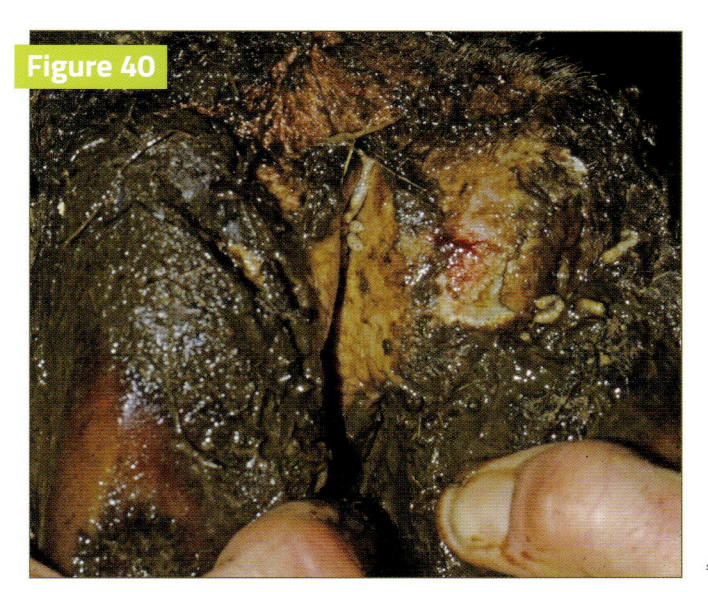

Figure 40

多くの種のハエは牛にとって不快なものとしてよく知られているが，まれに特異的疾患を引き起こす。外傷が放置され気象条件によって助長されることによって，羊と同様に牛でもハエ幼虫症が生じ，ハエ幼虫（うじ）が動物の上で孵化し発育する。

牛の蹄の感染が見過ごされ，ハエ幼虫が発育している。

細菌性皮膚感染症　Bacterial skin infections

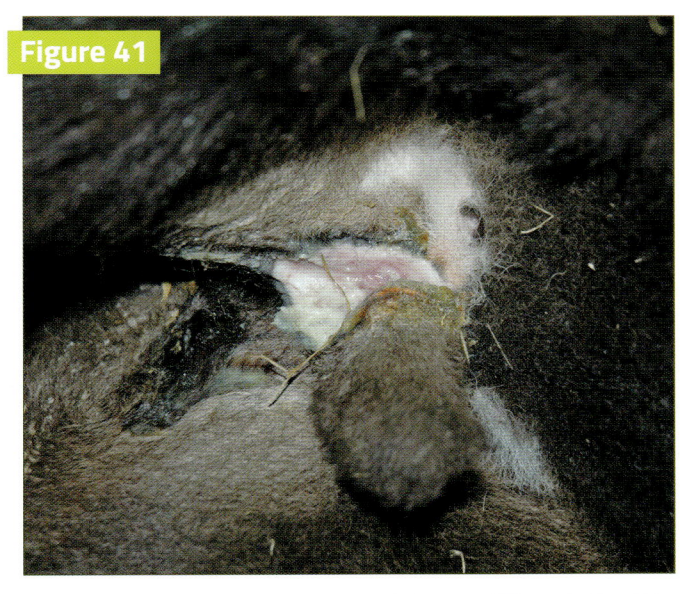

Figure 41

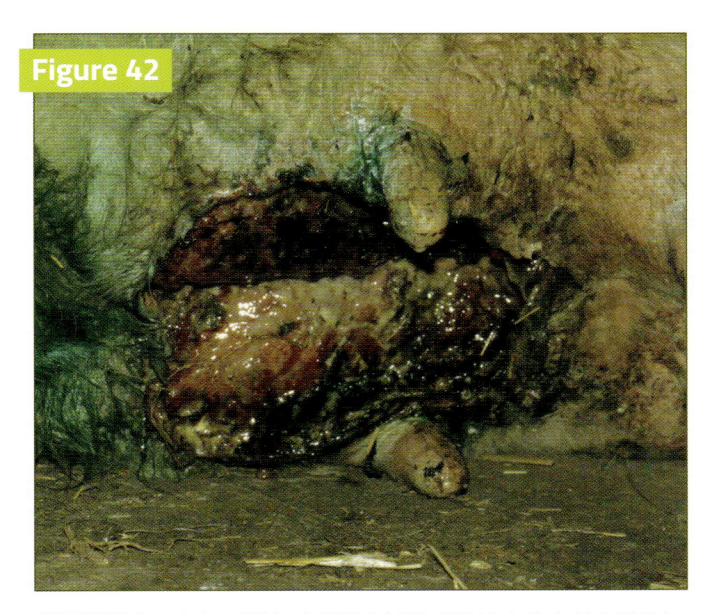

Figure 42

皮膚は細菌にとって好都合な環境（暖かく湿潤）であり，特に既存の障害がある場合に多くの細菌が定着する。例えば，耳標の不適切な取り付けやゴムリング去勢に関連して，または理想的でない不良な環境で生まれた子牛の臍などに非特異的な感染が起こりうる。写真は，ゴムリング去勢を行った若齢子牛にみられた感染。

乳房間湿疹であり，暖かく多湿の状態が持続する皮膚の部位に発生する。これらの障害は深部組織まで浸食することがあり，しばしば広範な種類の細菌が定着する。感染組織中に侵襲性スピロヘータがいることが近年示されたことは重要かもしれない。

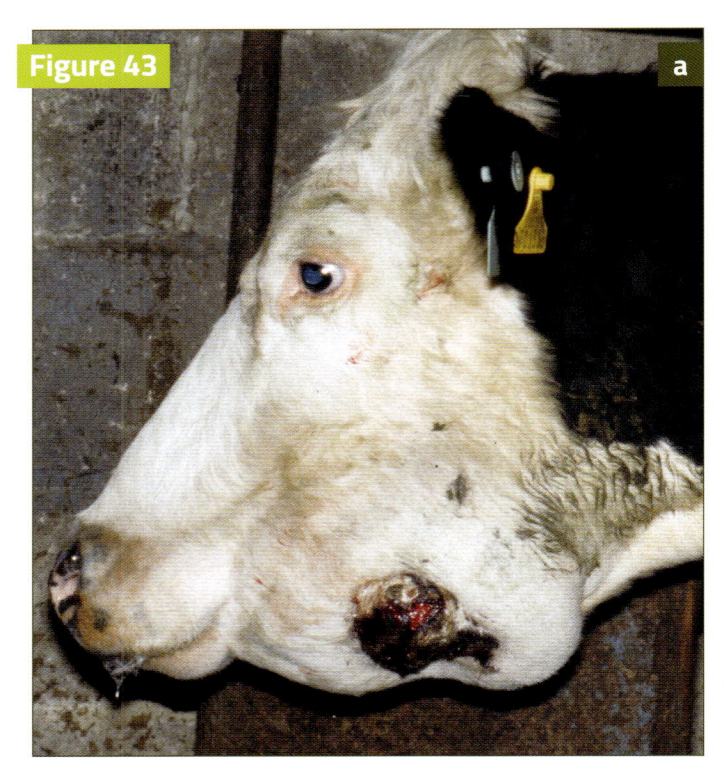

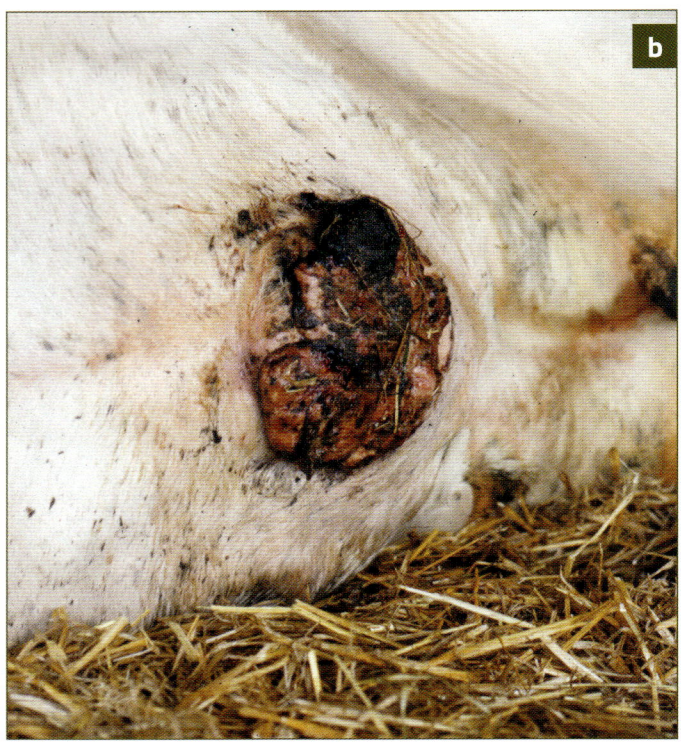

放線菌症の典型的な外見（a）で，*Actinomyces bovis* によって顎が侵されることから，顎放線菌症と呼ばれている。乳牛の腹側正中に発生した放線菌症（b）。

デルマトフィルス症　Dermatophilosis

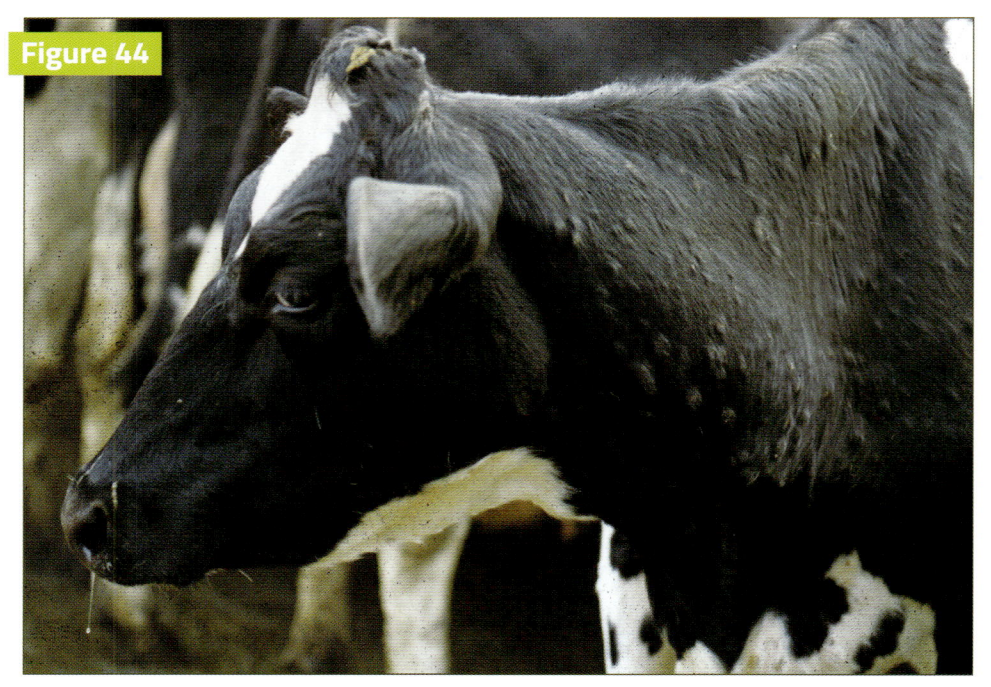

デルマトフィルス症は *Dermatophilus congolensis* の感染によって引き起こされる。温暖な気候で，たいていは長期間雨が続いた後にみられる。非掻痒性の表皮感染で複数箇所に発生し，滲出液により立毛して互いにくっついた毛の小斑点がさらに合わさって斑点となる。温暖な気候では慢性感染が起きるかもしれない。

ウイルス性皮膚疾患　Viral skin diseases

線維乳頭腫症（疣）　Fibropapillomatosis（Warts）

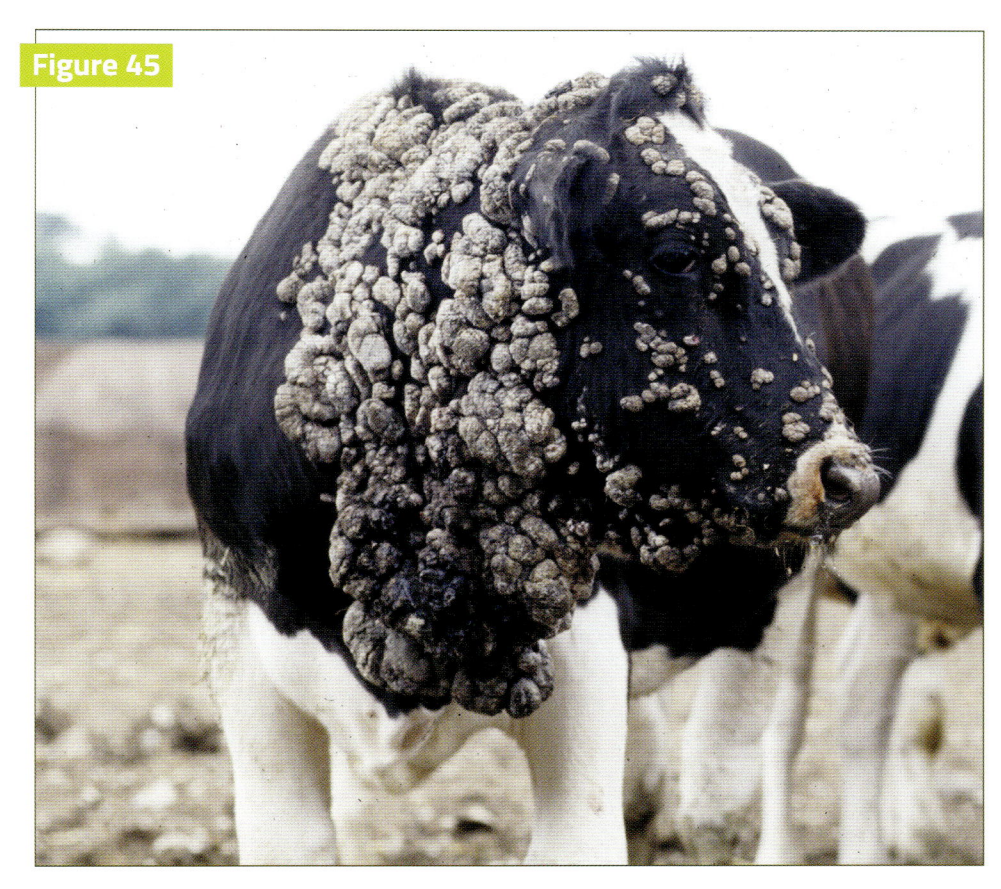

Figure 45

若いホルスタイン種去勢牛の頭頚部に広範に発生した疣。頚部腹側にみられる大きい黒色の疣は退縮，壊死して二次感染を起こしており，ハエ幼虫症のリスクがある。疣はパピローマウイルスの様々な株が関連し，主に若齢牛に発生する（老齢牛の多くはウイルスに対する免疫を獲得している）。

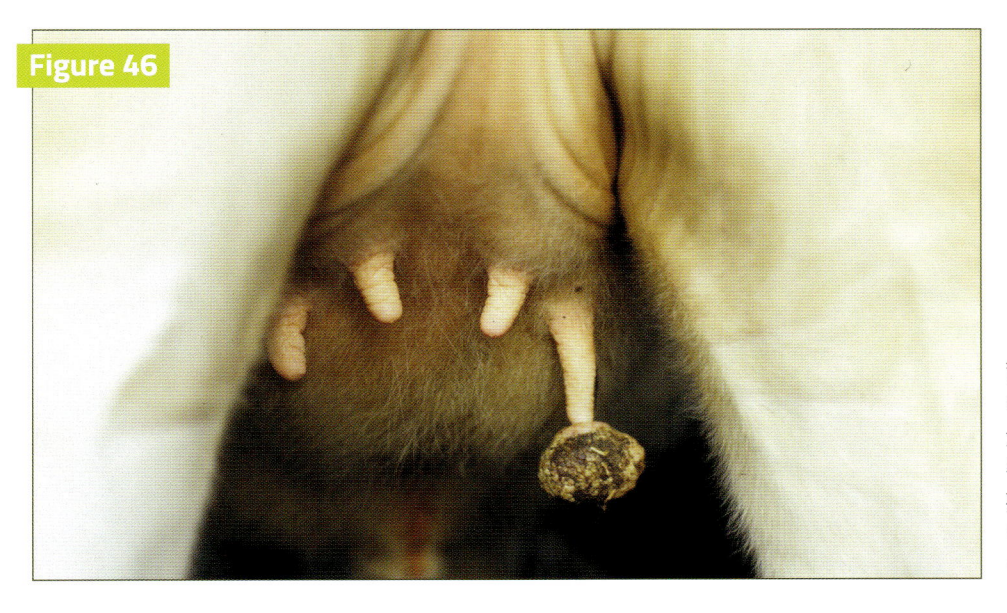

Figure 46

育成牛の乳頭末端にぶら下がった1つの大きな疣。これは容易に除去でき，大きな問題も引き起こさなかった。乳牛の乳頭に発生した疣が分娩後まで残った場合には，搾乳に影響が出たり，搾乳が不可能になることさえあり，また乳房炎にも罹患しやすくなる。

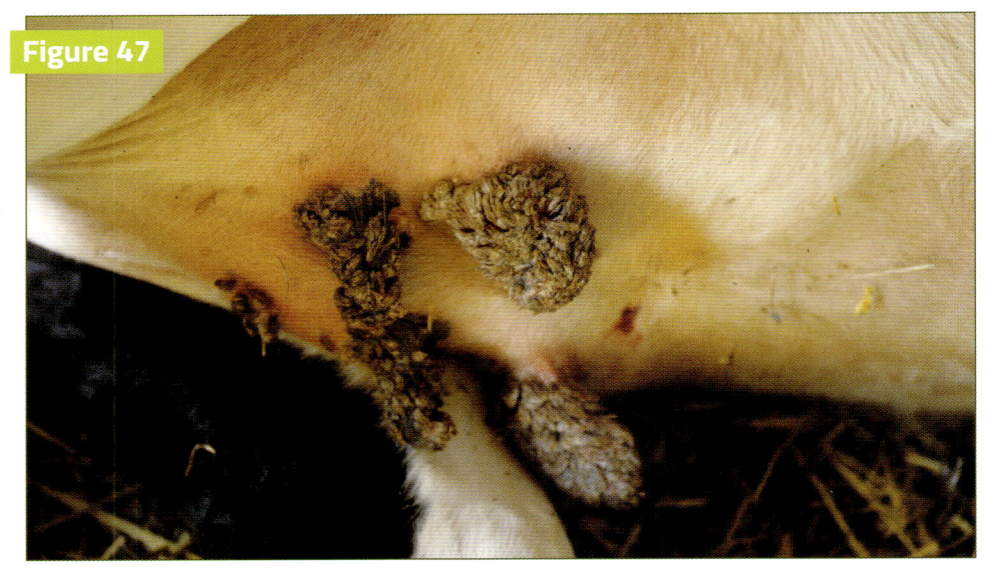

Figure 47

育成乳牛の4つのすべての乳頭の全面を覆う羽毛の塊のような疣。分娩までに除去されるか退行しない場合には搾乳の妨げとなるのは明確であり、分娩前であっても夏季乳房炎の重要な危険要因となる。

皮膚真菌症　Fungal skin infections

白癬　Ringworm

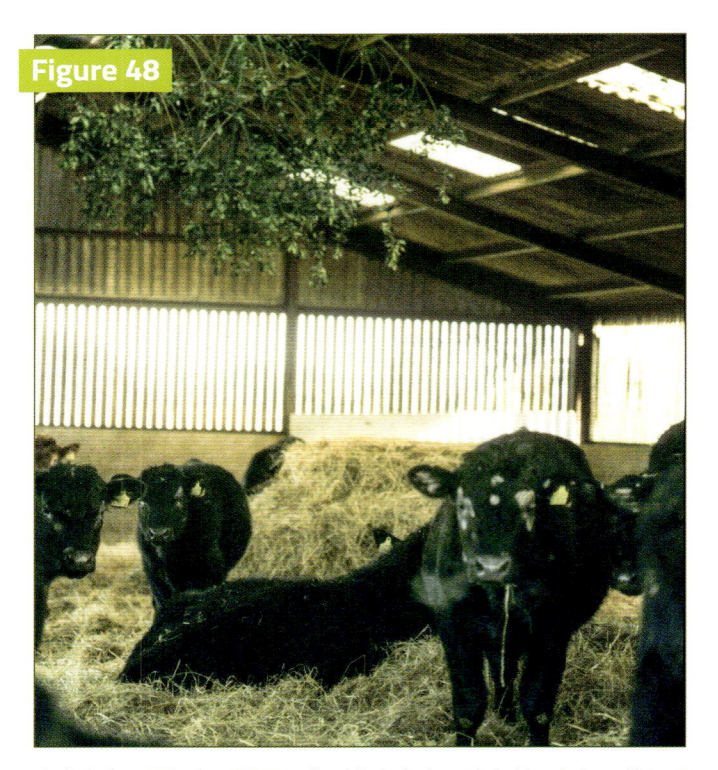

Figure 48

育成肉牛の頭部と眼周囲に典型的な白癬の障害がみられ、特に眼周囲の病変が目立つ。上にぶら下がっているヒイラギの木は、本病を防ぐため行ってきた昔ながらの方法である。

牛の白癬は通常 *Trichophyton verrucosum* の感染により発生し、臨床的意義はわずかしかないが、広範囲に発生すると刺激を和らげるために牛が病変部を擦りつけて自己外傷が生じる。

Figure 49

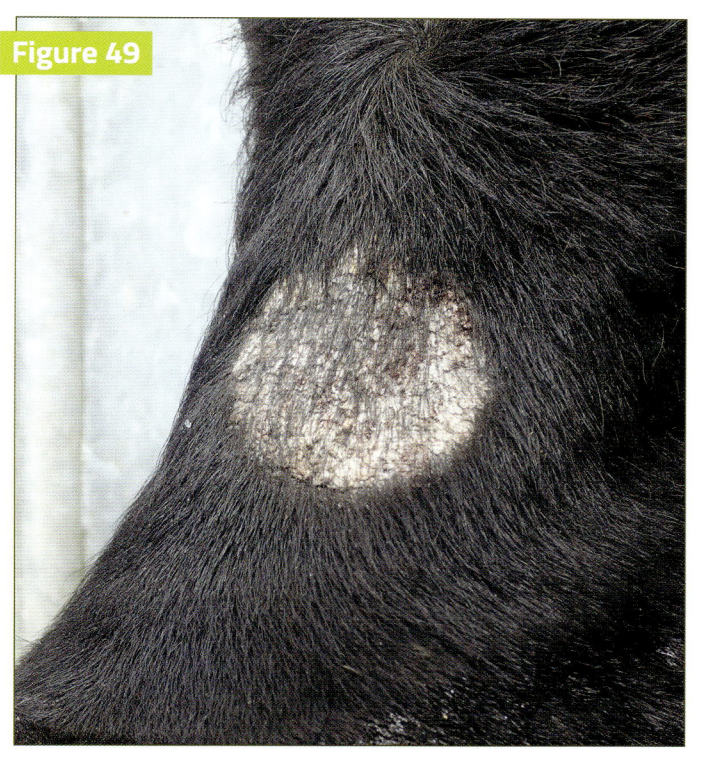
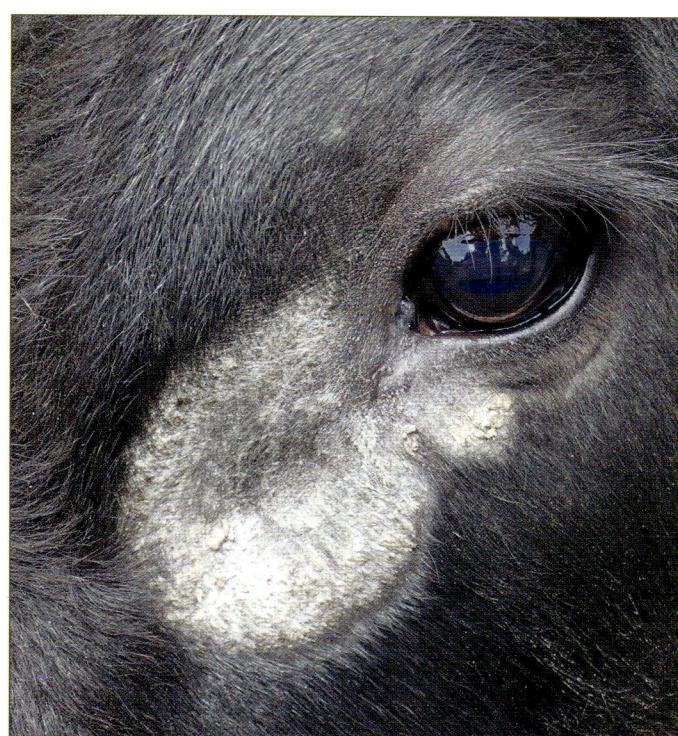

育成肉牛の鼻と眼周囲にみられた典型的な白癬病変。

Figure 50

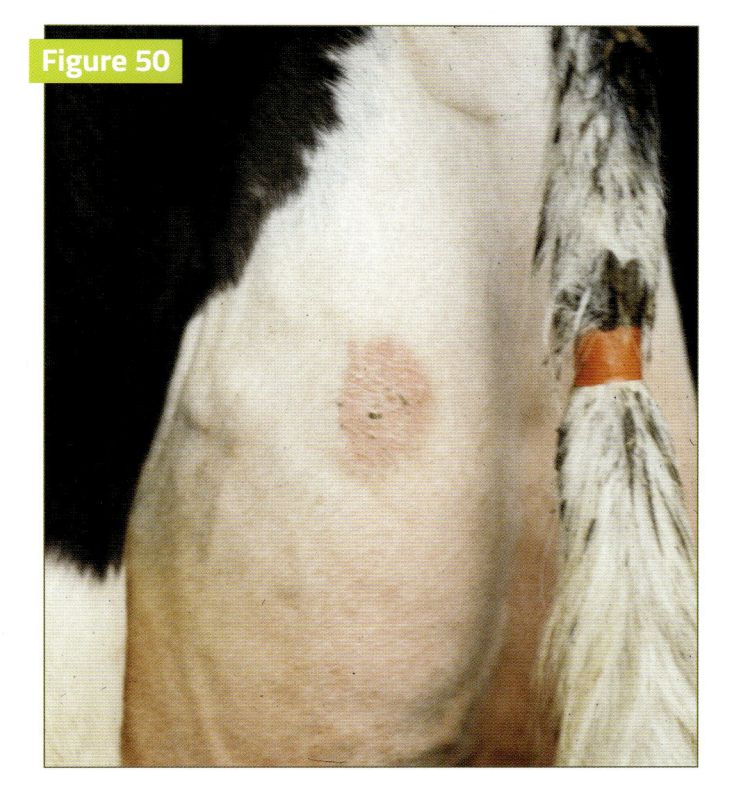

初産牛の乳房にみられた白癬で，典型的な円形の紅斑は人でも一般的にみられる。

Figure 51

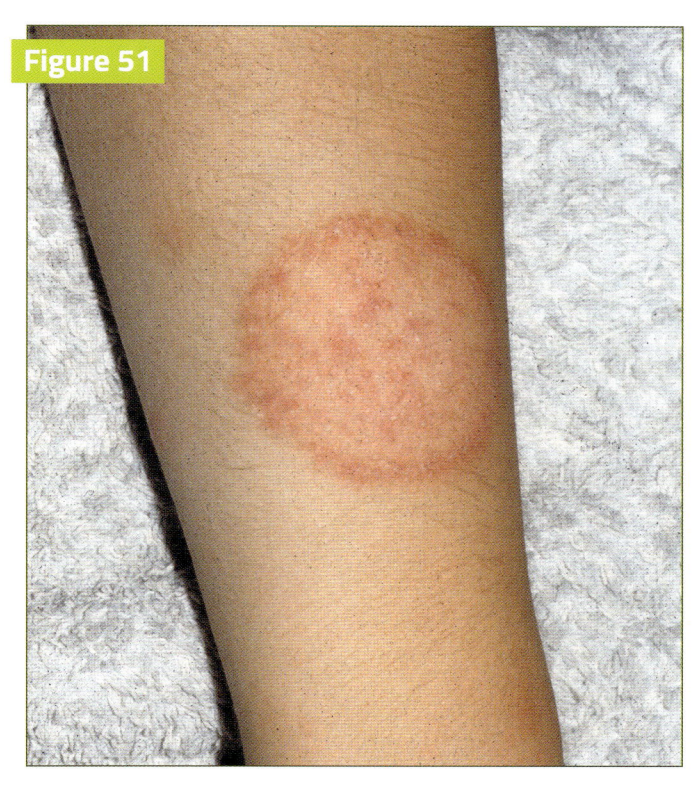

少年の腕に発生した白癬。

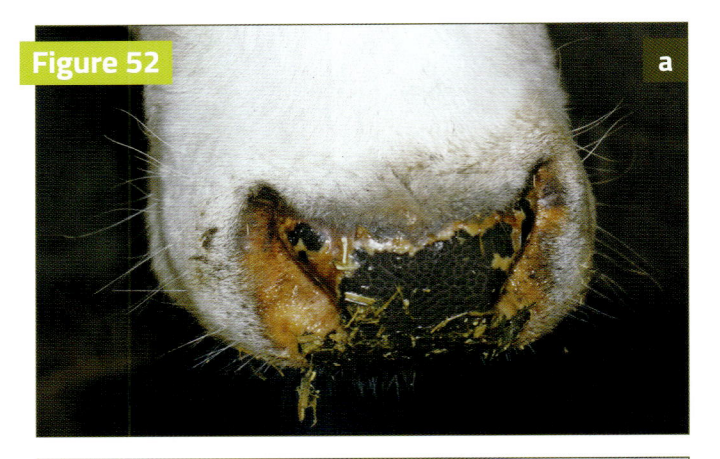

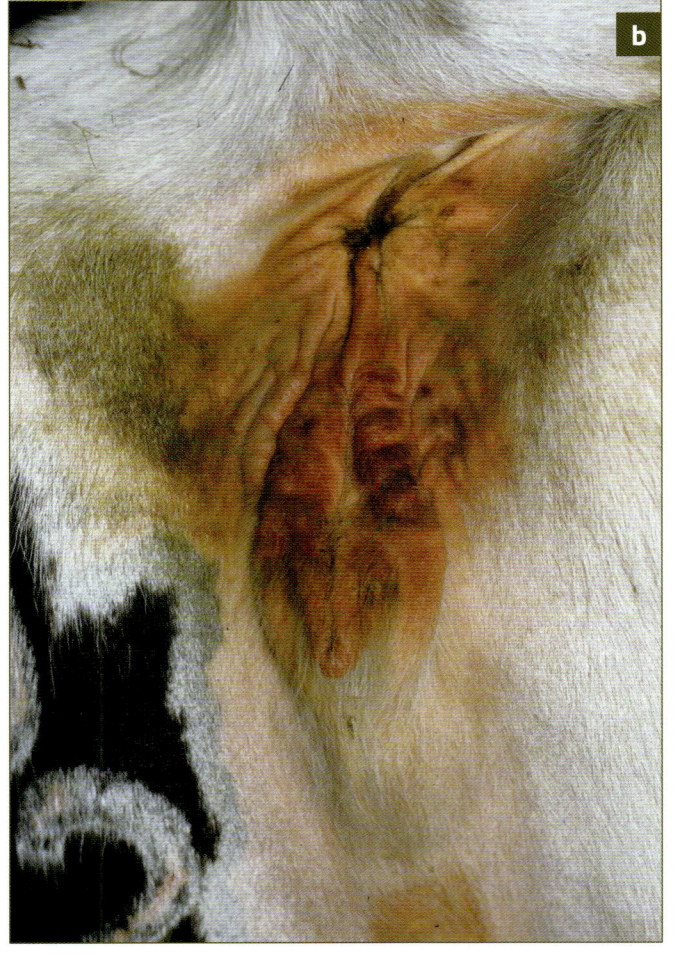

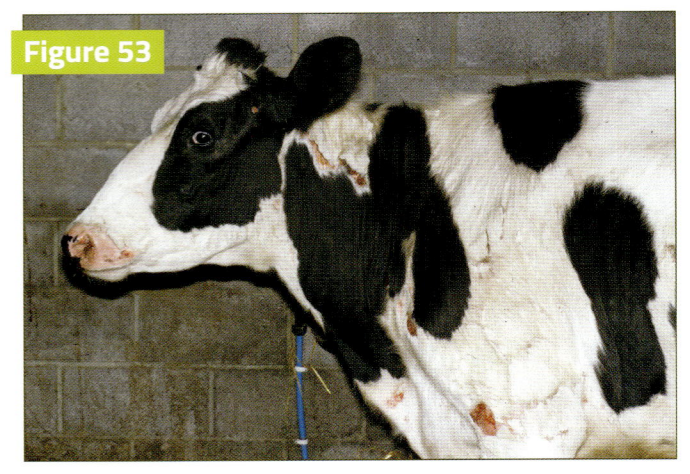

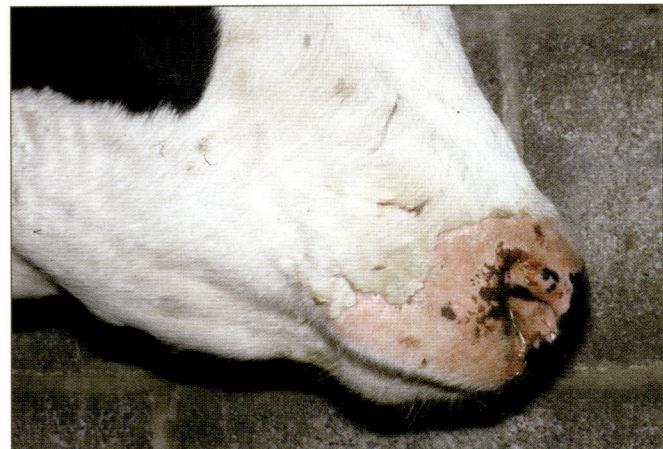

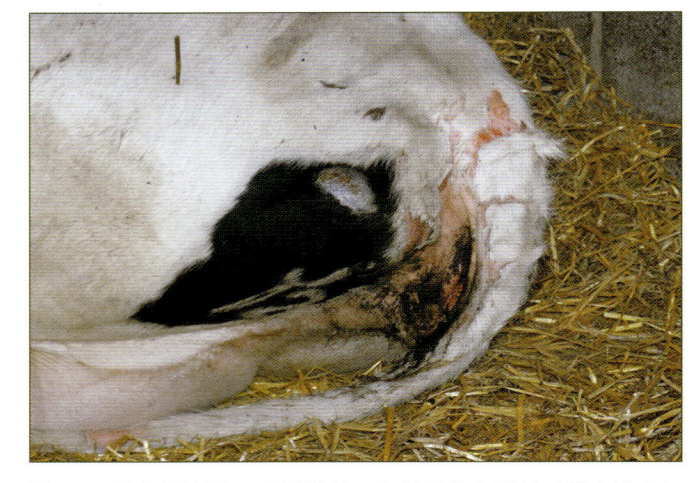

Figure 52

ホルスタイン種初産牛にみられた光線過敏症の初期の徴候。鼻孔周囲（a）と陰部（b）にみられる黄疸。光線過敏症はしばしば日光皮膚炎とも言われ，植物由来の化学物質が皮膚の深部や皮下組織に沈着することで無毛部に発生する。

Figure 53

Figure 52 と同じ牛の 2 週間後。直射日光を避けて屋内飼育した。損傷部は皮膚の白毛部に限られている。皮膚の黒色の部分はメラニンにより紫外線の貫通が防がれているために発症しないままである。

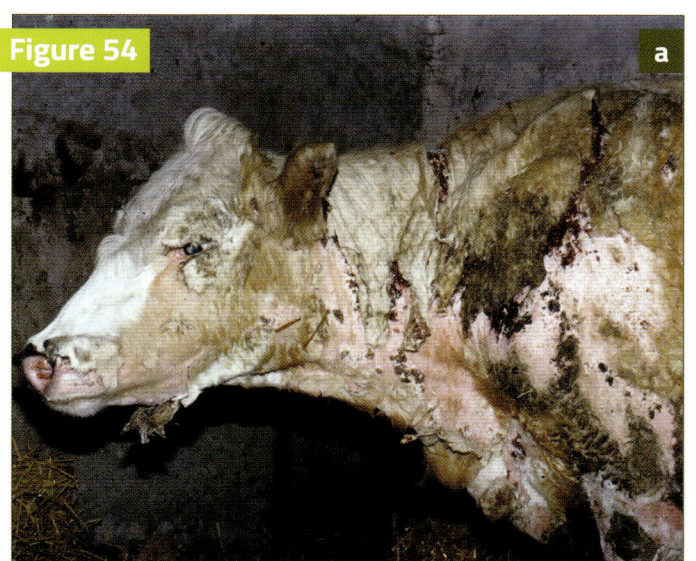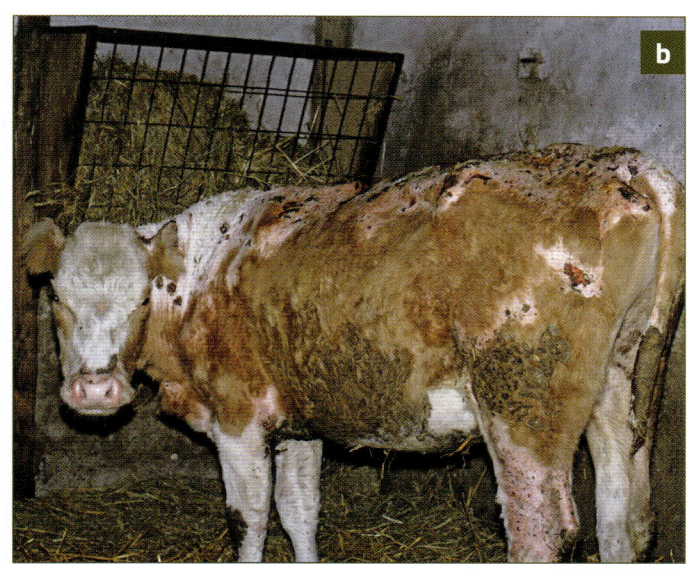

広範囲の光線過敏症がみられたシンメンタール交雑種繁殖牛（a）。（b）は損傷が治ってきた6週間後の同じ牛。動物福祉の観点では，病変がこのように大きくなるまで放置するような扱い方には懸念があり，この牛群の行く末は疑わしいものである。

腫瘍　Neoplasia

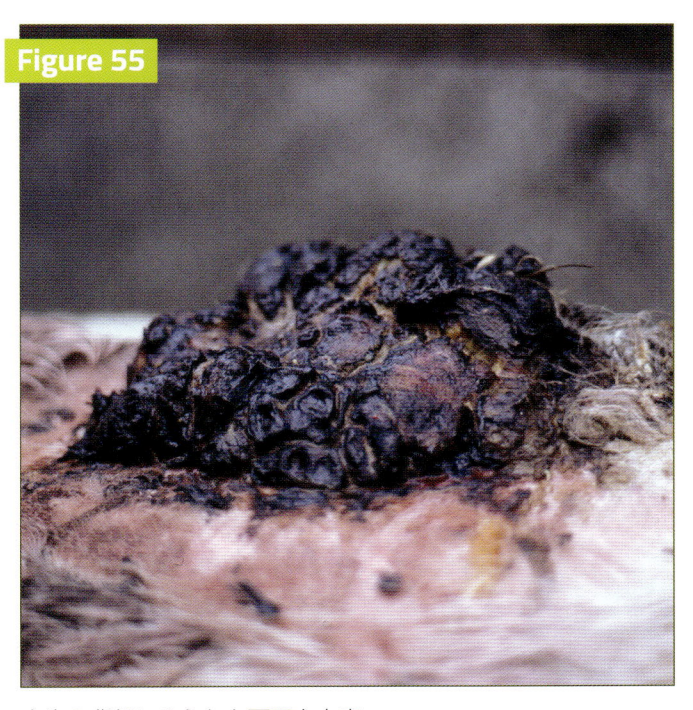

肉牛の背部にみられた扁平上皮癌。

腫瘍が発生するような年齢になる前に屠畜されることが多い家畜では一般的ではないかもしれないが，腫瘍性の皮膚病変が牛でもときおり発生する。最も一般的にみられる腫瘍性病変は扁平上皮癌で，好発部位は眼とその周囲組織であるが，ほかの部位にも発生する。

蕁麻疹　Urticaria

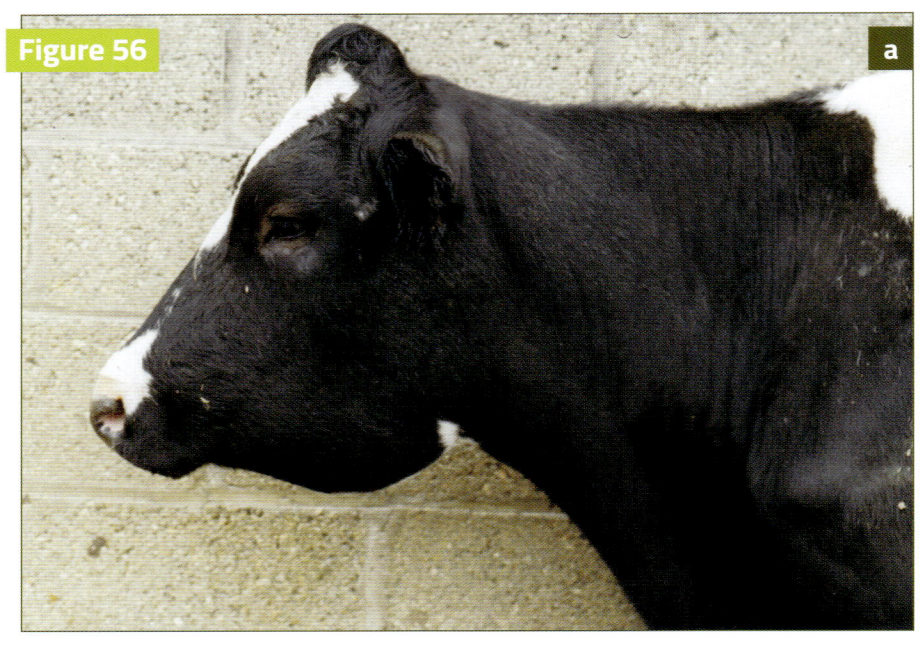

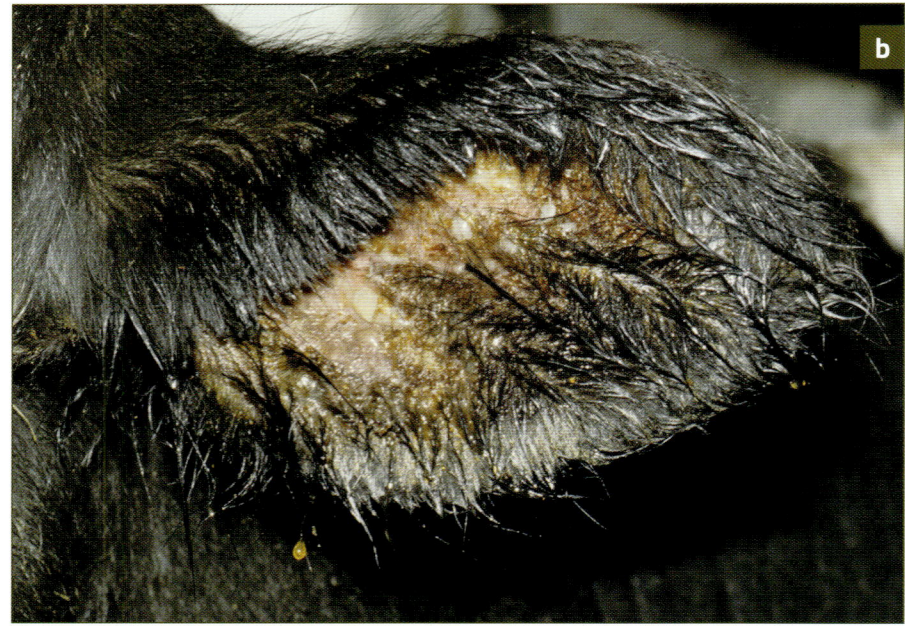

蕁麻疹はしばしば顔面や耳介の皮膚の浮腫を呈し，通常，植物由来の刺激物に対する過敏性反応の結果と考えられているが，この刺激物はまだあまり同定されていない。蕁麻疹に罹患した牛（a）。この症例は1，2日で自然に完治した。aの牛の耳介には水疱がみられた（b）。

　発症した牛は元気沈衰となることもあり，刺激物の除去で通常は自然に回復するが，対症療法は回復を早めるだろう。

冬毛の換毛不全と赤褐色への変色

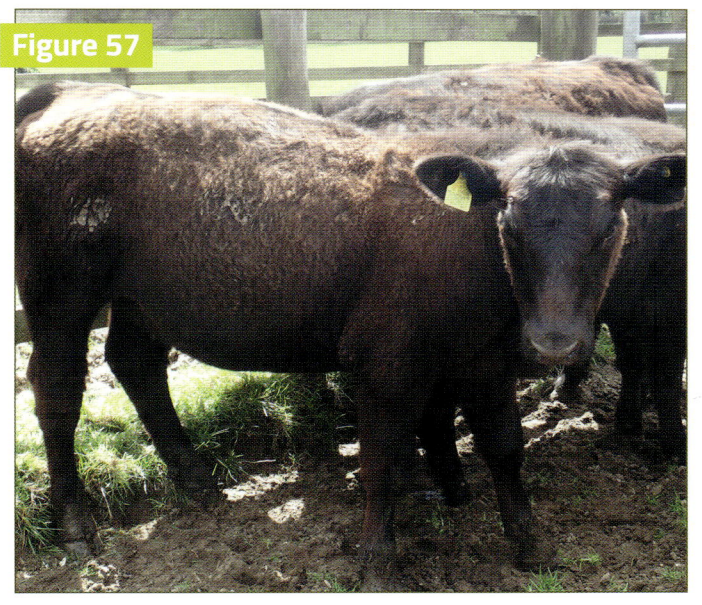
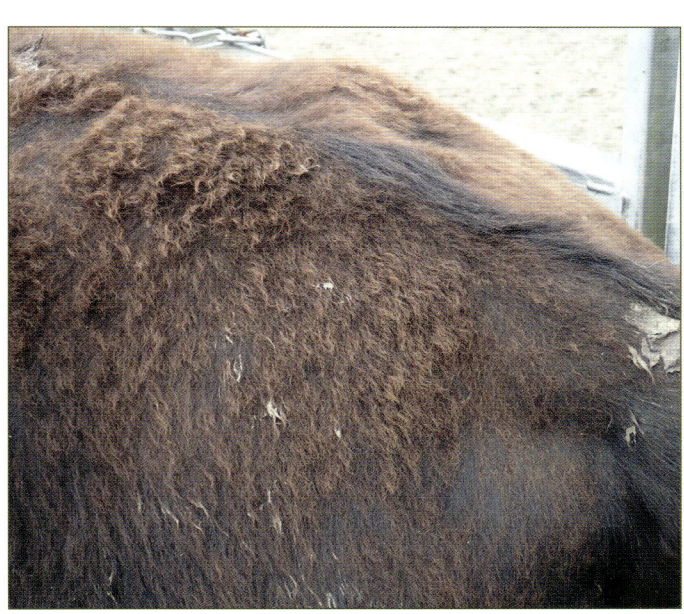

赤褐色の冬毛が残った牛。この農場では現在は銅は補給されており十分である。

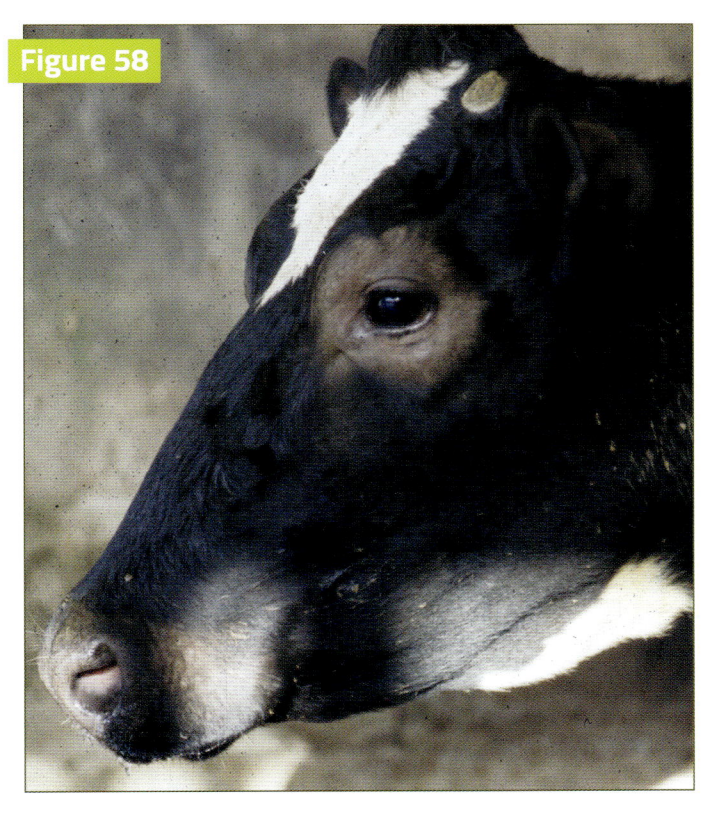

冬毛の換毛不全や赤褐色への変色および眼窩周囲の脱毛症は，劣悪な飼育条件ならびに不適切な栄養とミネラル欠乏，特に銅欠乏に関連する。

眼窩周囲の脱毛症もまた銅欠乏の関与で起こるとされるが，証拠は少ない。

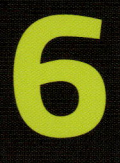

6

筋骨格系

The musculoskeletal system

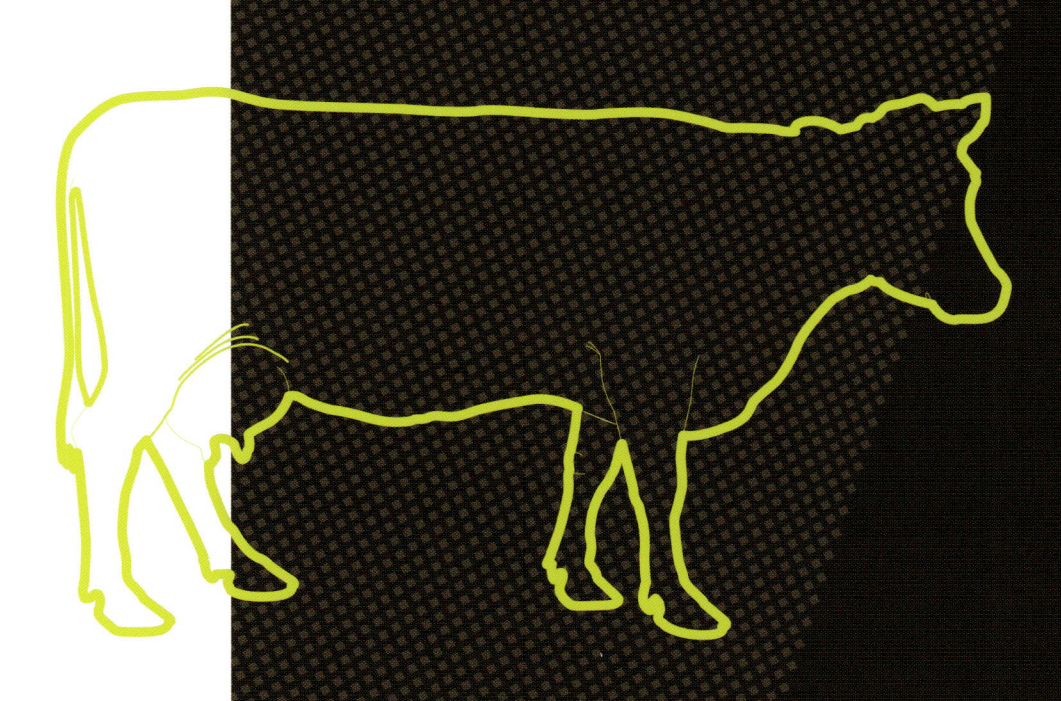

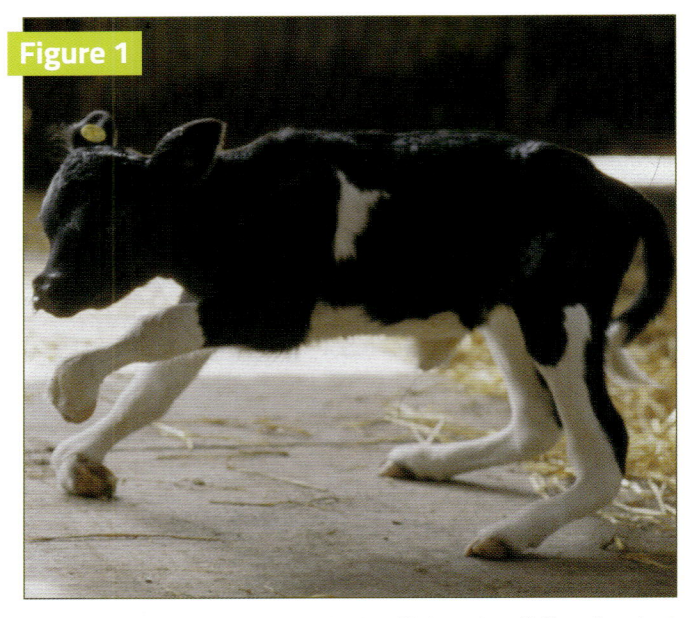

Figure 1

前肢屈腱の先天性短縮のため起立困難を呈する幼若子牛。負重できる程度の軽度な症状であれば，しばしば時間とともに正常に改善する。

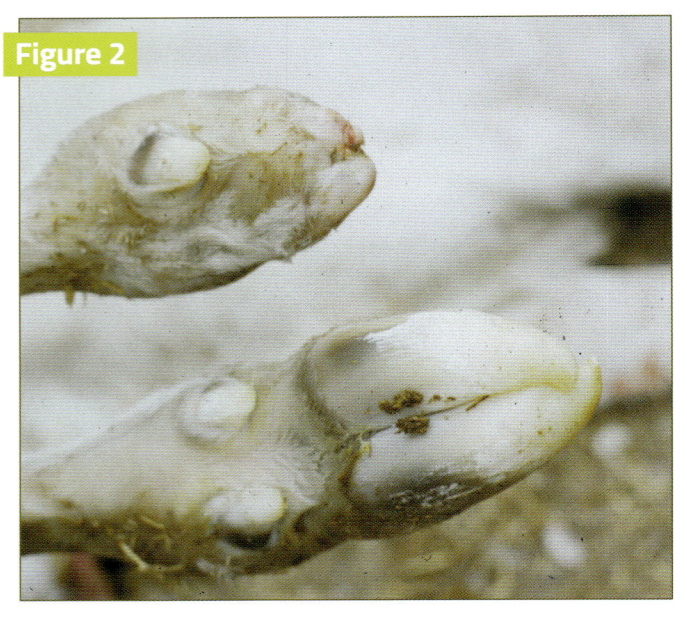

Figure 2

右後肢蹄の先天性欠損で生まれた交雑種繁殖子牛。

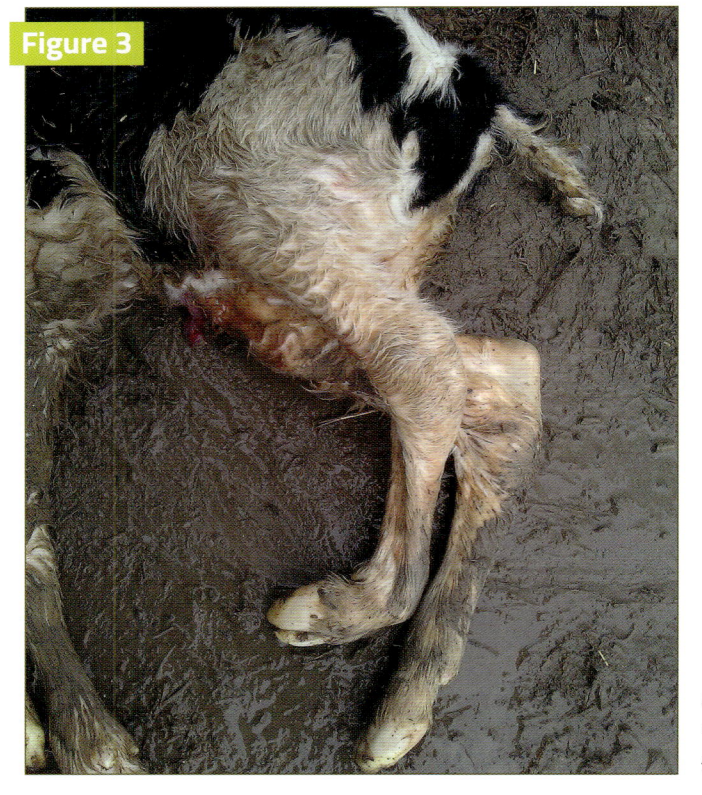

Figure 3

　筋骨格系の幅広い先天性疾患は，遺伝的要因や妊娠期における母牛の栄養および子宮内胎子の感染（特にある種のウイルス病原体）に関連するが，一見，原因不明の自然発生的な事象であるようにみえる。

ホルスタイン種新生子牛の後肢の先天性奇形で，シュマレンベルクウイルスの子宮内感染によって起きた。この子牛は尾の形成不全も併せ持つことに注目。

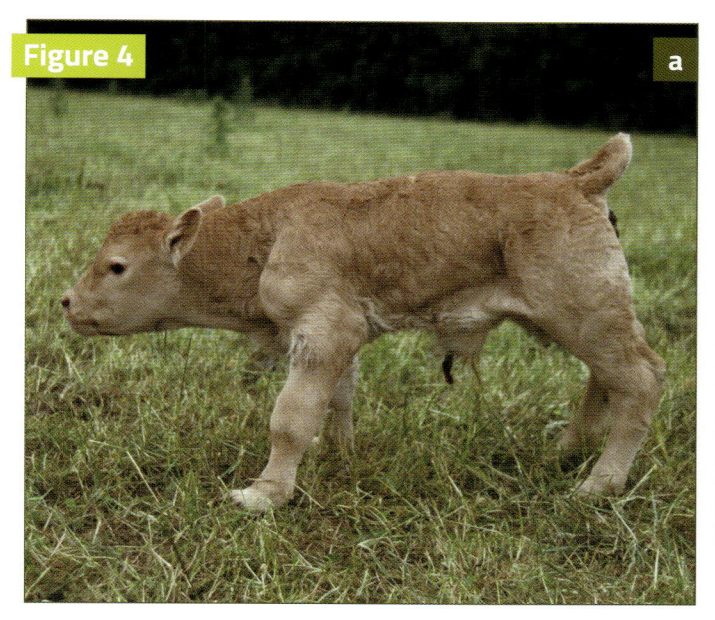
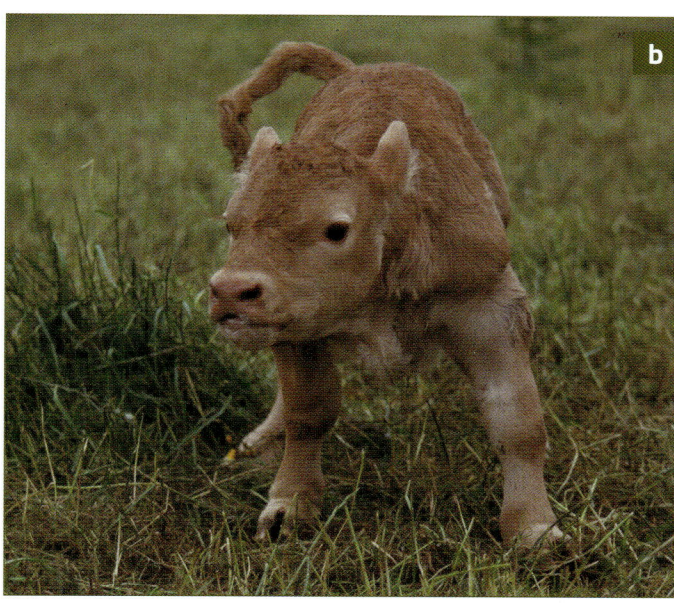

先天性の関節弛緩症および矮小症を呈する若い交雑種繁殖子牛（a，b）。これは母牛が妊娠期間中にグラスサイレージしか給与されなかったこと，およびマンガン欠乏が関連している。このような異様な外貌の子牛であっても，しばしば時間の経過とともに改善して良好に成長する。

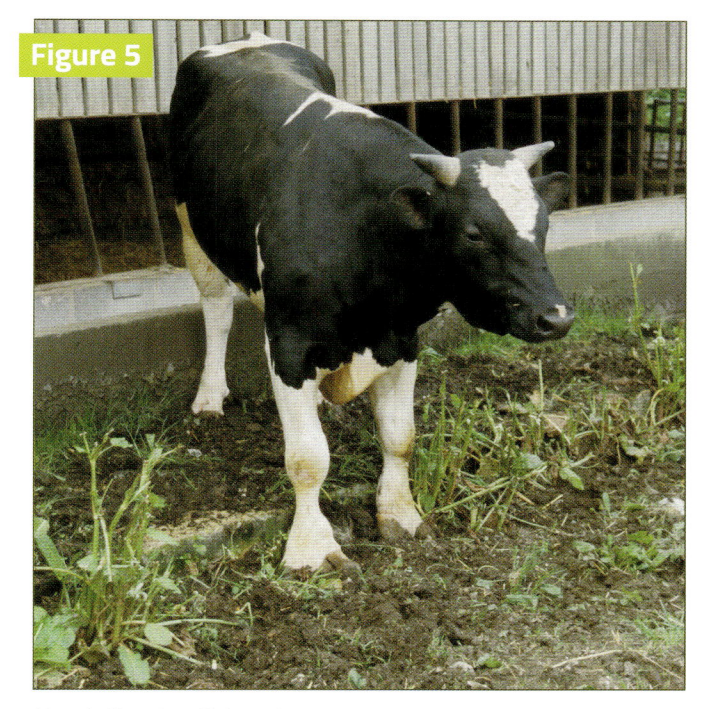
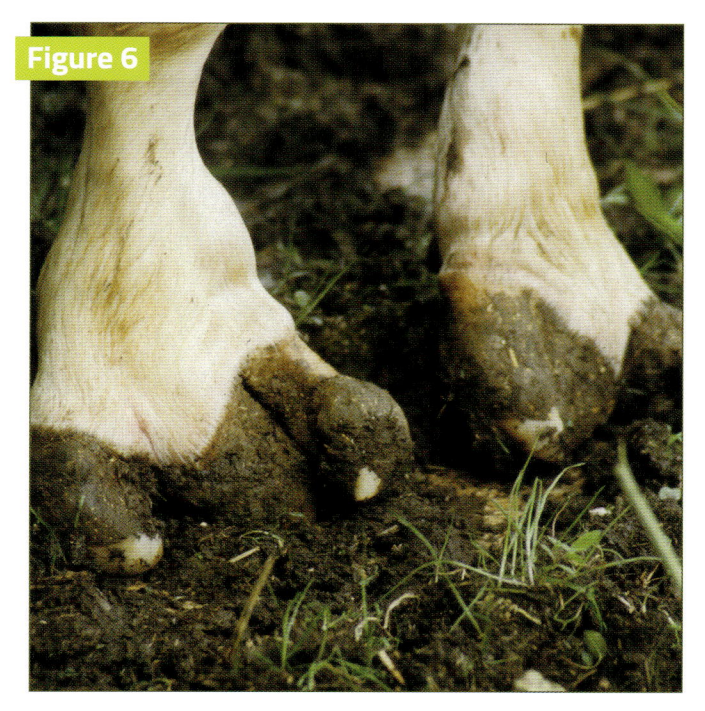

約1歳齢の先天性多指症を患うホルスタイン種肥育去勢牛。これによる成長への悪影響は何もない。

Figure 5の牛の前肢の拡大像。

感染性疾患　Infectious conditions

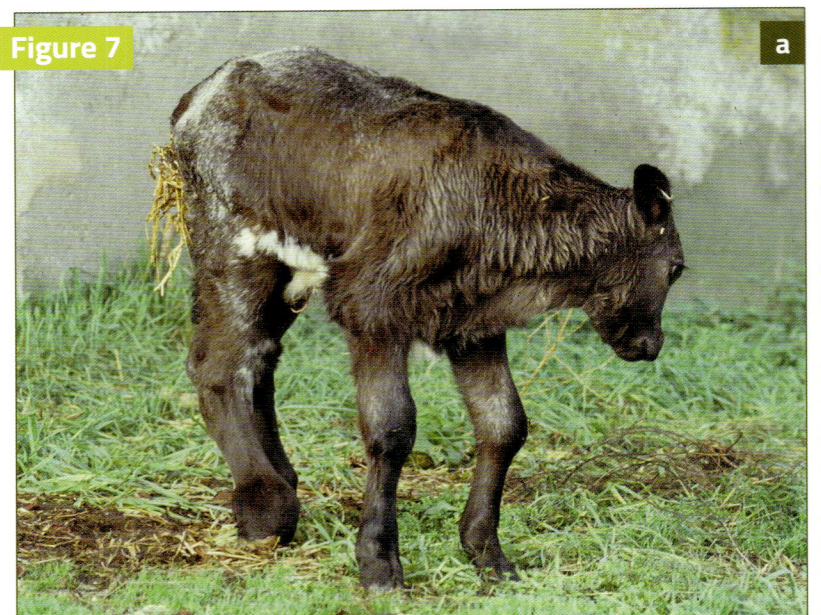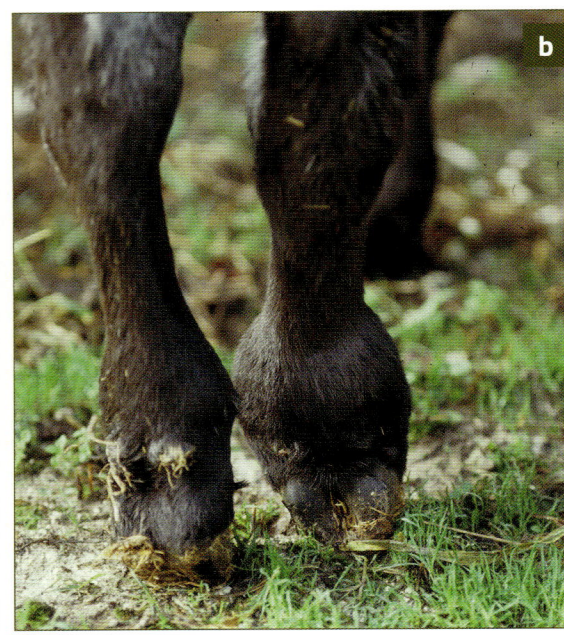

Salmonella Dublin 感染歴のある牧場で出生した幼若子牛（a，b）。右後肢球節の関節疾患に（おそらく両手根関節も）罹患している。

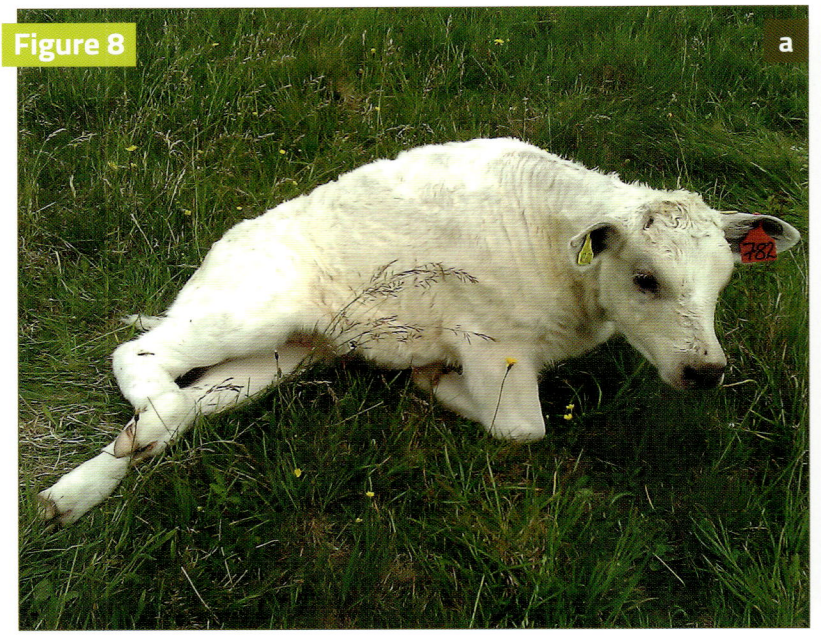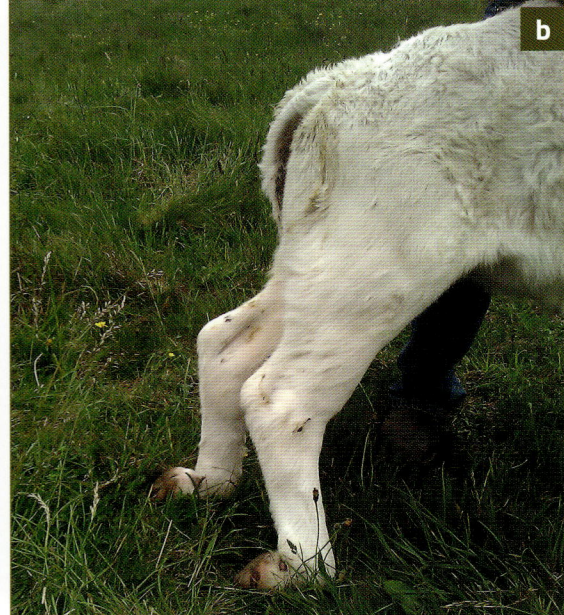

後肢に神経支配の欠損を生じた幼若繁殖子牛（a，b）。脊髄膿瘍の結果と考えられる。

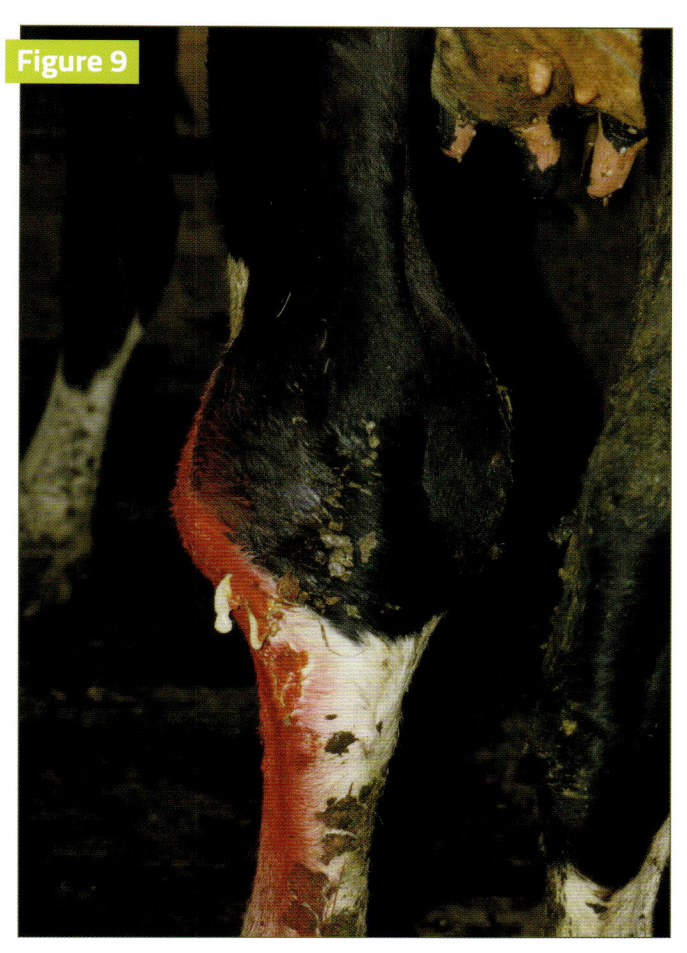

Figure 9

関節疾患は，幼若子牛が罹患するおそらく最も主要な運動器疾患である。これらは通常，遠くの感染巣（しばしば臍帯の）から血行性に伝播した細菌感染や，初乳からの受動免疫移行不全によって引き起こされる。

老齢牛の化膿性関節炎は，おそらくほとんどが創傷や局所感染に関連している。この症例は，乳牛の腫脹・感染した飛節（関節からの排膿に注目）だが，不適切な牛床環境のために繰り返された創傷であることが示唆される。

Figure 10

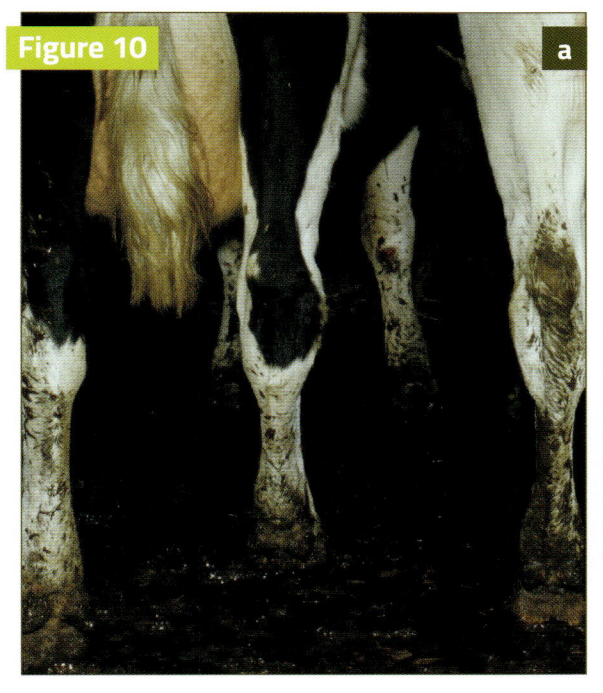 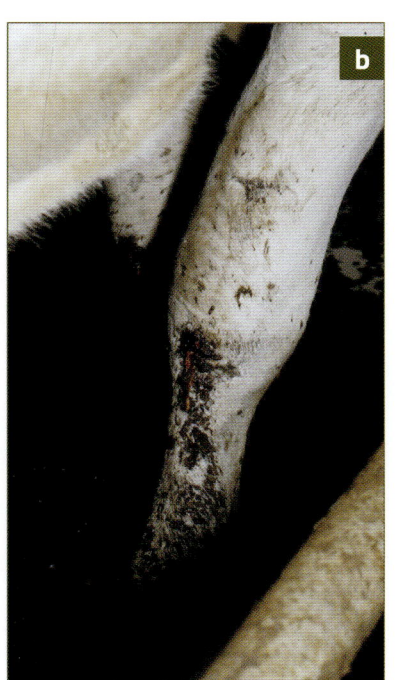 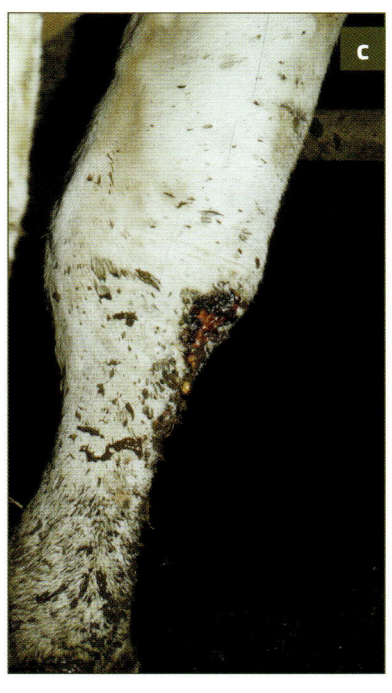

軽度の跛行と同時に関節の腫脹と排膿がみられる乳用牛（a）。複数の牛が複数の関節疾患を患っている（b, c）。確認はしていないが，マイコプラズマの関与が疑われる。

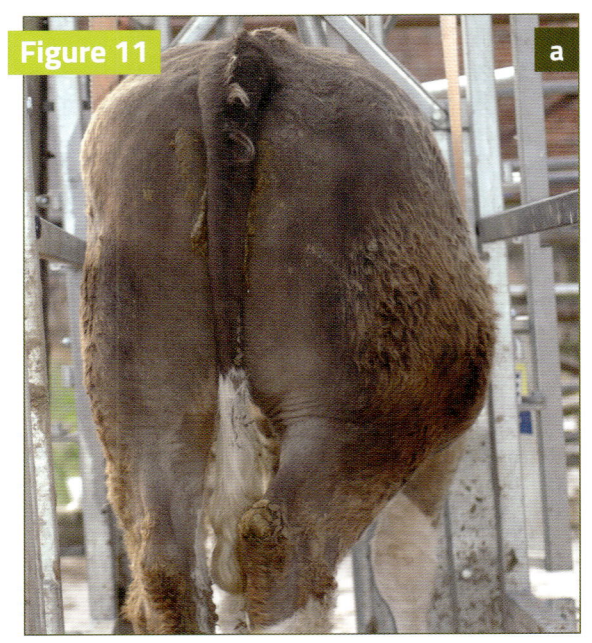
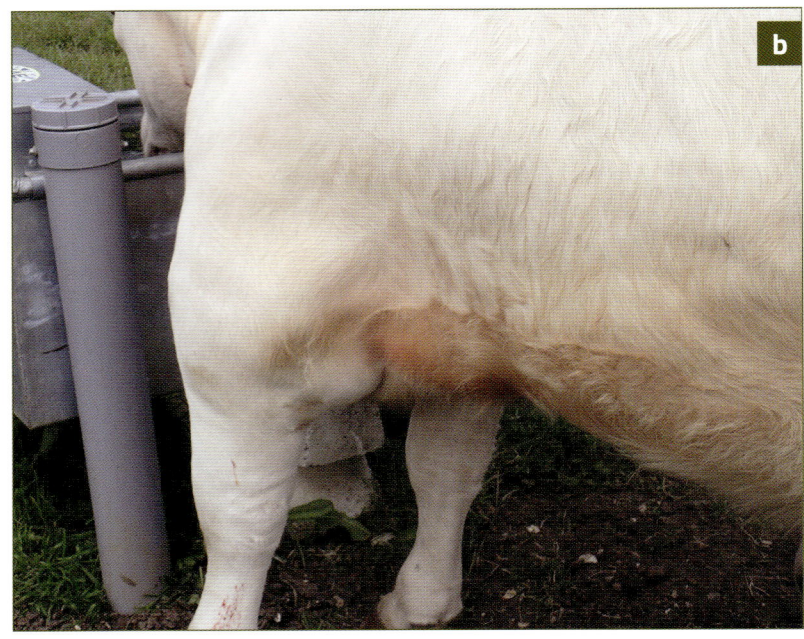

クロストリジウム筋炎に罹患した，6カ月齢のシンメンタール交雑種去勢牛の右後肢（a）と，約18カ月齢のシャロレー交雑種繁殖牛の左前肢（b）。どちらの症例も，罹患部位の触診では典型的な気泡および捻髪音が確認できた。両患畜は重症であったが治療により生き延びた。

> サルモネラ感染症は，数多くの症状に加えて四肢の遠位端に（その他の末端にも）障害を引き起こすが，これは末梢への血液供給が途絶した結果として末梢血管炎が起きるためである。最も極端な症例では，肢そのものの壊疽と脱落をもたらすことがある。

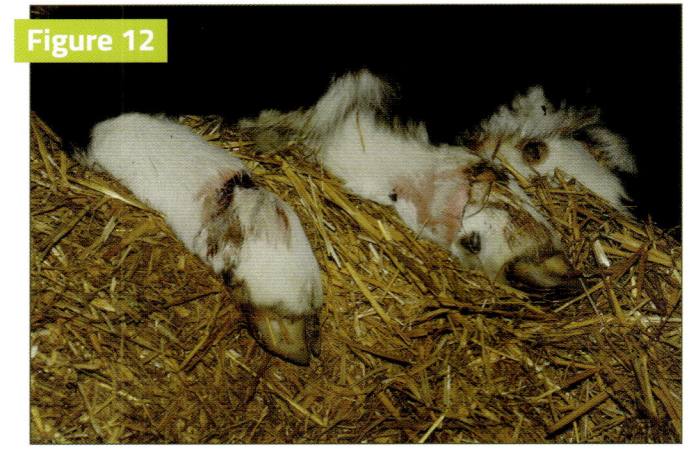

サルモネラ感染症により後肢遠位および蹄に腫脹と炎症がみられるヘレフォード交雑種子牛。この子牛の畜主は，子牛が起立および歩行が困難であることに気付いていたが，決して病気だとは思っていなかった。

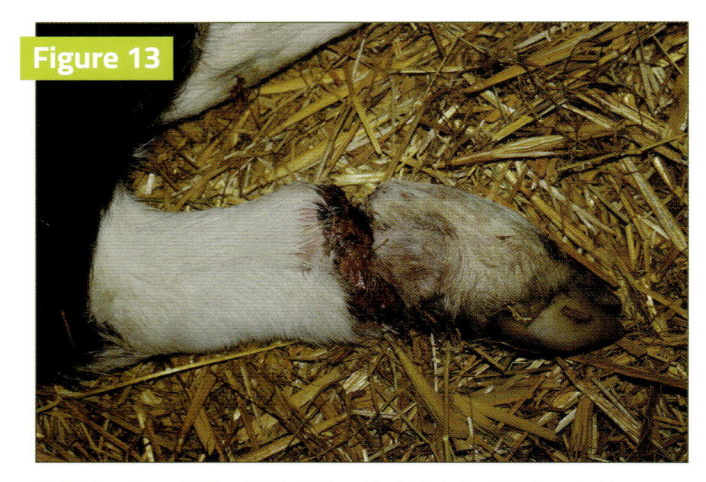

同罹患子牛の経過。遠位後肢の壊疽は今や明らかであり，この子牛は人道的に安楽殺された。

異物　Foreign bodies

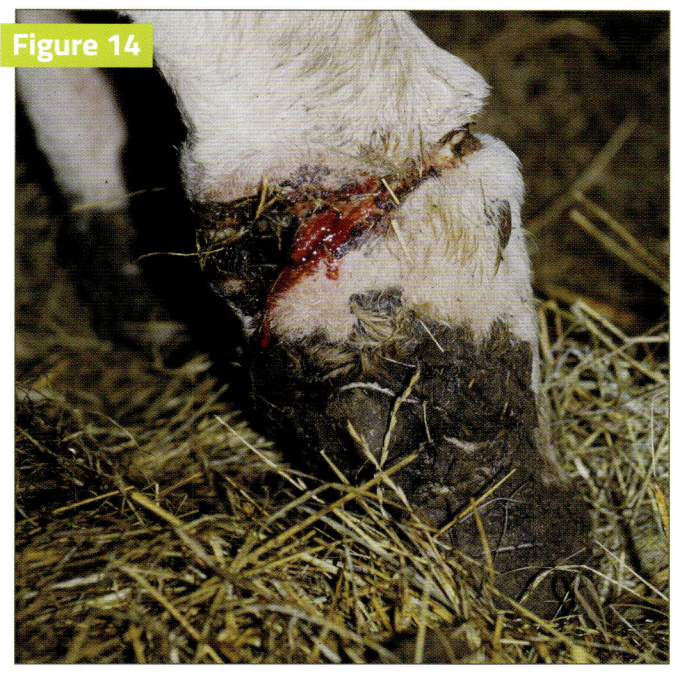

ナイロン製の梱包紐により生じた乳牛の右後肢の傷で，球節にきつく絡まり気付かれないまま遺残していた。

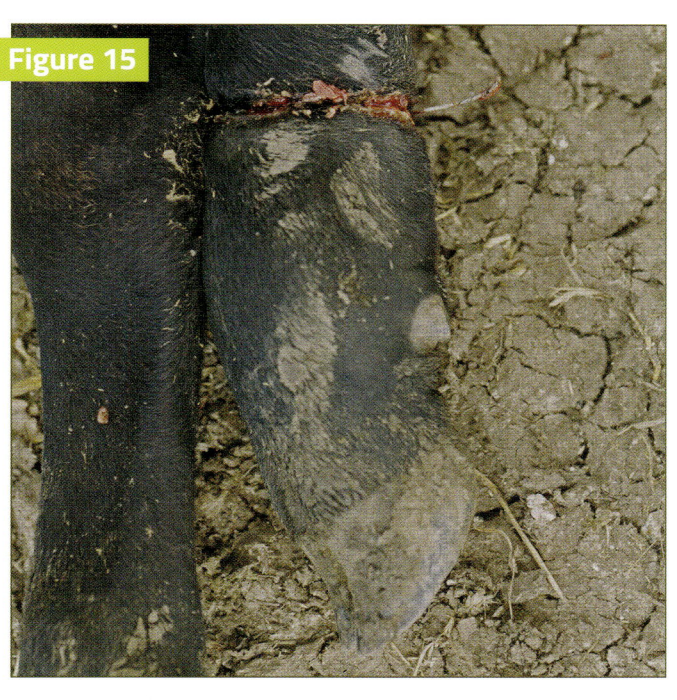

１歳齢の育成肉牛の左後肢の傷で，肢の周囲にきつく絡まったワイヤーによって生じた。問題が発見されるまで，ワイヤーはすべての軟部組織構造を切り裂き，きつく骨に密着していた。鎮静後にワイヤーは取り除かれ，傷はきれいに洗浄された。予後が心配されたが，動作に何ら影響を与えることなく，問題なく完治した。

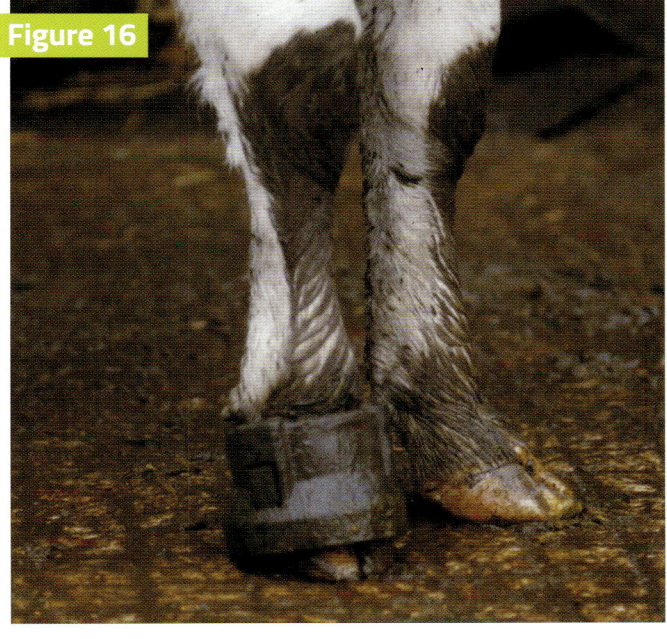

臨床現場では信じられないような状況にしばしば直面する。この未経産牛の症例は，ひっくり返った短いパイプが肢の底部に嵌まっており，保定して除去されるまでそのままだった。

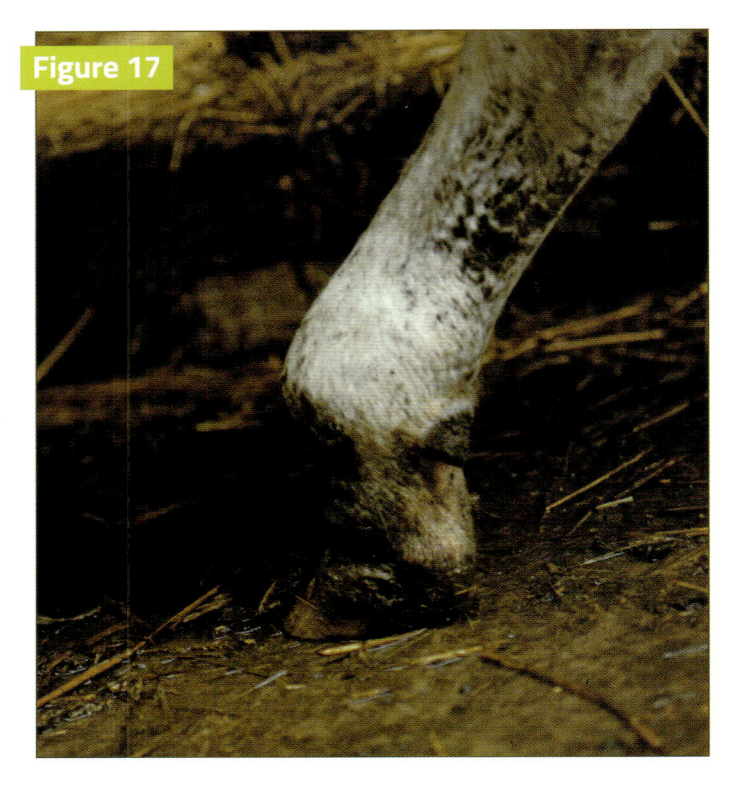

Figure 17

背部，骨盤，四肢の外傷性疾患は，例えば難産，乗駕，滑走，転落，ほかの牛からの攻撃や事故など，様々な状況の結果として起こりうる。

球節のナックリングを起こす腓骨神経麻痺は，難産に続発することは珍しくなく，ときとして両後肢に及ぶ。この症状は数日間，あるいは数週間，数カ月にも及び，予後を予測することは難しい。ときには，罹患した牛自身の体重がかかることによって肢が正常な解剖学的位置に戻る場合もあるため，牛が肢を素早く前方へ出すことで普通に歩けるようになることもある。

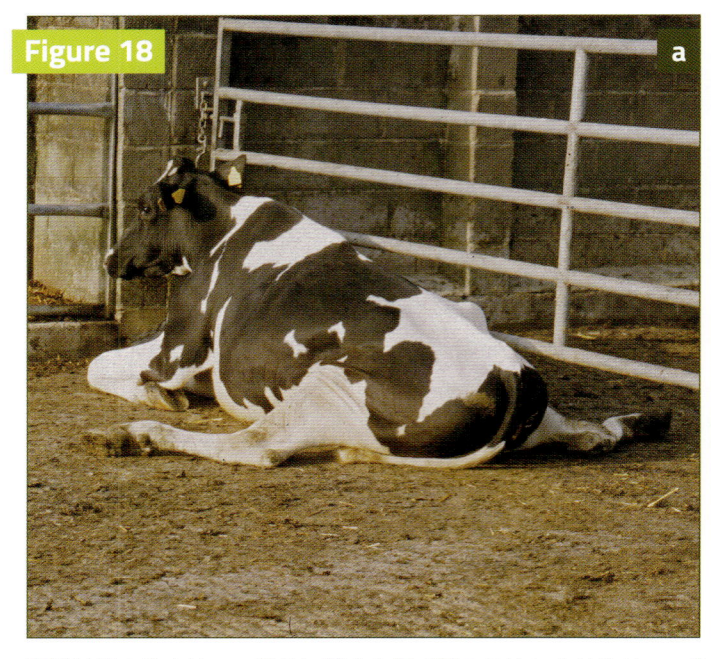

Figure 18 a

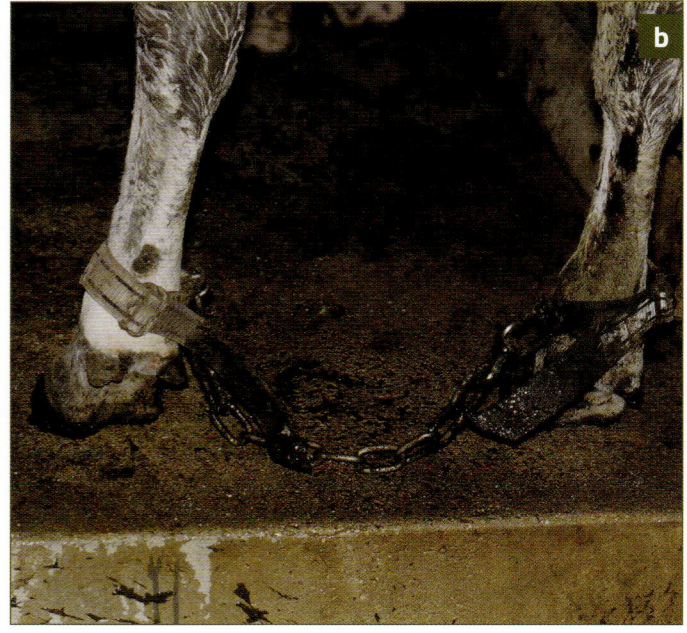

b

閉鎖神経の障害は，一般的に難産や長時間の分娩により生じ，一肢あるいは両後肢の内転筋の機能低下が起こる。これに罹ると，牛は滑走しやすい表面をあわてて走るために股関節脱臼の危険性が高まる（a）。両後肢の球節の少し上に装着する足枷器具（b）は，さらなるダメージを予防する助けになる。

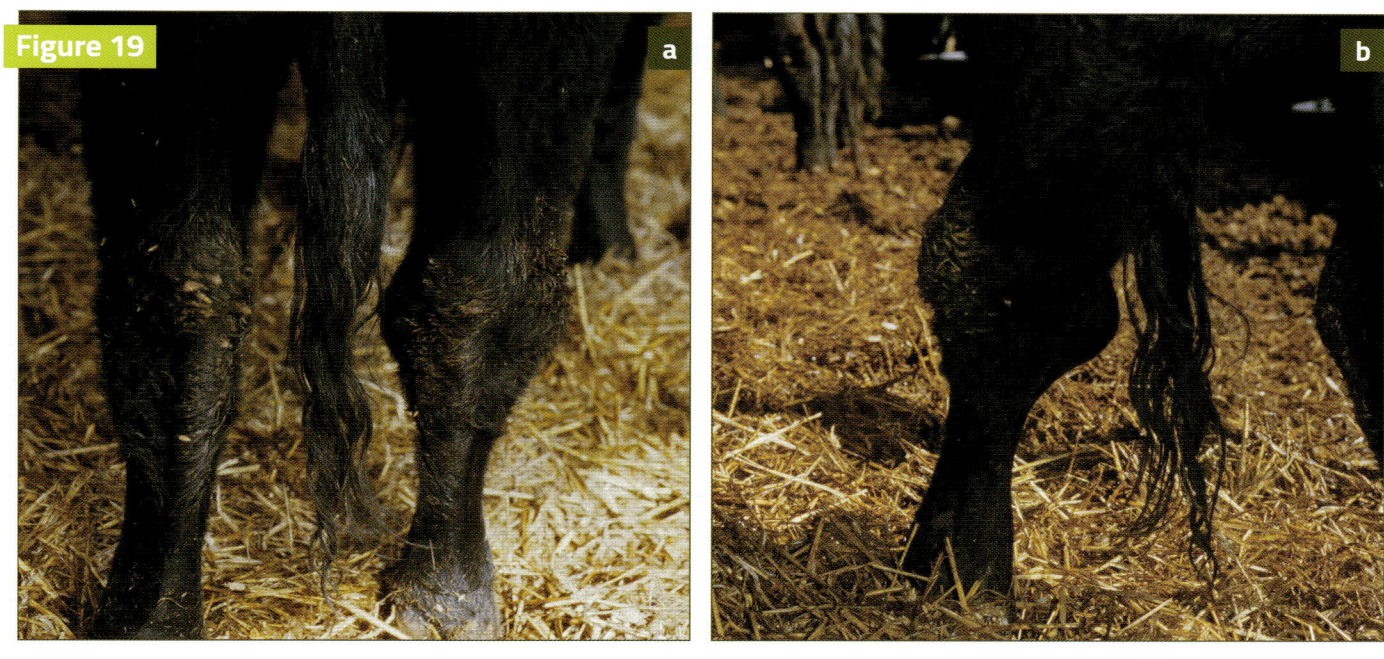

Figure 19

本交を経営戦略とし，複数の種雄牛を雌牛と一緒に飼育する牧場では，雄牛同士の闘争が起こる。特に交尾時期は，とりわけ膝関節や飛節の軟部組織に様々な外傷をもたらすことがある。a，bは，アバディーン・アンガス種雄牛の右飛節の軟部組織の損傷と関節滲出液で，はじめは闘争による創傷に起因した。

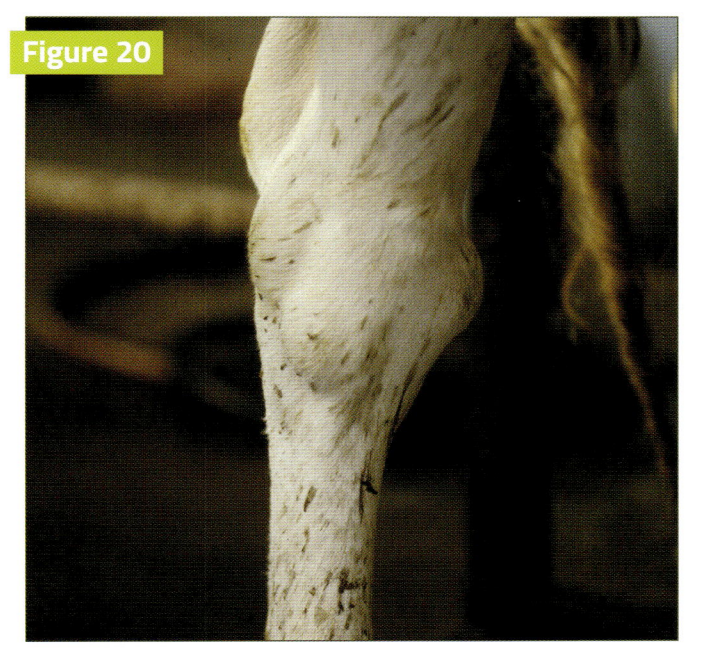

Figure 20

足根骨炎に罹患した乳牛の飛節。

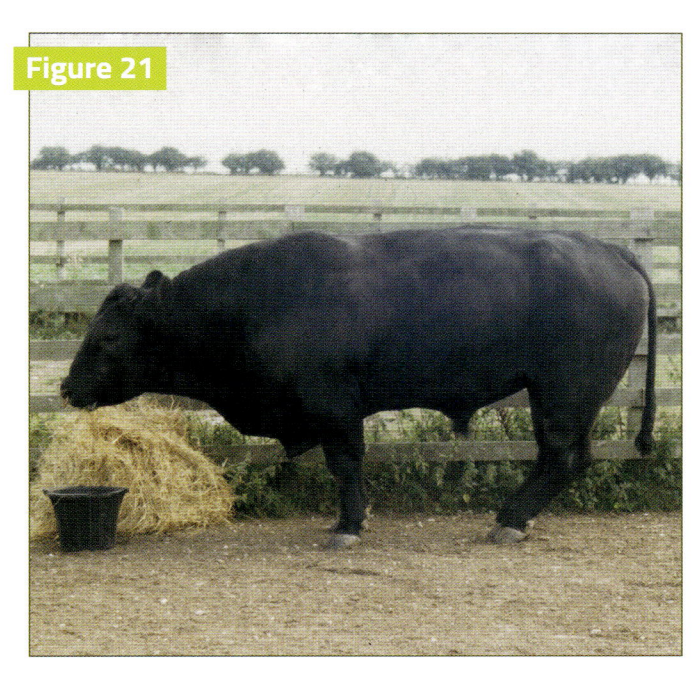

Figure 21

交尾の際，腰部脊椎にダメージを受けたアバディーン・アンガス種の種雄牛。このような症例はたいてい，腰部脊椎の過伸展による結果である。罹患した雄牛はしばしば犬座姿勢を呈す。

Figure 22

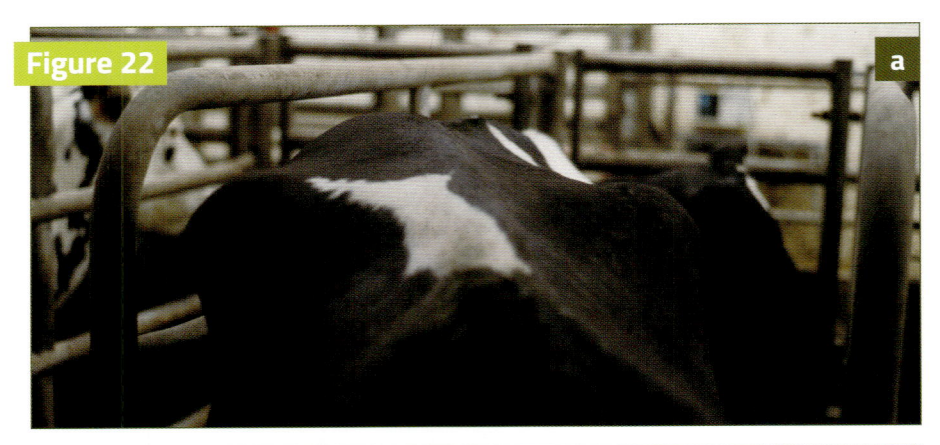

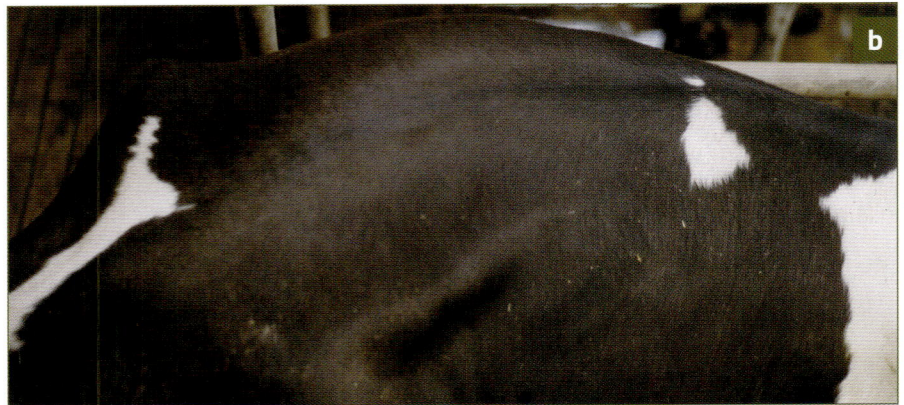

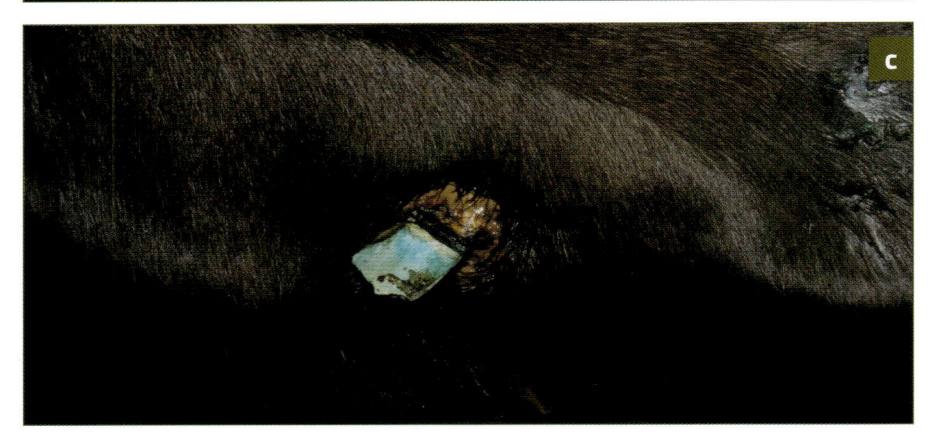

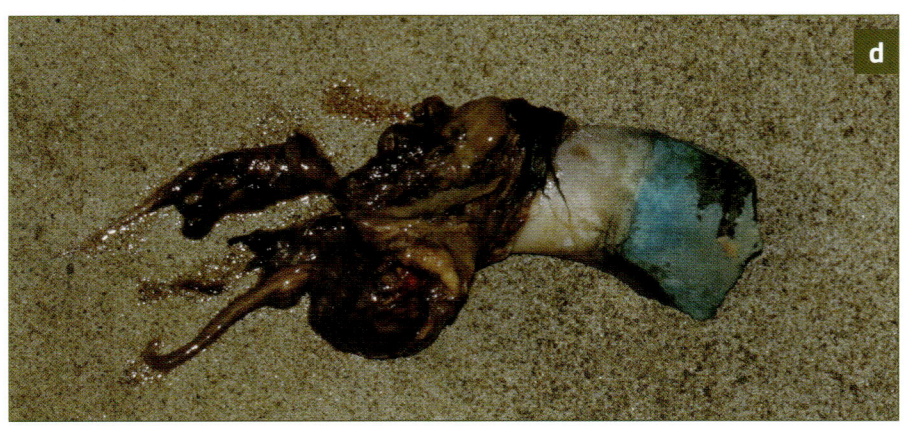

腰椎の横突起を骨折したホルスタイン種乳牛の珍しい症例で，腰椎の腫脹（a），変位（b）を呈している。数週間後，壊疽した横突起が皮膚から突出しているのに気付き（c），摘出した（d）。患部をきれいに洗浄した結果，この患畜は何事もなく完全に回復した。

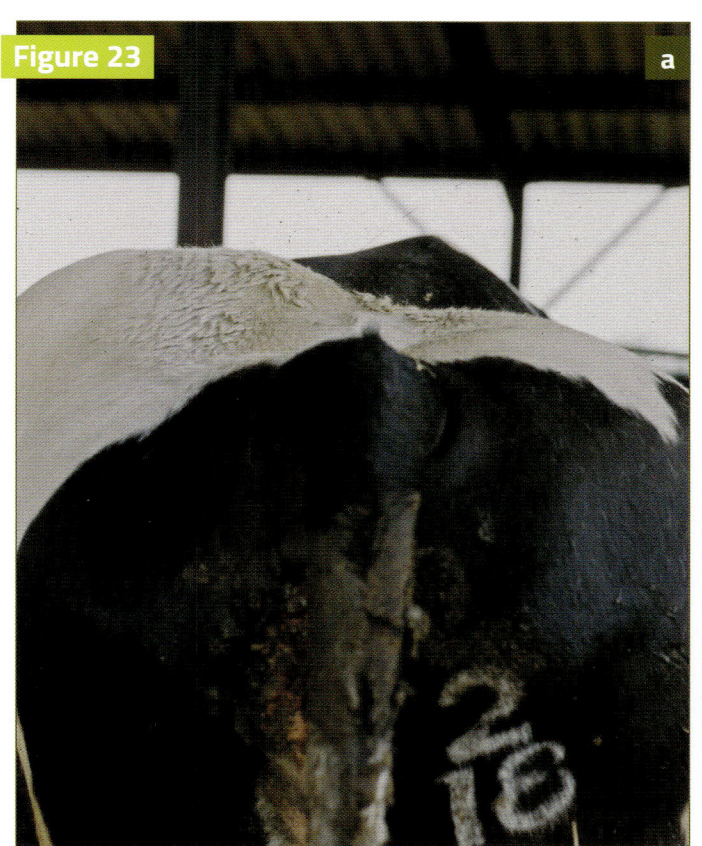
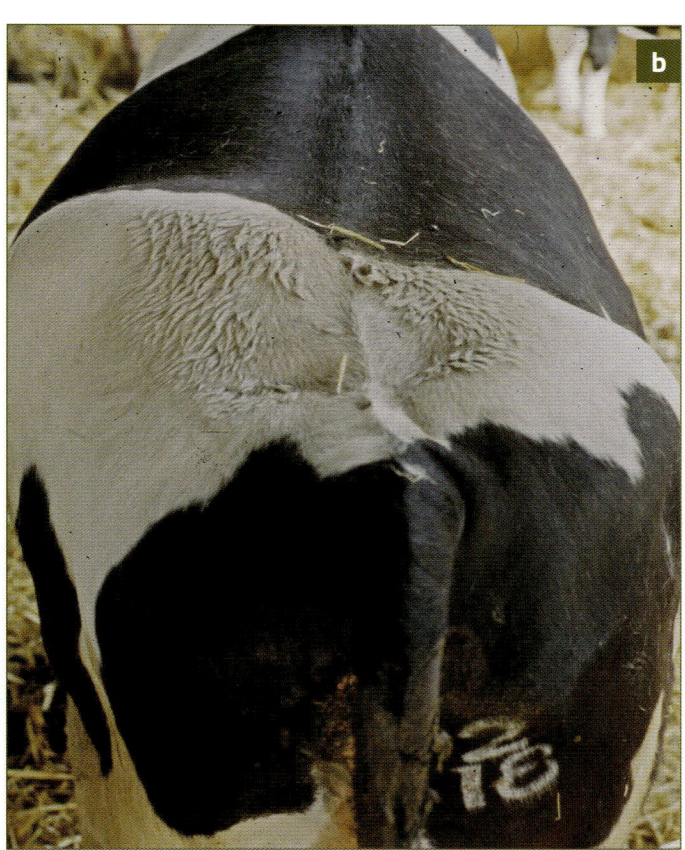

Figure 23 a / b

原因不明の骨盤外傷を患うホルスタイン種乳牛（a，b）。このような損傷は珍しい。

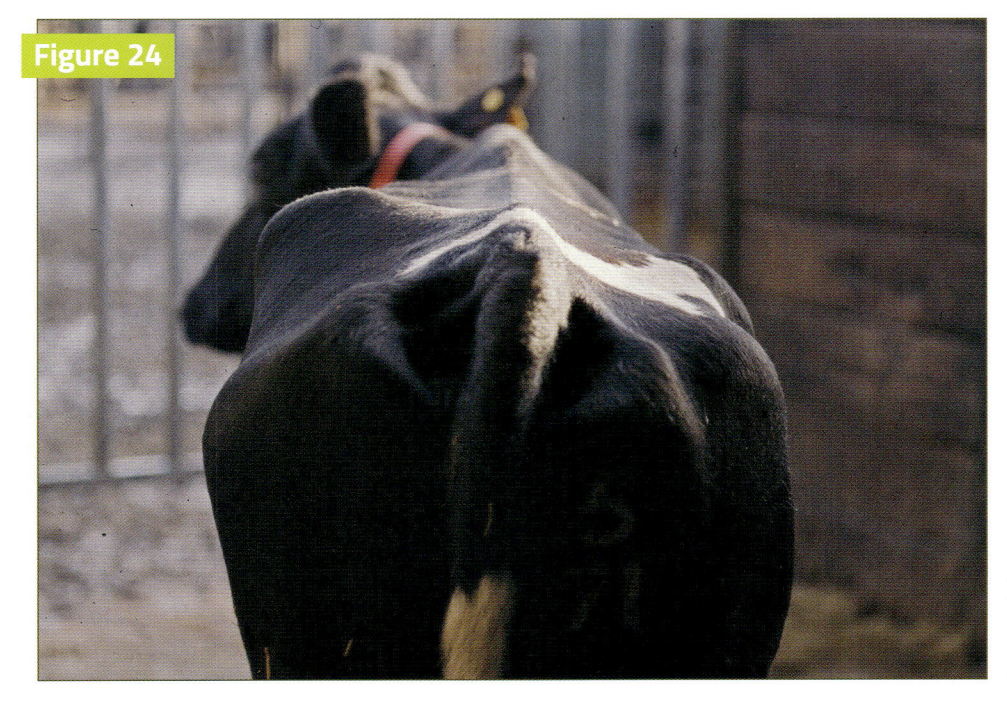

Figure 24

股関節の脱臼。大転子の逸脱による右大腿骨と寛骨の間の腫脹に注目。歩行時や右後肢に負重したときには，より顕著にわかるだろう。

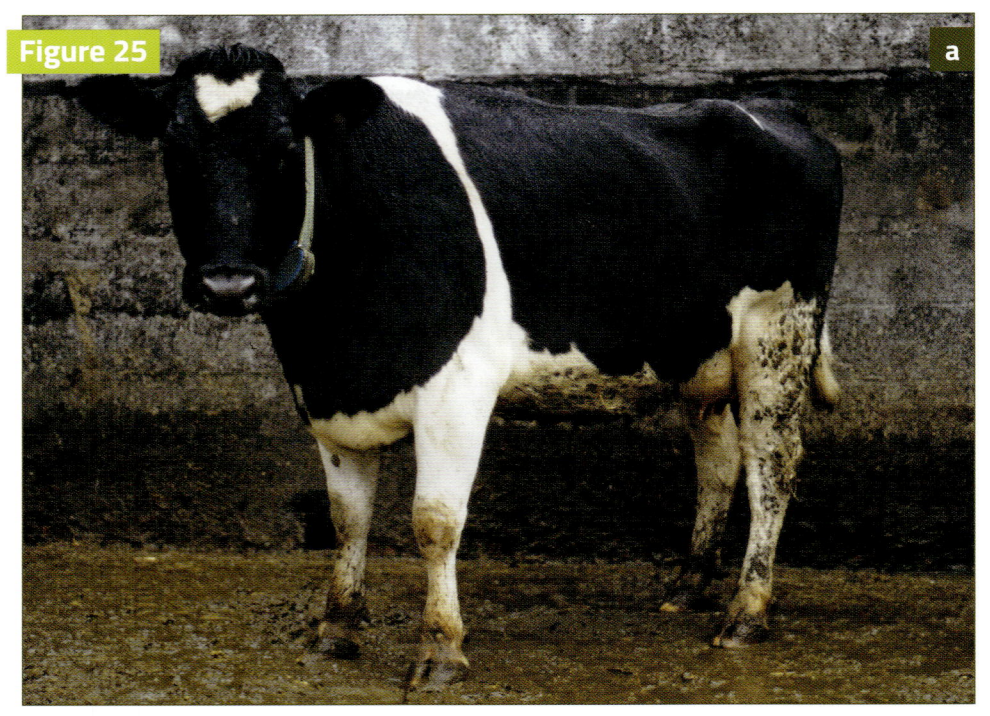

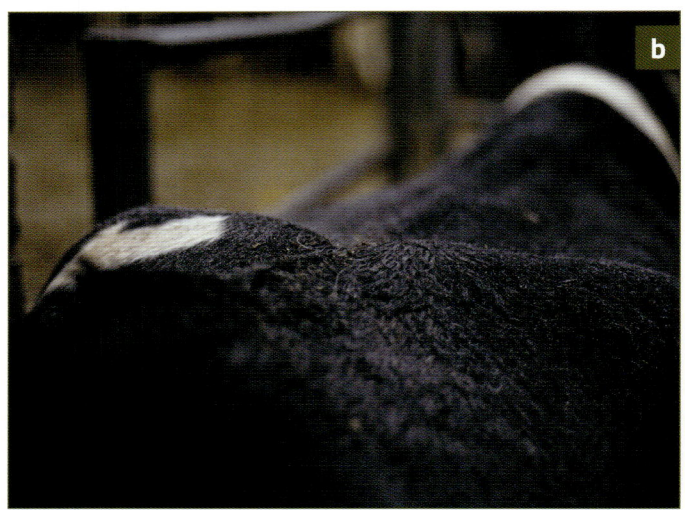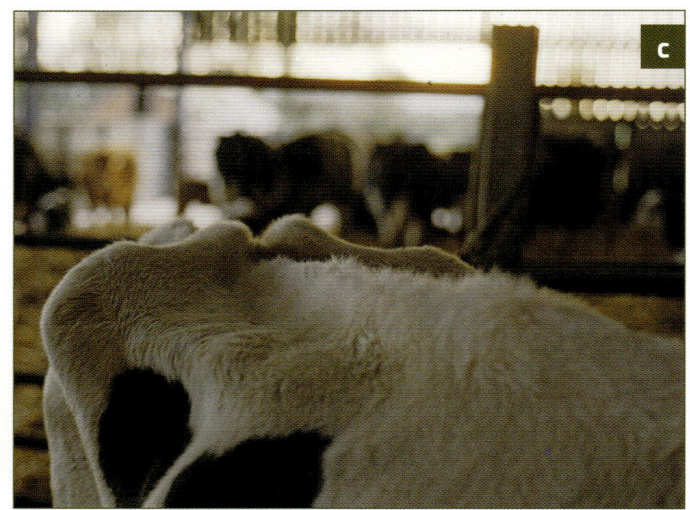

Figure 25

仙腸関節亜脱臼は難産の結果としてよくみられる（a）。骨盤の完全性が損なわれて酩酊歩行となり，腸骨翼の間に脊柱が沈下し，骨盤の直径が減少する（b）。削痩している牛ではより顕著に影響を受ける（c）。

　骨折は四肢の長管骨において特に子牛で多くみられるが，骨折および脱臼は，牛の筋骨格系疾患の中でおそらく，最も一般的に遭遇する外傷性疾患である。閉鎖・単純骨折であれば固定が可能で，患牛の体重が重すぎなければ，適切な治療および管理をすれば満足のいく治癒が期待できる。

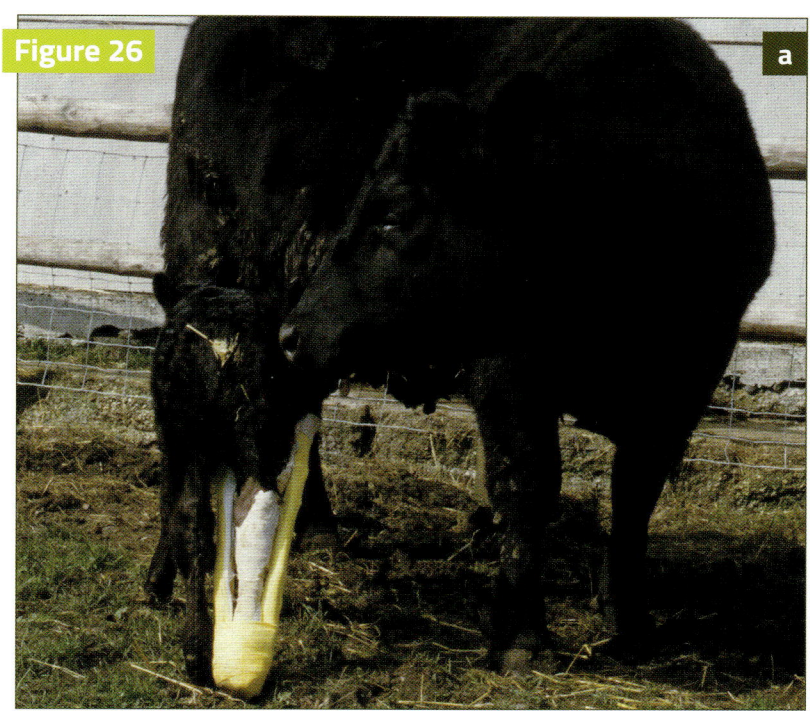
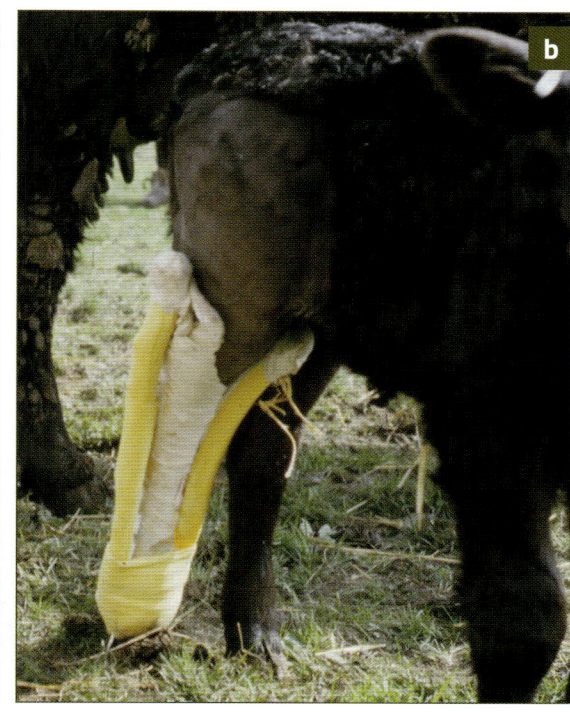

右脛骨を骨折したアバディーン・アンガス純血種の幼若子牛。純血種は貴重なことから，ピンと外固定により外科的に固定した（a，b）。本症例では，骨折は完全に治癒した。

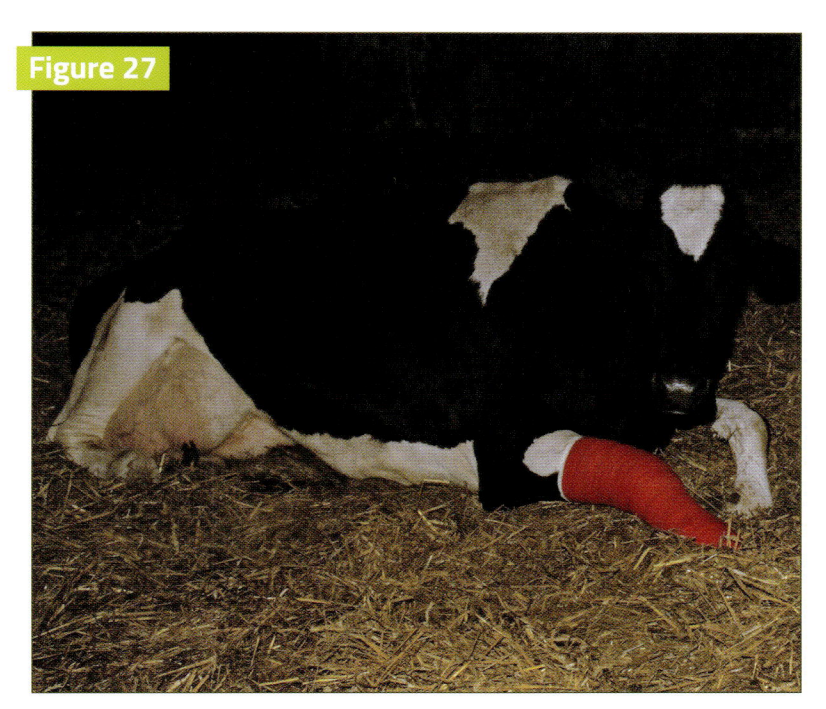

キャストにより外固定された，右手根骨骨折の乳牛。

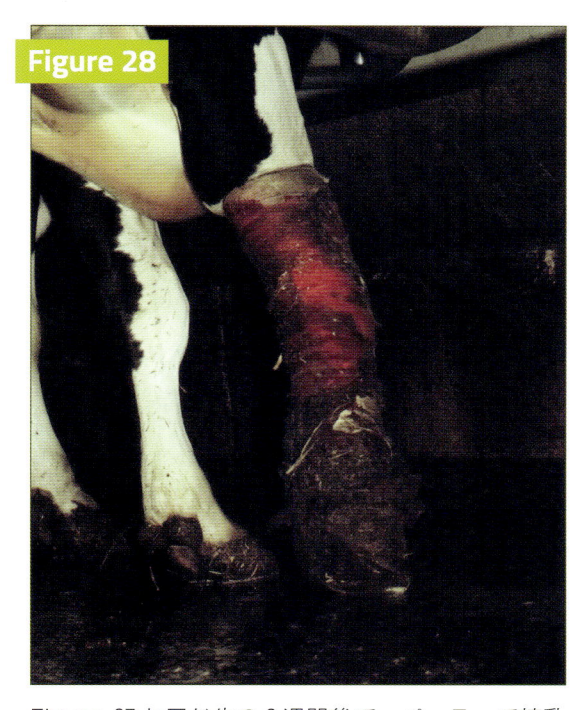

Figure 27 と同じ牛の 2 週間後で，パーラーで搾乳中。この時点では，右前肢に全体重を負重していないが，この牛は後に完全に回復した。

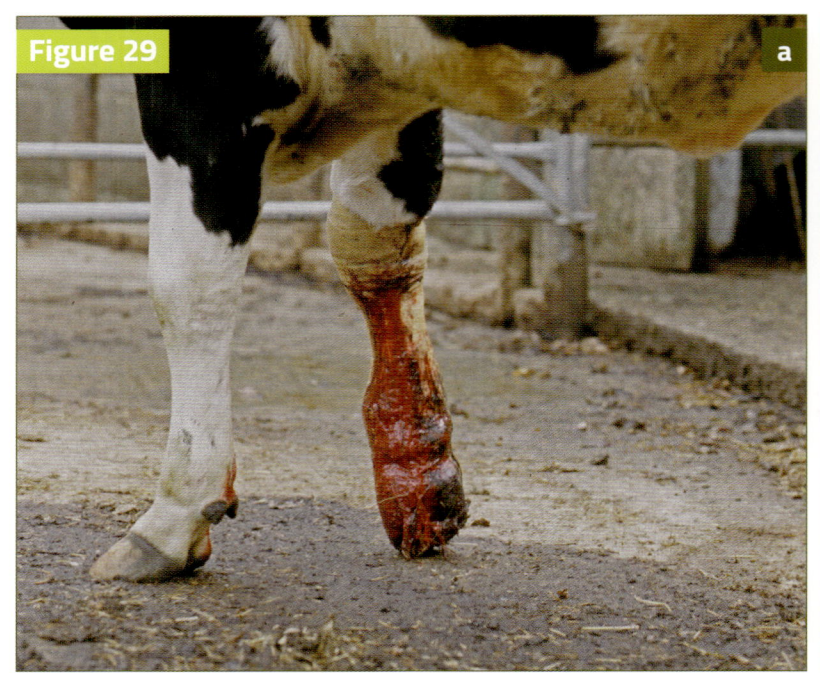
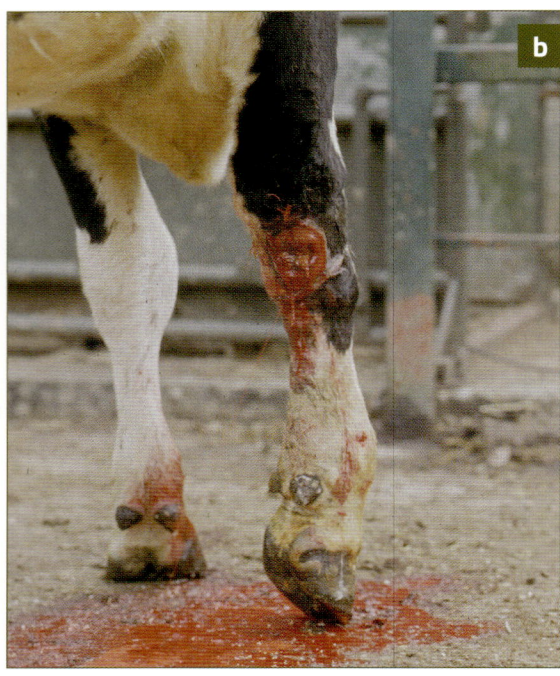

キャストにより外固定された，右手根骨骨折を患う未経産乳牛（a）。キャストが長期間巻き変えられずそのまま残されていたため，キャストが除去されたときには摩擦により軟部組織は明らかなダメージを受けていた（b）。骨折の治癒が確認された後，軟部組織の損傷は洗浄，局所治療され，この牛は完全に回復した。

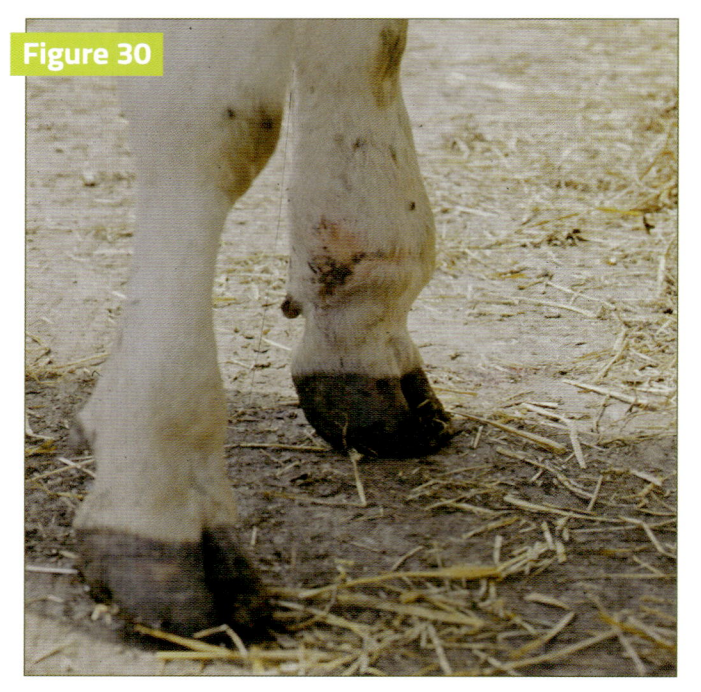

柱と壁に左前肢が挟まり，暴れもがくうちに自ら球節を複雑骨折した乳牛。患部の洗浄と固定により関節は癒合し，結果として疼痛もなく十分に運動できるようになった。

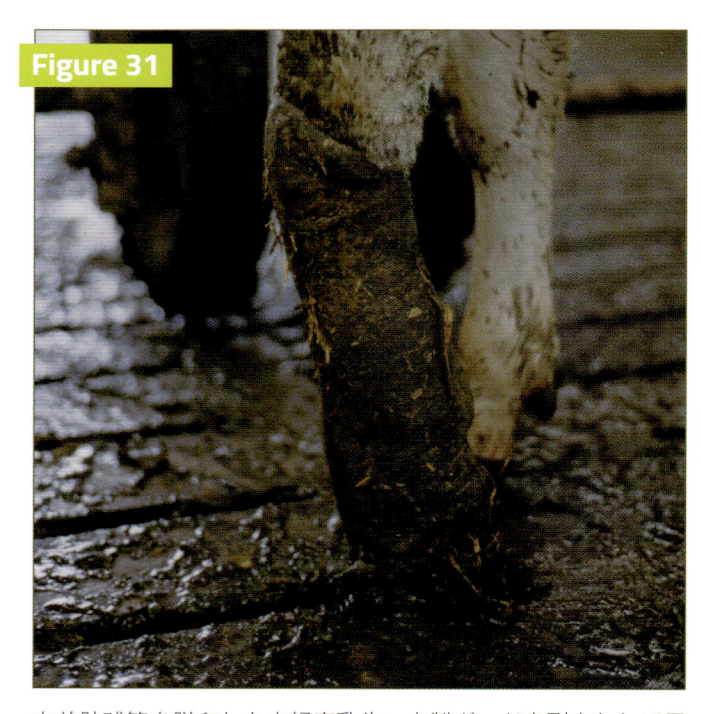

右前肢球節を脱臼した未経産乳牛。木製ボードを副木として用いて整復・固定し，パッドを適切に当て包帯を巻いた。この症例では，満足な結果が得られた。

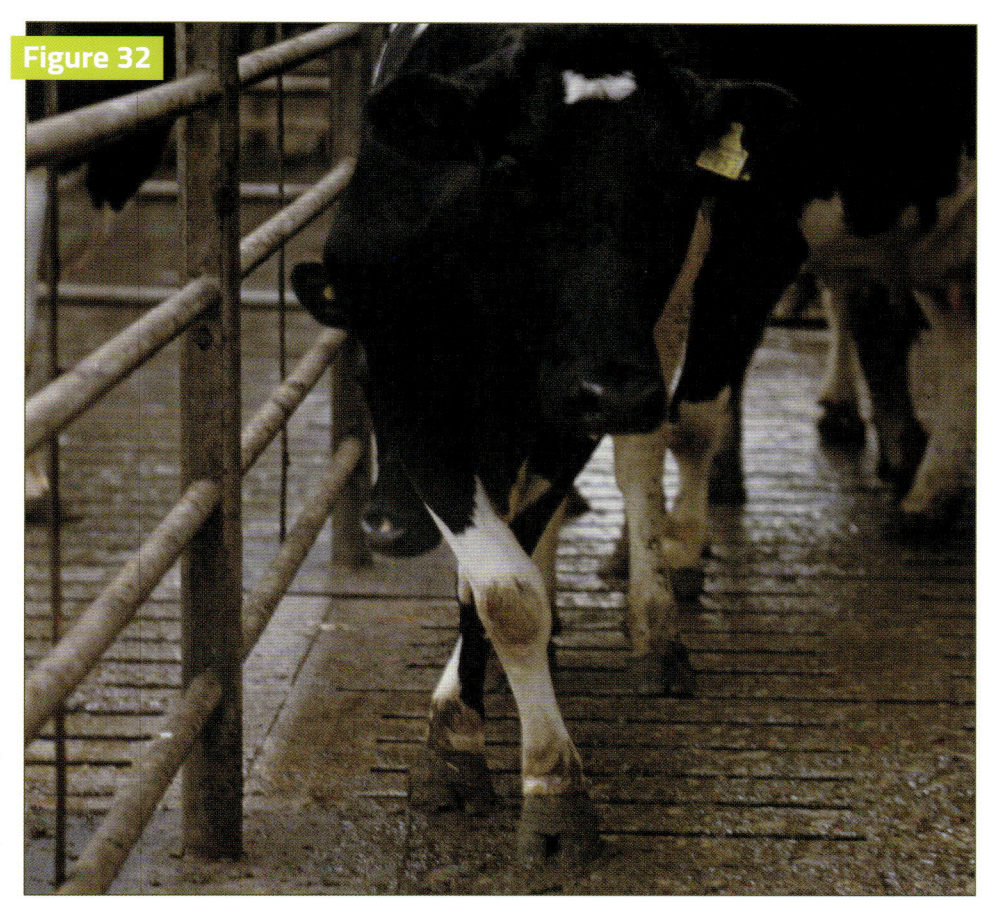

Figure 32

蹄骨を骨折した牛特有の姿勢を呈する未経産乳牛であり，一般的には発情牛からの乗駕により，硬い地面で前肢に強い衝撃を受けることで生じる。この症例では，両前肢内蹄に蹄底潰瘍があった。

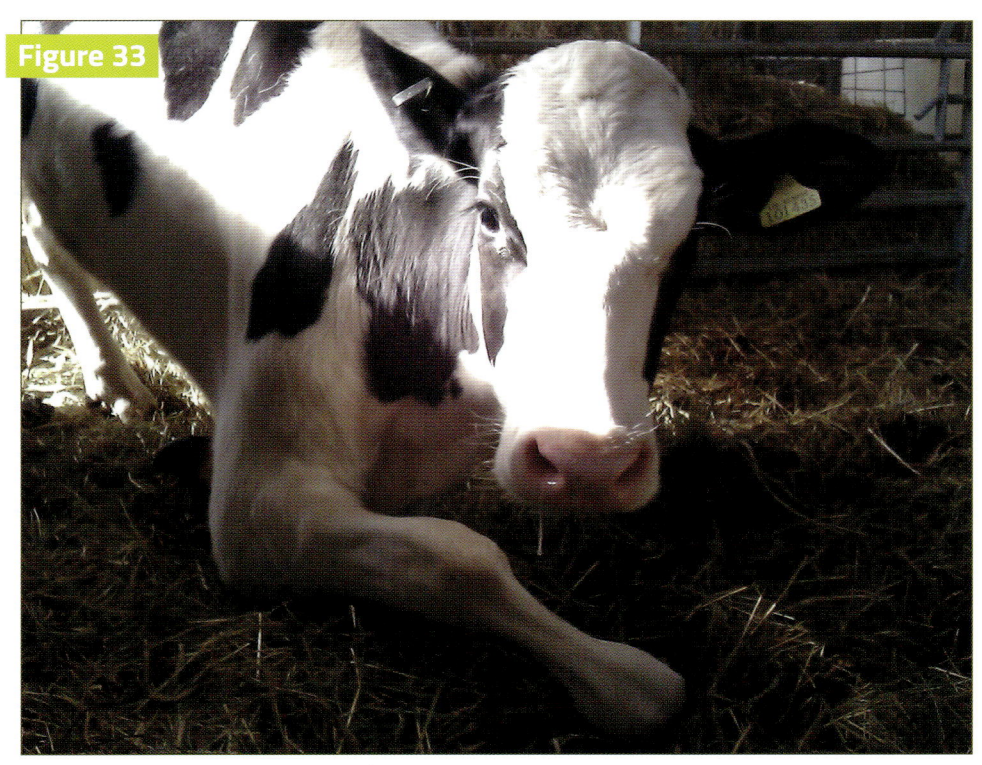

Figure 33

バックするトラクターにより腕神経叢にダメージを受けたホルスタイン種子牛で，右前肢の弛緩性麻痺を呈する。本症例では前肢の機能は回復せず，子牛は人道的に安楽殺された。

Figure 34

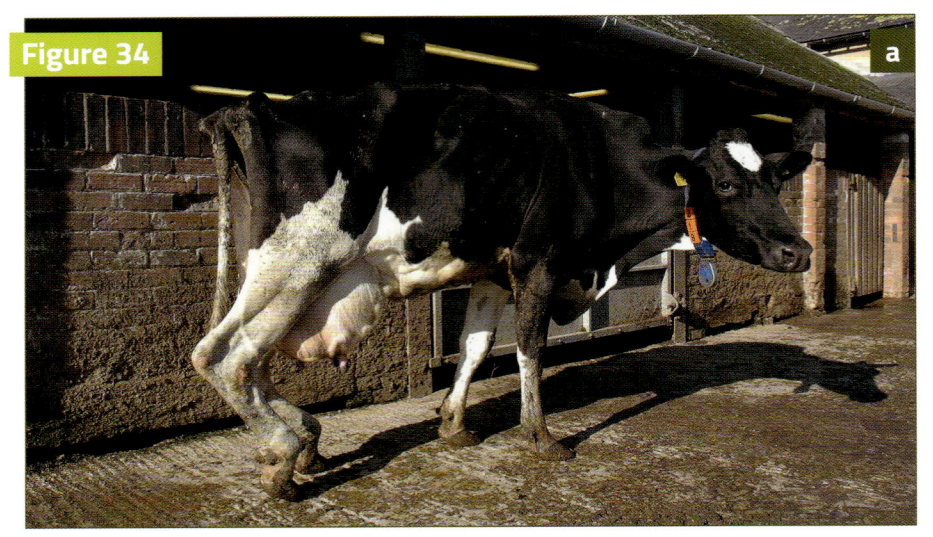

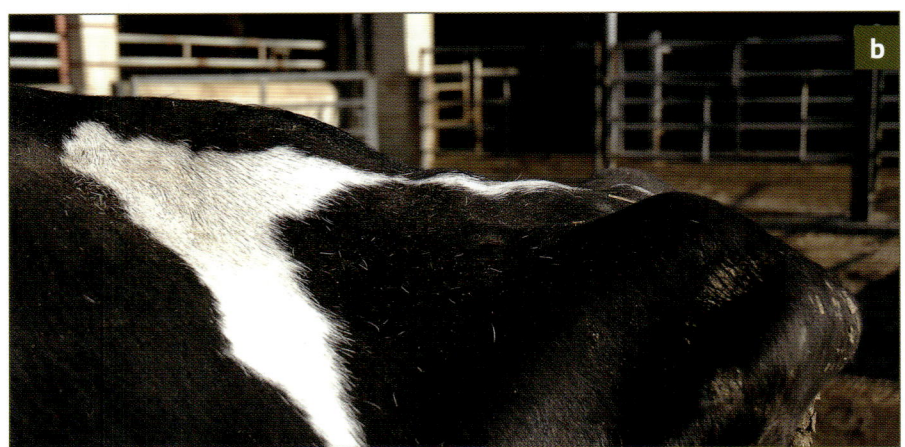

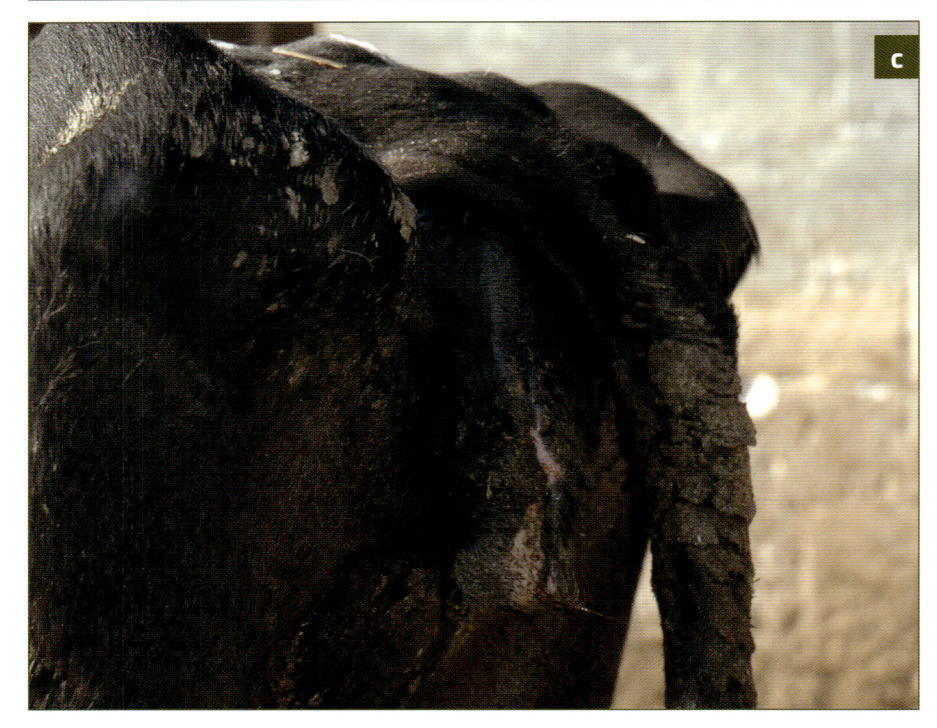

近年報告されたCrushed tail head syn-
drome（尾根骨折症候群）に罹患した，ひ
どく削痩したホルスタイン種乳牛（a, c）。
病因は不詳であるが，乗駕によるダメージも
考えられる。尾根は寛骨間に沈下しており
（b），後肢では神経的機能不全がみられ，尾
は麻痺していることも多い。

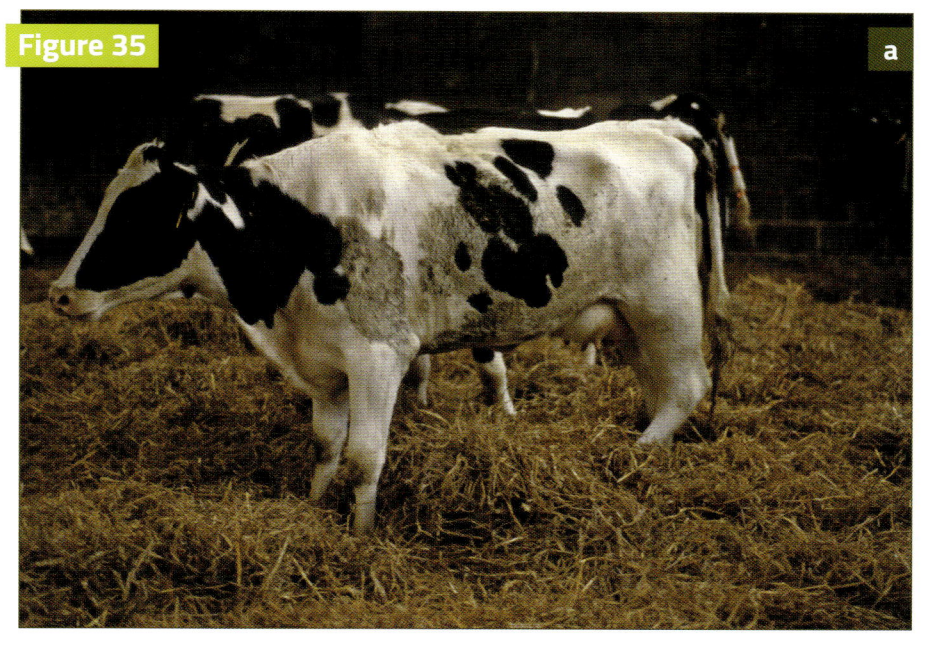

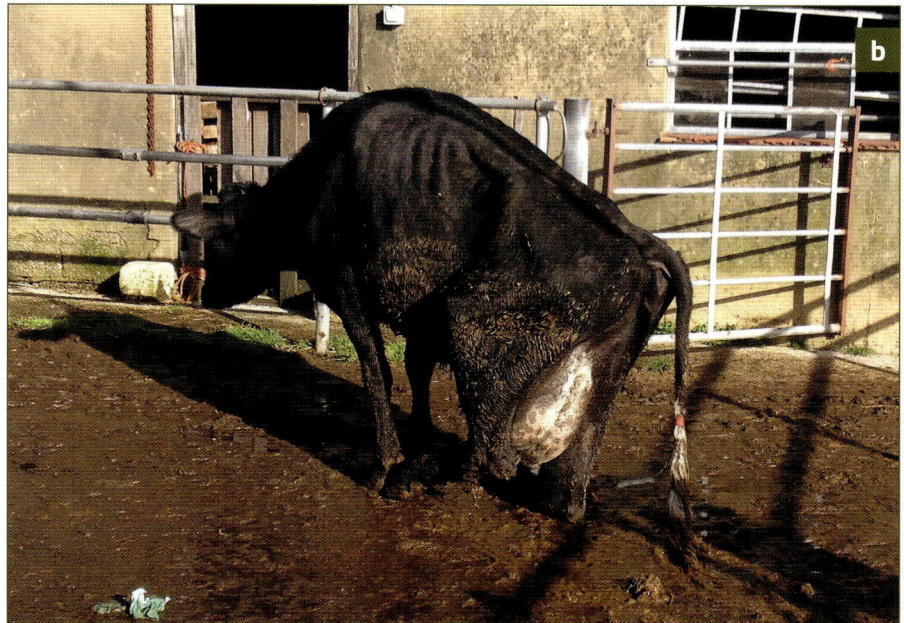

腓腹筋断裂は，起立時や捕捉から逃れる際に苦労している成牛や飼料中のミネラル不足やアンバランスの可能性のある若い牛においてときおり認められる。本症例では分娩直後のホルスタイン種乳牛の左後肢のみが罹患している（a）。しかし，bのように削痩した乳牛の場合，両後肢を罹患しうる。予後はまったく期待できないため，すぐに人道的安楽殺がなされた。

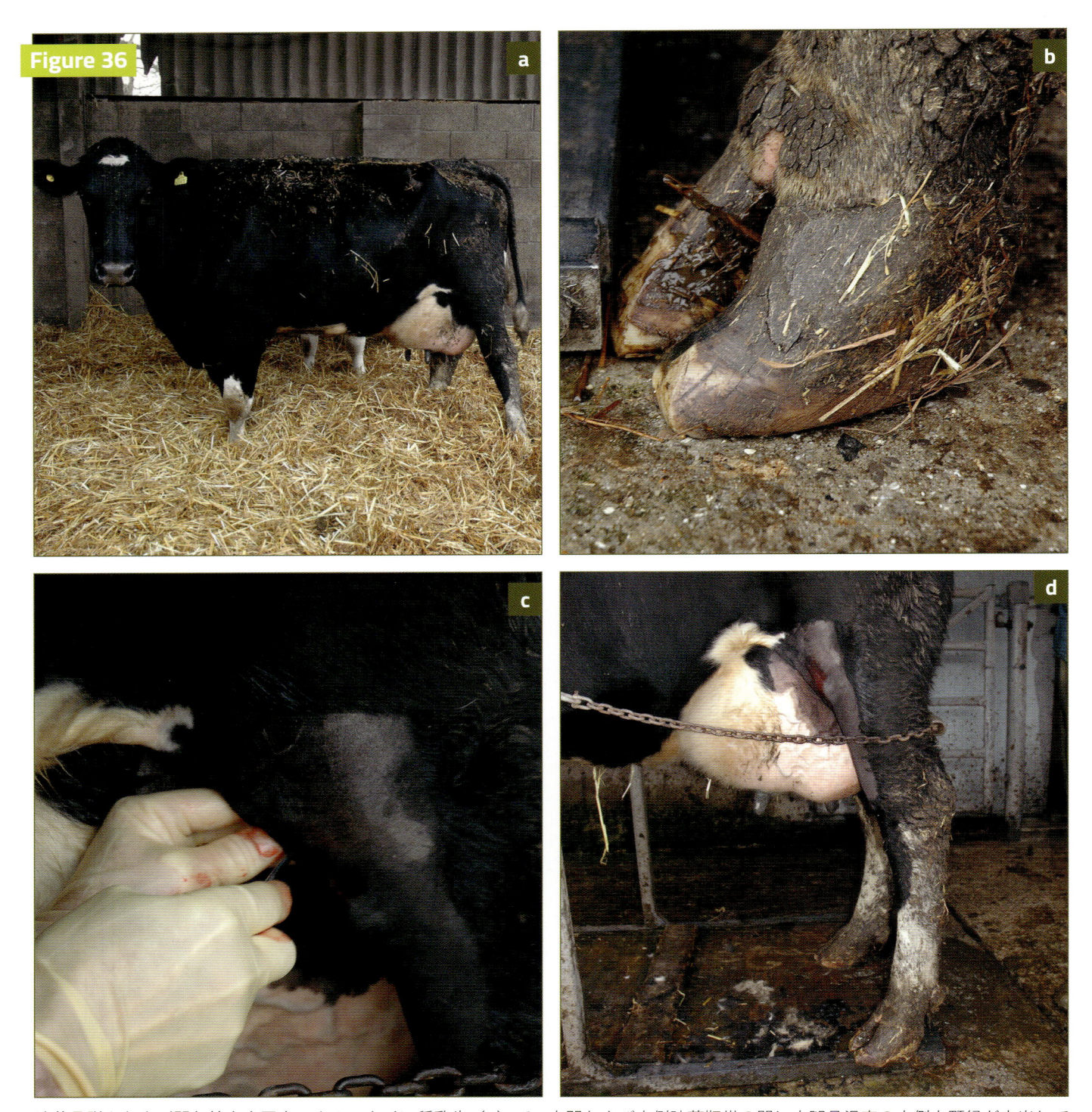

膝蓋骨脱臼および間欠性上方固定のホルスタイン種乳牛（a）で，中間および内側膝蓋靭帯の間に大腿骨滑車の内側上顆縁が突出している。この結果，左後肢は伸長し（a），足を引きずるために蹄の先端の角質が摩耗している（b）。内側膝蓋靭帯を外科的に切除することで解決できる（c）。このような外科的処置の直後に，患畜は正常に起立した（d）。

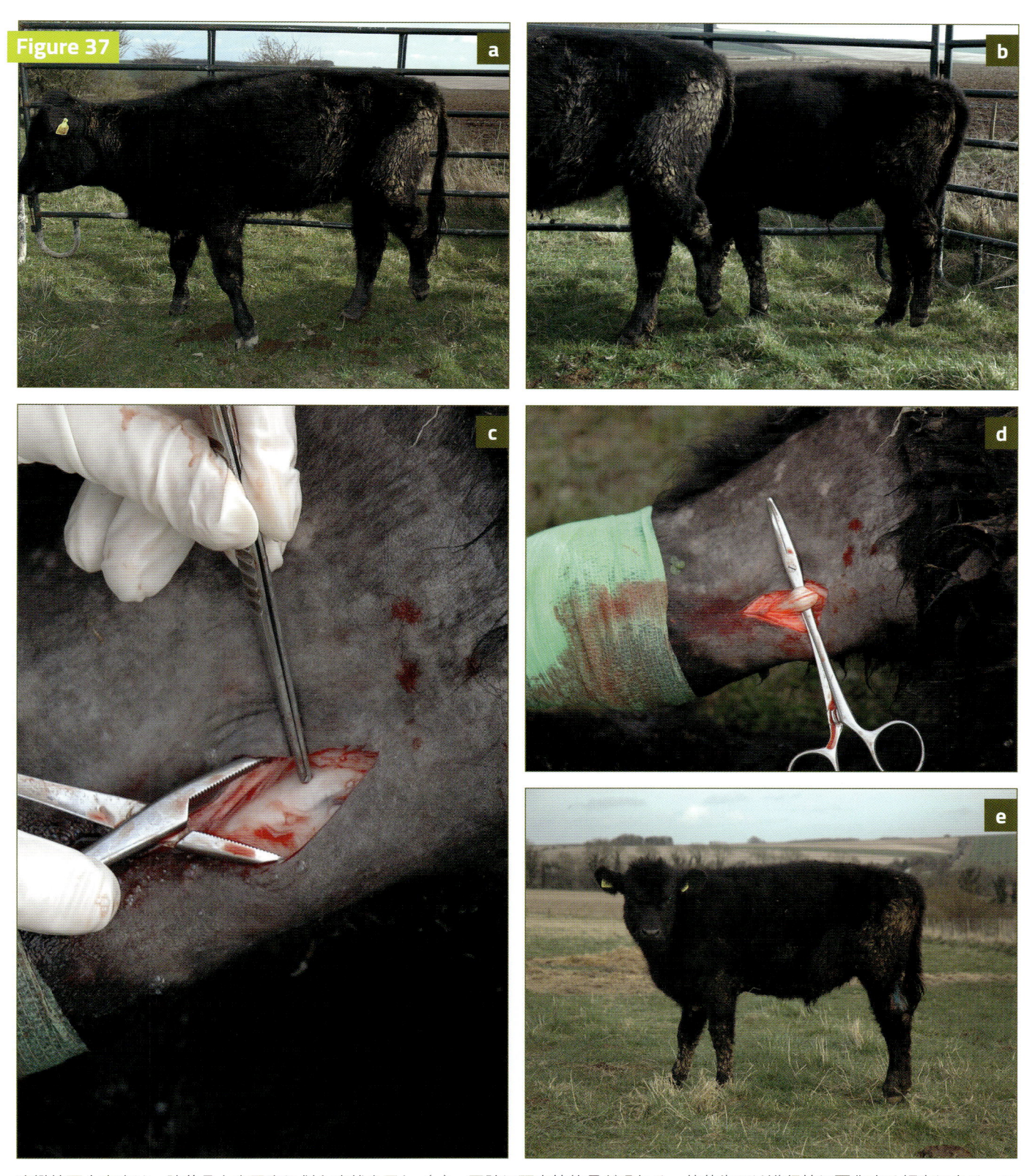

Figure 37

痙攣性不全麻痺は，膝蓋骨上方固定に似た症状を示し（a），四肢に硬直性伸長が現れる。幼若牛では進行性に悪化する傾向にある。これは遺伝性であるため，複数の血縁関係のある牛にも発生する（b）。種々の神経や腱の外科的な切除（c，d）により，症状は緩和される（e）が，これは解決策というよりむしろ応急処置である。

蹄の疾病はおそらく最も一般的な跛行の原因であり，動物福祉に関わり，生産性の低下をもたらすため，特に注意を払う必要がある。

過長蹄　Horn overgrowth

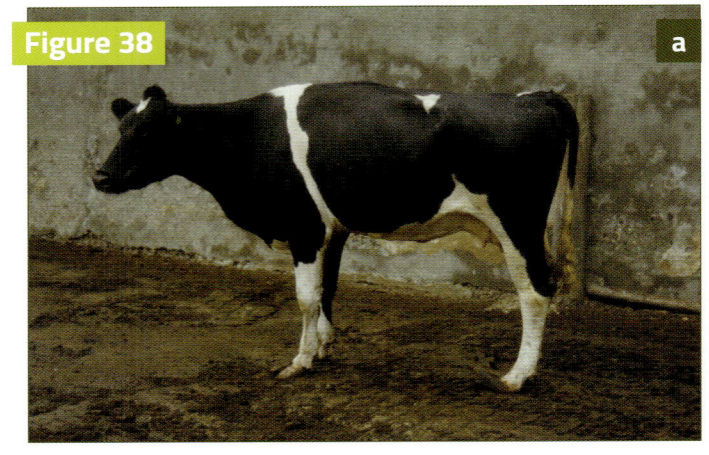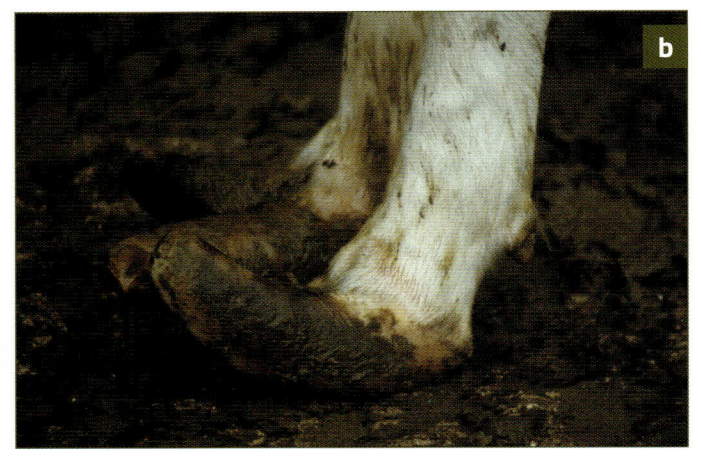

Figure 38

過長蹄のホルスタイン種乳牛で特に後肢に顕著である（a，b）。畜主が削蹄をしようとしたがその技術が未熟であり，屈腱の伸展ならびに副蹄の沈下を防止できず，結果として蹄球の高さが非常に低い状態に陥っている。この牛は"跛行"ではないが，正常な歩様ではない。

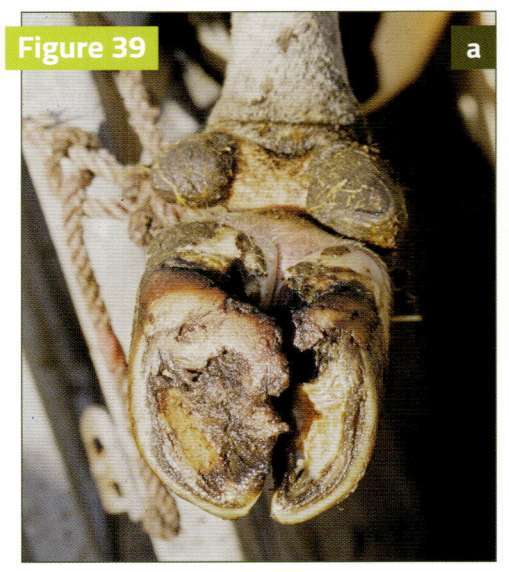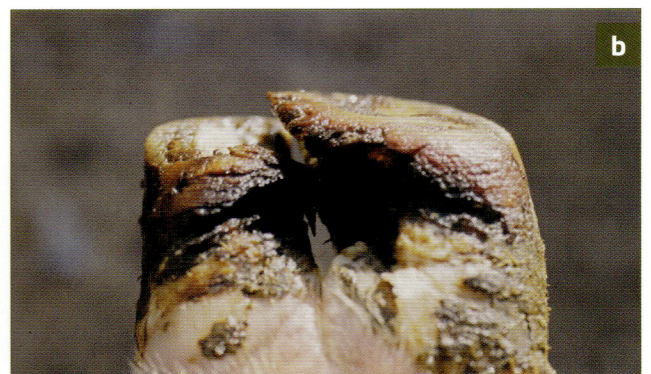

Figure 39

ホルスタイン種乳牛の特に後肢外蹄の蹄底に生じた過長蹄（a）で，典型的なくさび形（Friesian wedge）を呈している（b）。これにより，歩行はできるものの肢に異常な圧力がかかり，末節骨の屈筋結節部を覆う真皮に特に圧力がかかる。この位置は蹄底潰瘍が形成される典型的な部位である。

外傷　Trauma

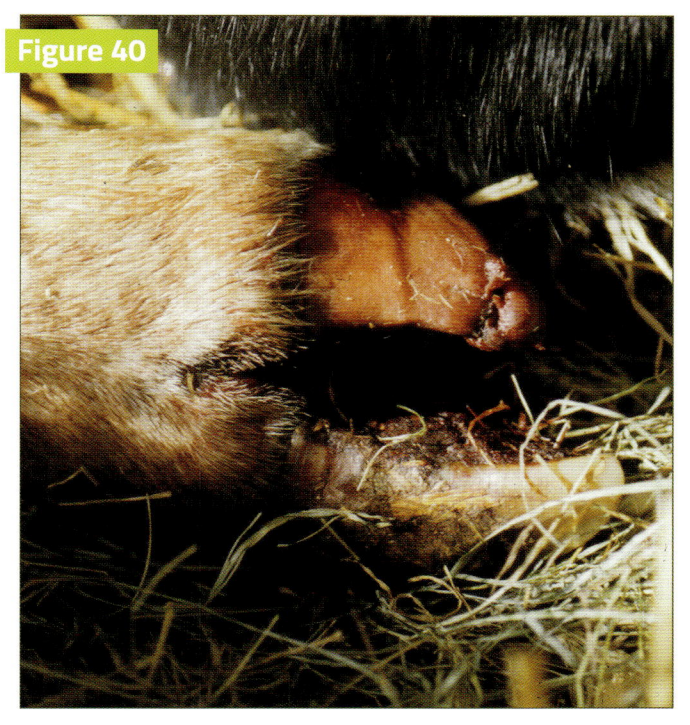

Figure 40

肥育牛の蹄角質の脱落。この原因は不明であるが，外傷が最も可能性の高い原因だと推察される。

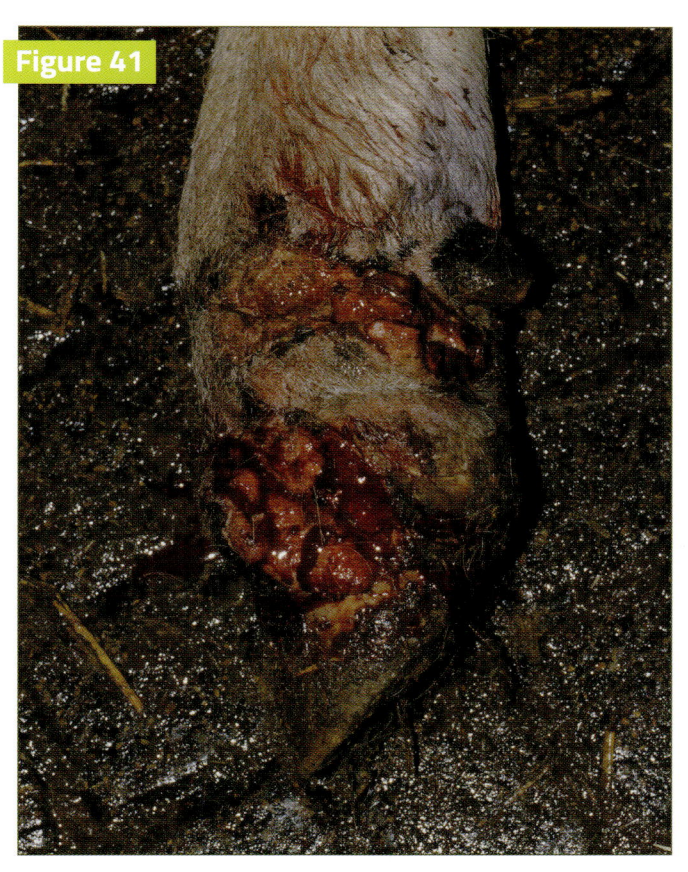

Figure 41

蹄と肢端に重大な損傷を負った繁殖牛の症例で，飼養されている牛舎のブリキの外装と骨組みの間に足を挟んで発生した。

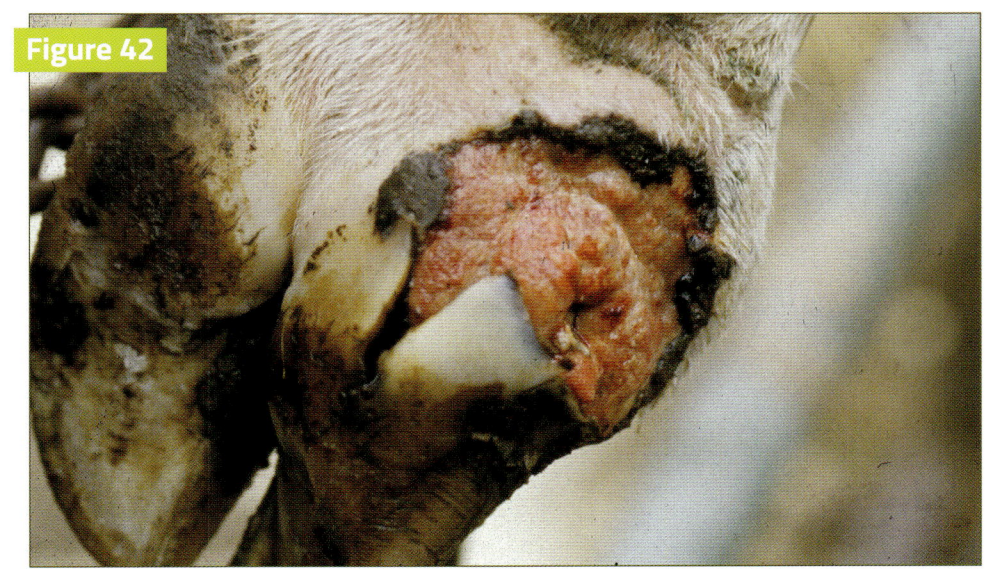

Figure 42

乳牛にみられた蹄冠の損傷と完全な裂傷。柱と壁の間に足を挟んで発生した。

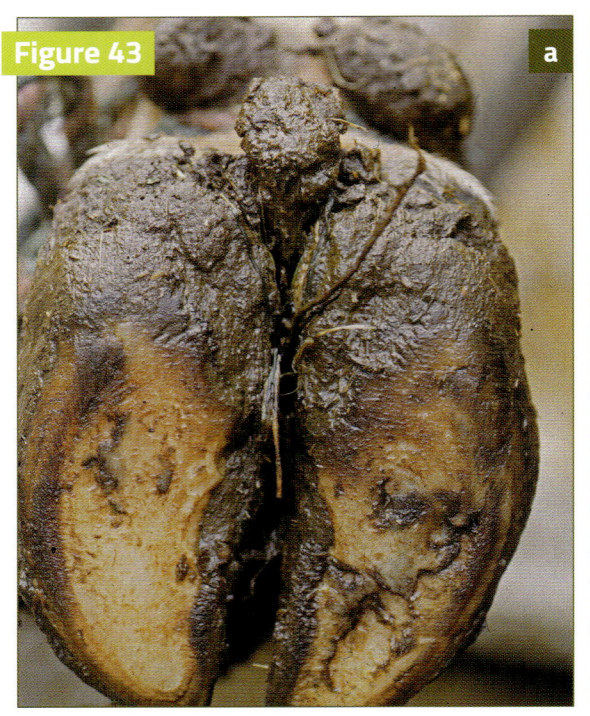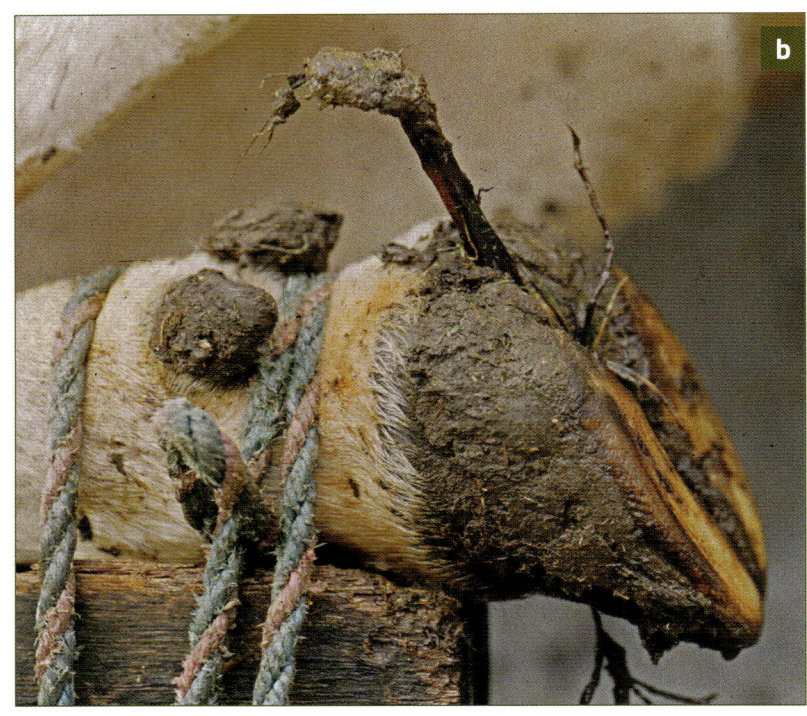

Figure 43 a / b

左前肢の跛行が数日続き，抗菌剤による治療に反応しなかったため，検査を行った乳牛の蹄。検査により，趾間の長軸方向に棘の多いイバラの小枝が挟まっていることがわかった（a，b）。跛行の症例においてはその本当の原因を特定するために十分な検査をする必要があることを示している。

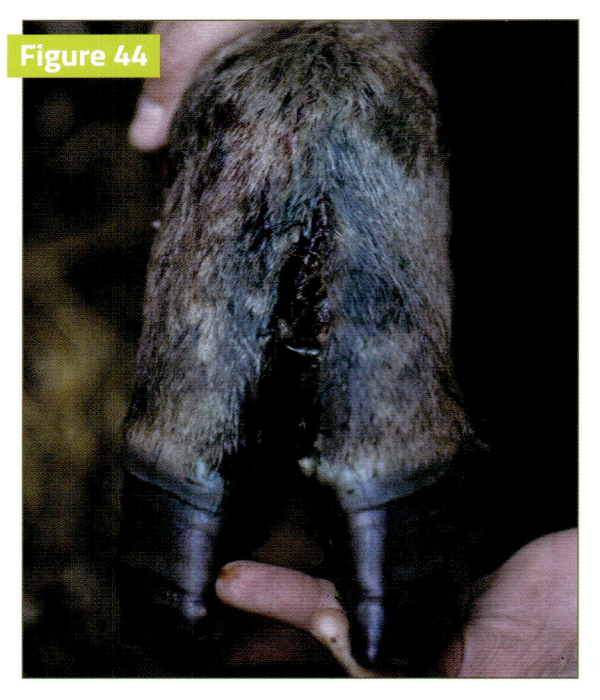

Figure 44

　跛行を引き起こす異物は様々な形状や大きさであり，跛行の原因調査を実施し治療する段階ですでに存在していないことすらあるかもしれない。覚えておかなければいけないことは，異物が突き刺さったことにより足に生じた損傷は，その外観から推察されるよりも，より広範囲かつ重度であることがしばしばあるということであり，すべての症例で十分な検査が必要である。

若齢繁殖子牛の趾間の損傷で，針金に足が絡まって生じた。

Figure 45

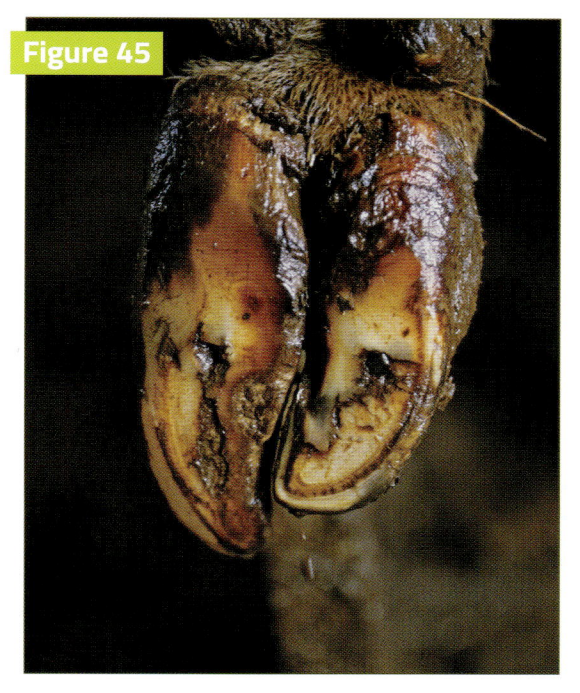

内蹄に石が入り込んだのを，少しの間見過ごされた乳牛の蹄。特に外蹄が過長蹄となっている点に注目。これはおそらく異物が入り込む箇所としては珍しく，白帯部分に入り込むことのほうが多くみられる（Figure 46 参照）。

Figure 46

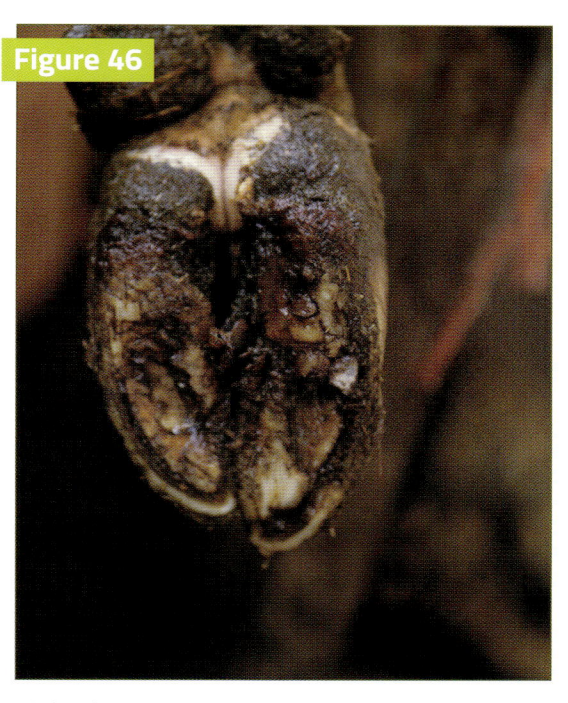

外蹄の白帯部分に石が入り込んだのをかなり長期にわたり見過ごされていた乳牛。

Figure 47

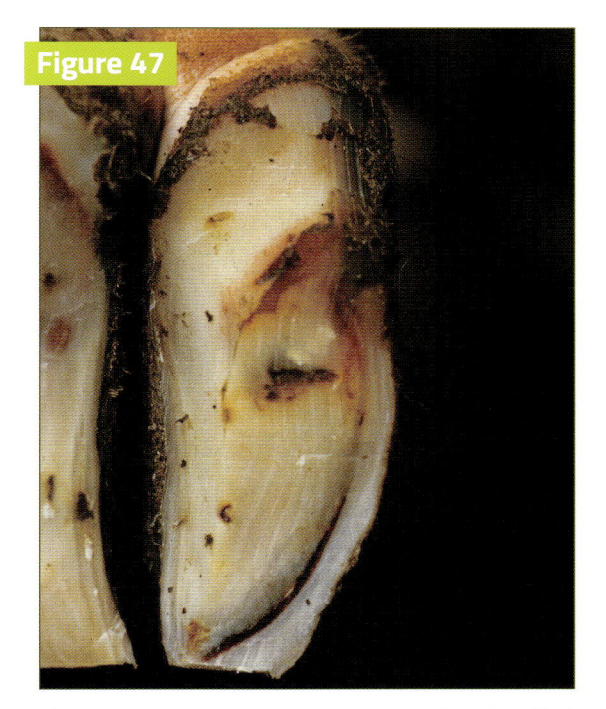

跛行の原因を調べたとき，その原因となった異物がいつも存在しているとは限らない。この症例では，蹄底に尖った石が突き刺さったが，検査時にはその石はすでに抜け落ちた後だった。

Figure 48

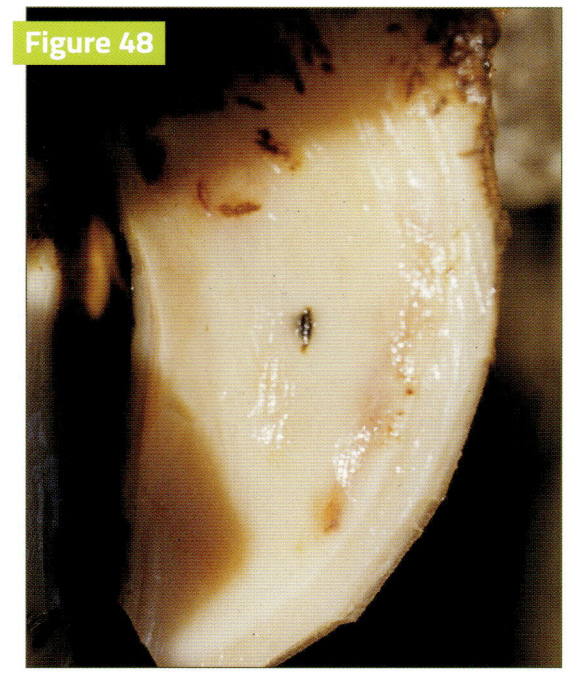

跛行の原因となった異物が蹄内部に残っていても，一見してわからない場合もある。この症例では，とても小さい石の破片が蹄底に突き刺さっていたが，きれいに削蹄されるまではわからなかった。

Figure 49

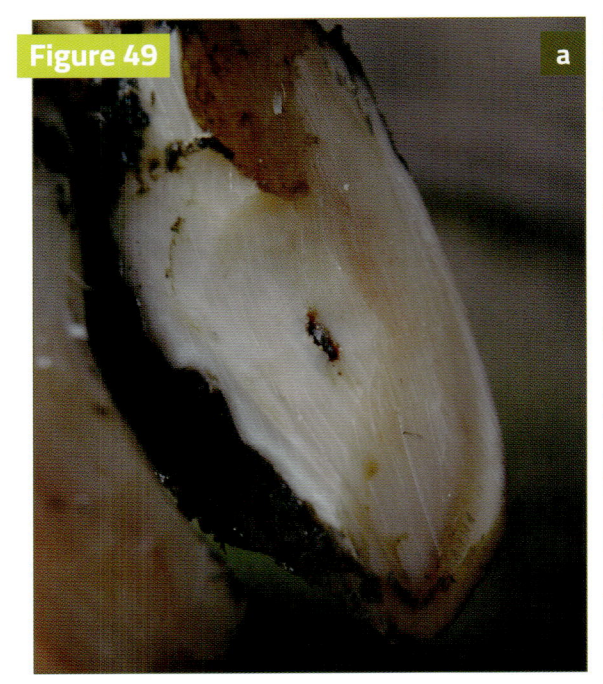 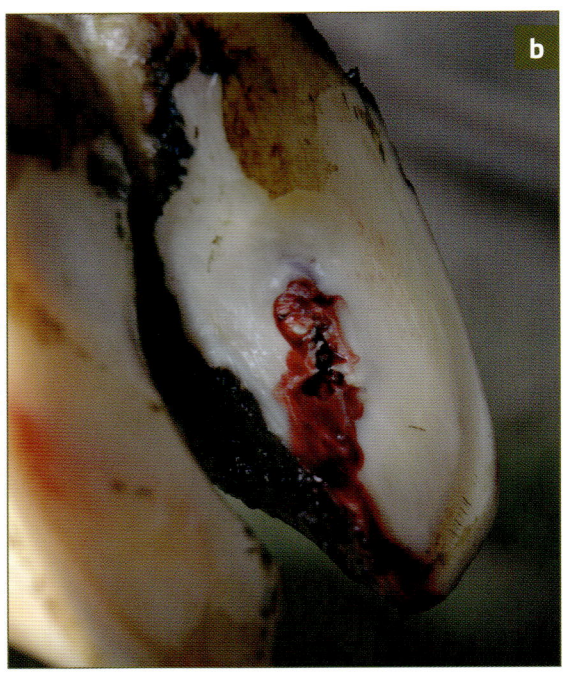

この症例では，ほかにも小さな石の破片が蹄底に刺さっていた（a）。この小石を取り除いてはじめて，蹄の深部構造まで損傷が広がっていることがわかった（b）。

Figure 50

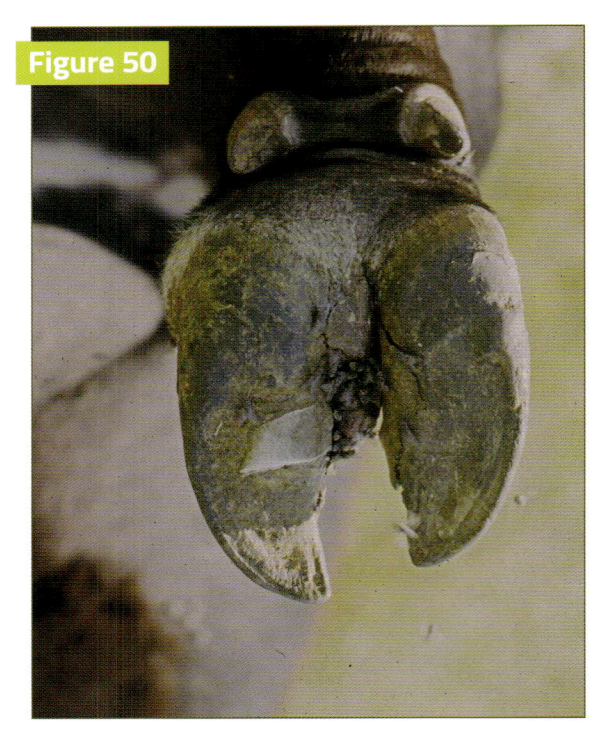

蹄底に金属片が刺さった種雄牛。金属片が確認できる状態だったにもかかわらず，しばらくの間そのままで歩いていたと考えられ，蹄踵は腫脹し慢性化が示唆された。しかし，畜主は断固として，跛行は検査日の前日にはじまったと主張していた。

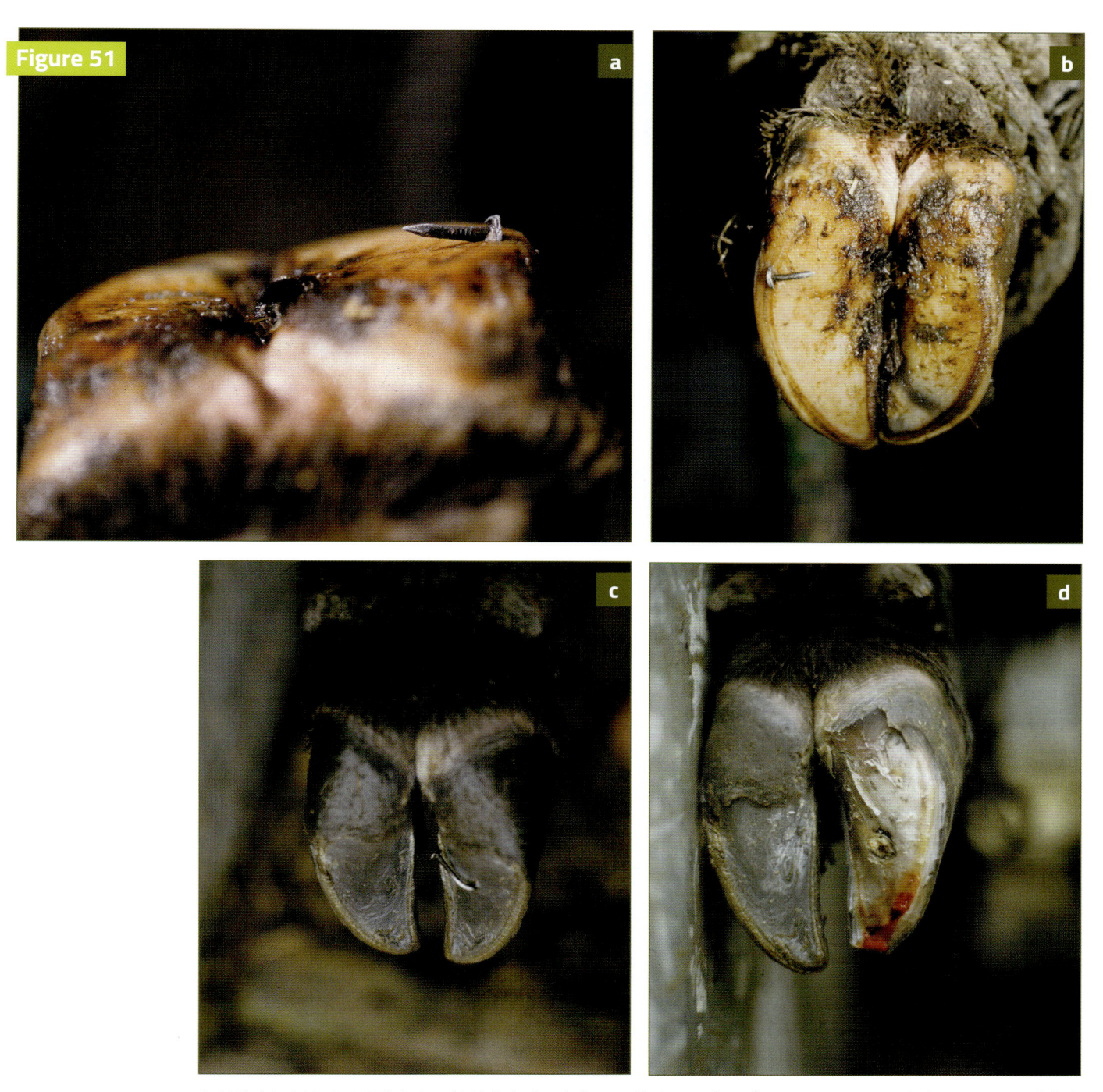

Figure 51

釘は蹄底に刺入する異物として比較的よくみられる。サイロの壁にプラスチックシートを止めるために酪農家が使用する平頭の釘が，白帯部分に変わった向きで刺さっている（a，b）。蹄底に釘が刺さった約6カ月齢の繁殖子牛で，よくみられる刺さり方である（c）。この症例では蹄の深部組織への損傷は限局していたが，蹄底全体を低くした（d）。釘を除去し蹄底を低くしたことで，良好に治癒した。

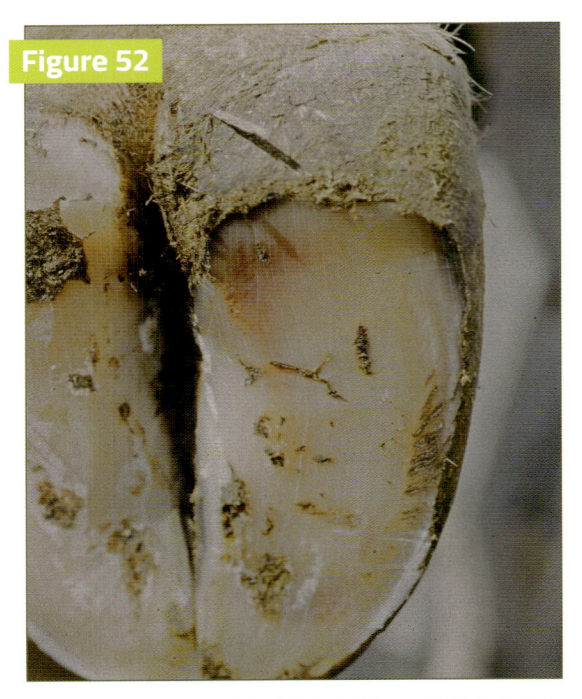

Figure 52

少々まれではあるが典型的な症例で，抜け落ちた臼歯の歯根を踏んで三叉状の損傷が蹄底に生じた。

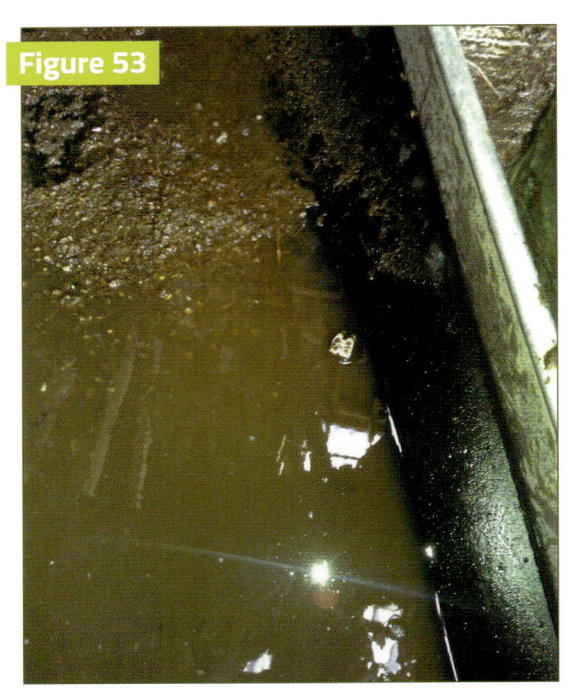

Figure 53

この農場では跛行を減らすためにフットバスを用いていたが，なんとその底に臼歯が落ちていた。

蹄皮膚疾患　Conditions affecting the skin of the digit

繋部皮膚炎　Mud fever

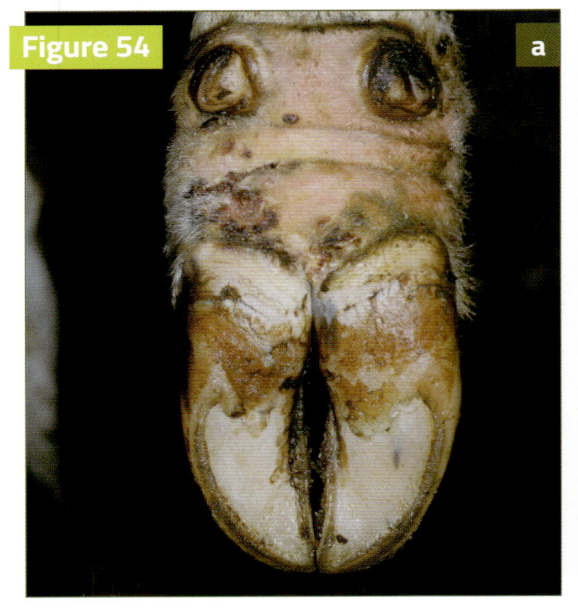

Figure 54 a

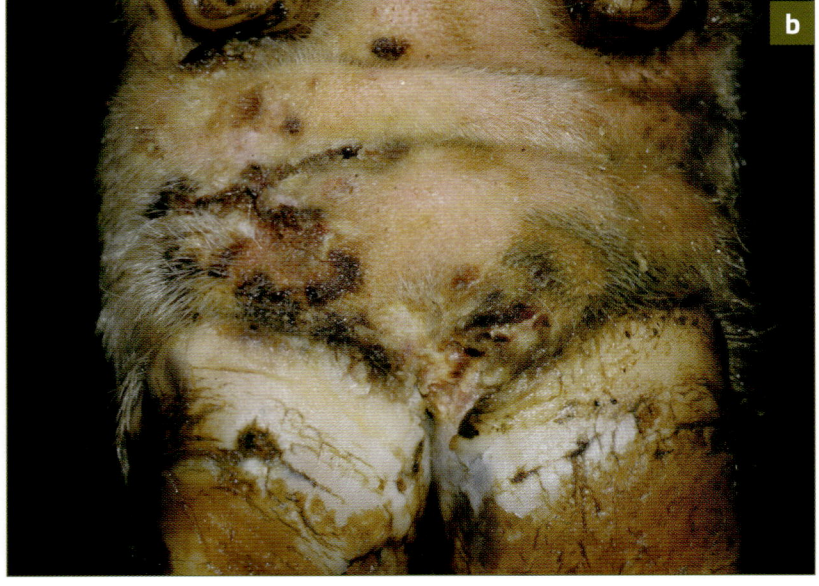

b

繋部皮膚炎は，不衛生かつ浸潤な環境におかれた牛で，球節より下の肢端が腫脹し，皮膚の表面に滲出性の湿疹と痂疲を形成することが特徴である（a，b）。様々な細菌が表在感染しやすくなる。

趾間腐爛（趾間壊死桿菌症）／趾間フレグモーネ
Interdigital necrobacillosis/phlegmon（Foul in the foot, footrot）

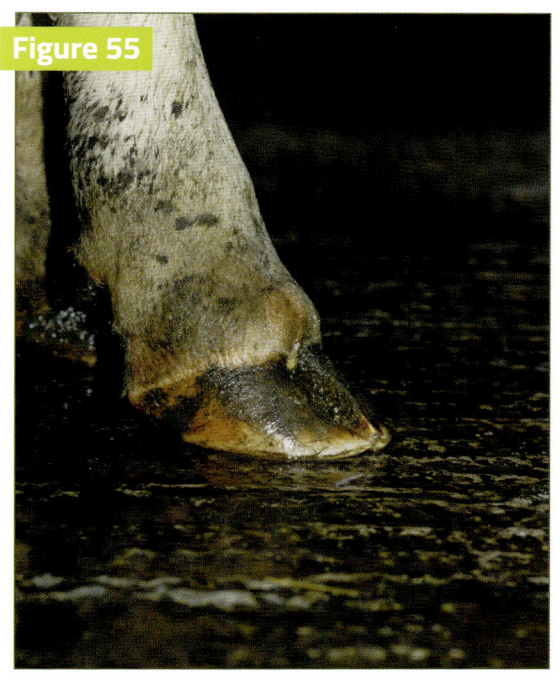
Figure 55

趾間腐爛の牛で，蹄冠部の典型的な腫脹がみられる。

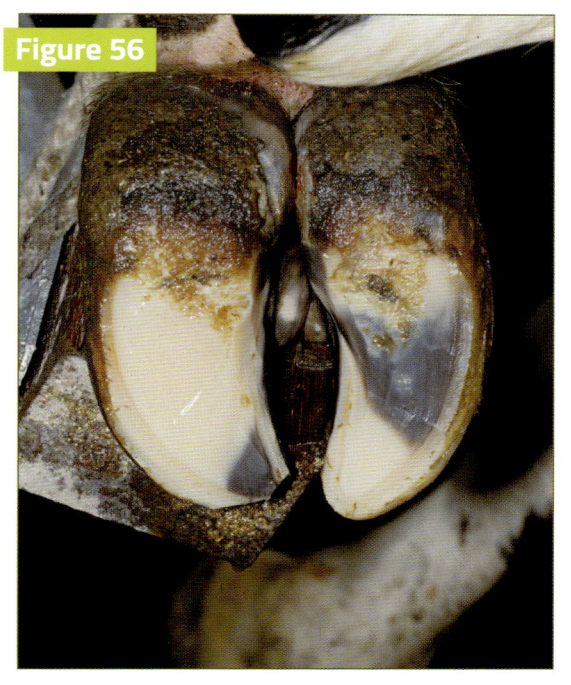
Figure 56

趾間腐爛の牛の前肢。趾間の組織が腫脹している。

　趾間腐爛は，*Fusobacterium necrophorum* や *Dichelobacter nodosus* を含む様々な細菌が趾間の皮膚の細かな傷から侵入，感染した場合に生じる。最初は趾間のみの腫脹であるが，蹄球や蹄冠部へと広がっていく。場合によっては，趾間の皮膚が裂けて特徴的な腐敗臭を呈する。

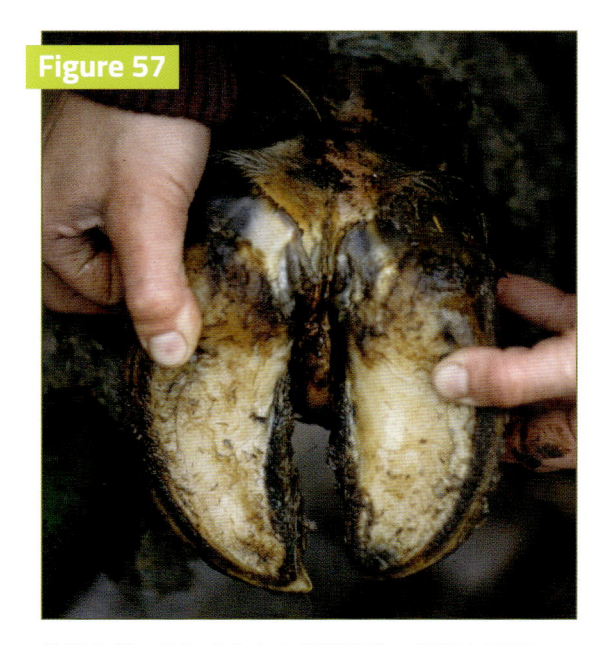
Figure 57

趾間腐爛の牛にみられた趾間組織の腫脹と裂傷で，特徴的な腐敗臭を呈する。

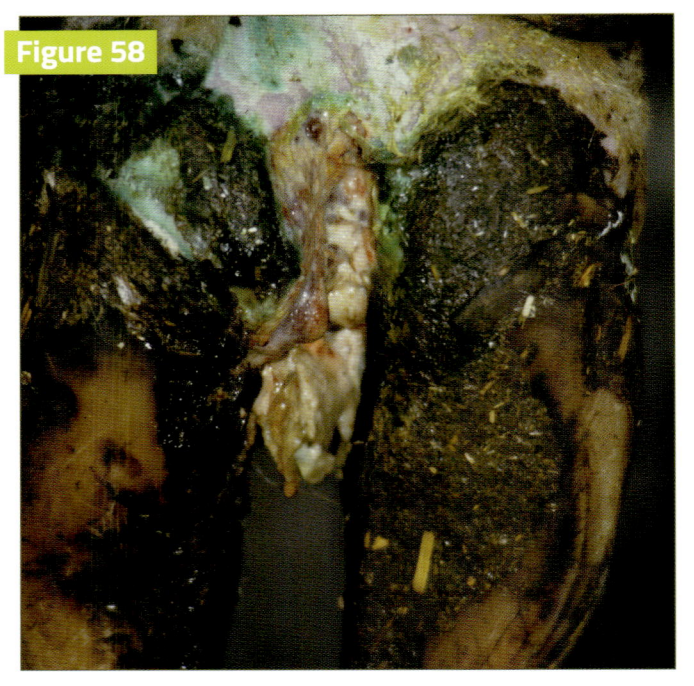

Figure 58

ときおり，特に導入牛を迎えた牛群において，侵襲性が強く進行の速い趾間腐爛（Super foul と名付けられている）が報告されている。この症例は Super foul で，趾間組織の重度の腫脹と壊死がみられている。

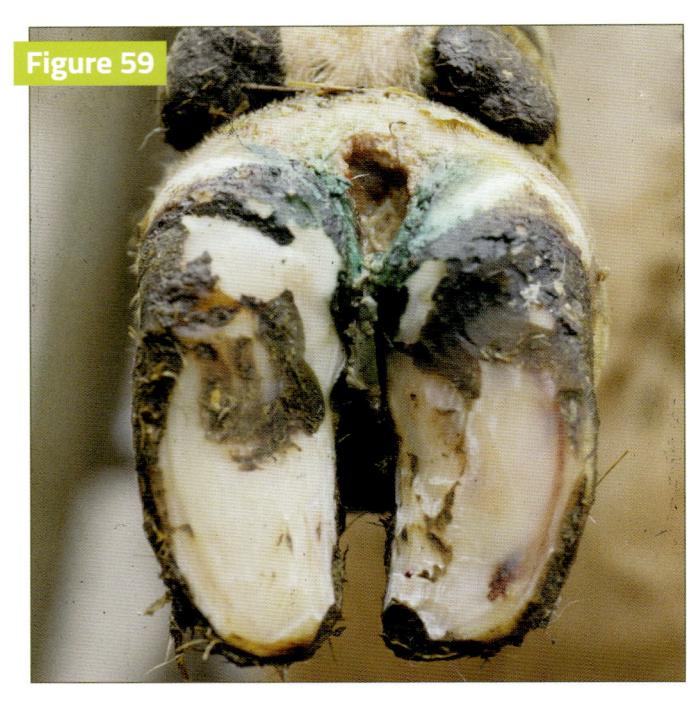

Figure 59

Super foul の症例で，徹底的なデブリードマンと局所および非経口的な抗菌剤治療により，この傷は肉芽組織になり治癒した。

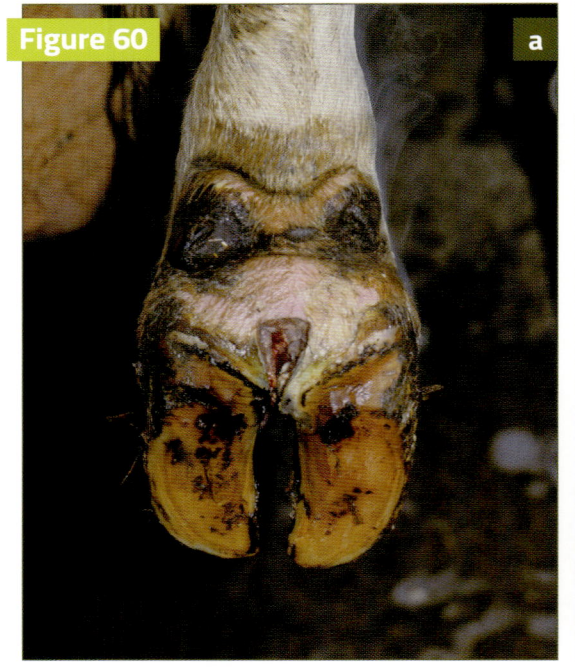

Figure 60 a

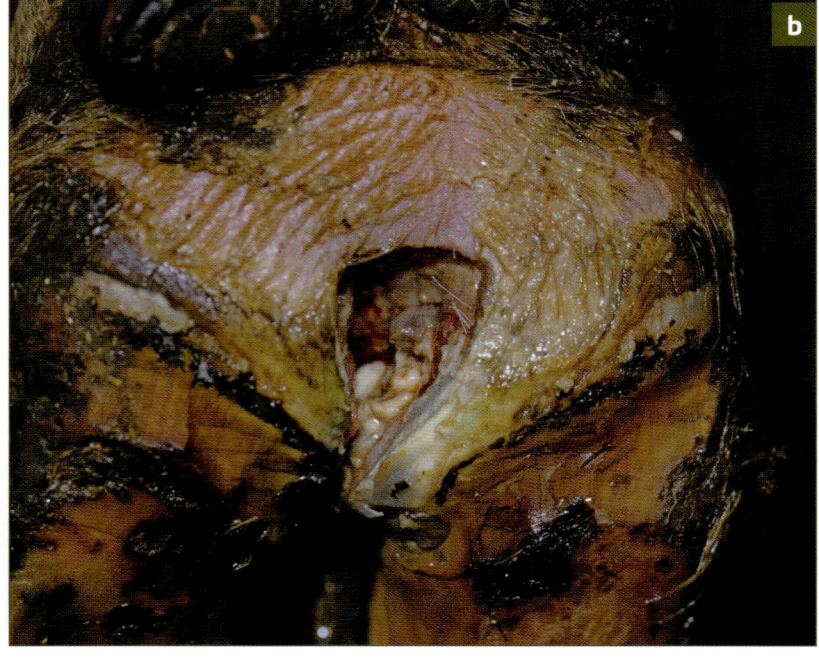

b

このような症例で良い結果を得るためには，壊死組織のデブリードマンを含んだ治療を，素早くかつ積極的に行う必要がある。この症例では，局所麻酔下で徹底的なデブリードマンを行った。これらの写真は "Super foul" の症例で起こりうる組織損傷の程度を示したものである。

趾皮膚炎　Digital dermatitis

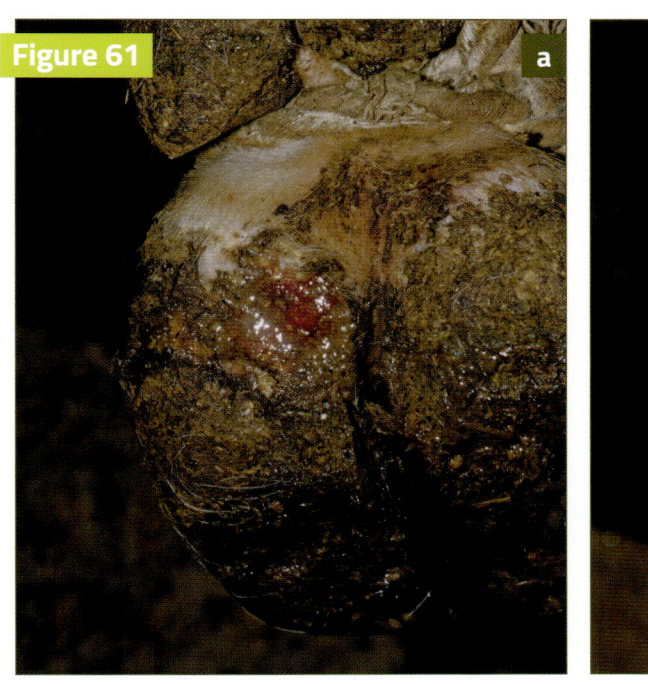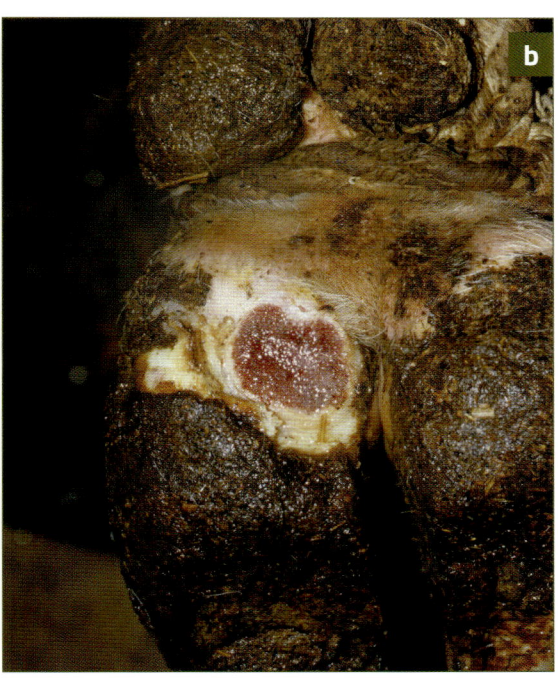

浸出物で覆われた典型的な趾皮膚炎の病変（a）。この病変部を洗浄すると，活動的な病変の典型であるザラザラした表面が現れてくる（b）。

趾皮膚炎は，乳牛に跛行を引き起こす最もよくある感染性疾患であり，動物福祉上の主要な問題となっている。病変は典型的には蹄球間の皮膚に円状に現れるが，ほかにも蹄冠や趾間および副蹄周囲にもみられ，激烈な痛みを伴い，中心部は皮がむけてその周囲に毛がリング状に外側に向かって生えている。場合によっては角質に異常な管が形成され，さらに疣状の病変となり，有毛疣（Hairy wart）と呼ばれることがある。

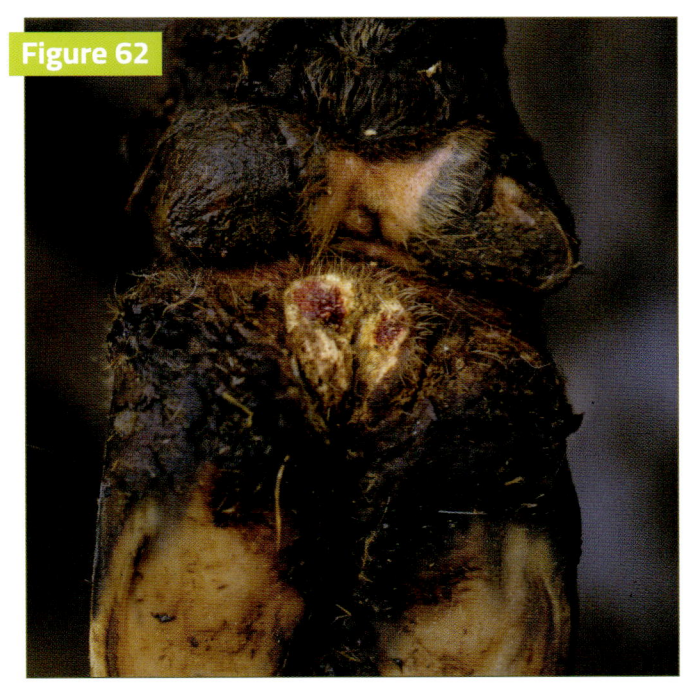

典型的な部位に発生した趾皮膚炎。肢の衛生状況が悪かった乳牛にみられたもので，蹄球糜爛も合併している。

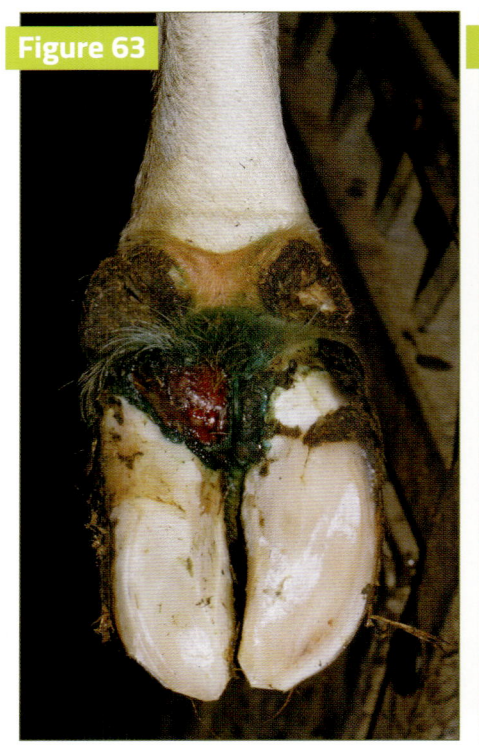

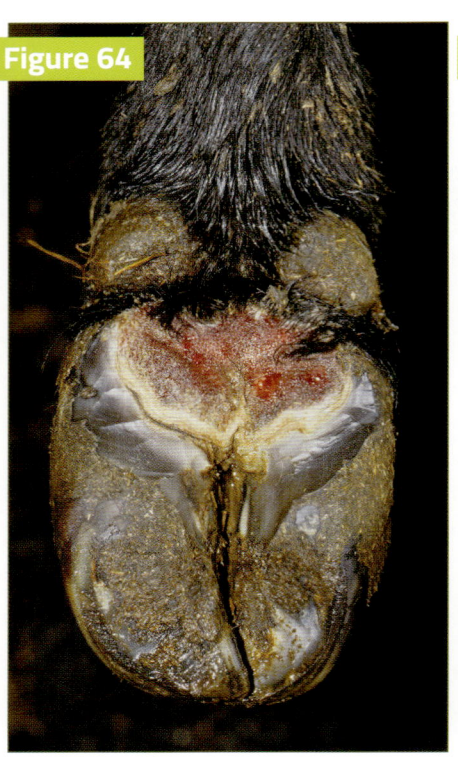

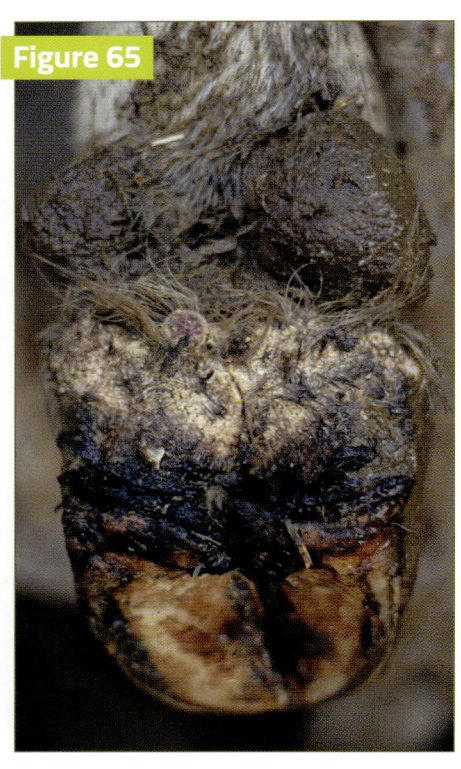

抗菌剤による局所治療に反応している趾皮膚炎の病変。

劣悪な環境におかれた離乳繁殖子牛にみられた趾皮膚炎で，病変が両蹄球間から副蹄近くまで広範囲に広がっている。

劣悪な環境におかれた乳牛の両蹄球から副蹄にできた広範な疣状の趾皮膚炎で，蹄球糜爛も併発している。

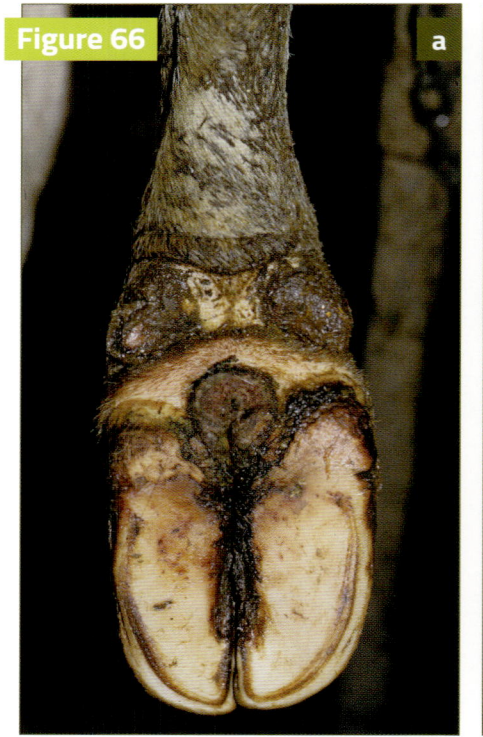

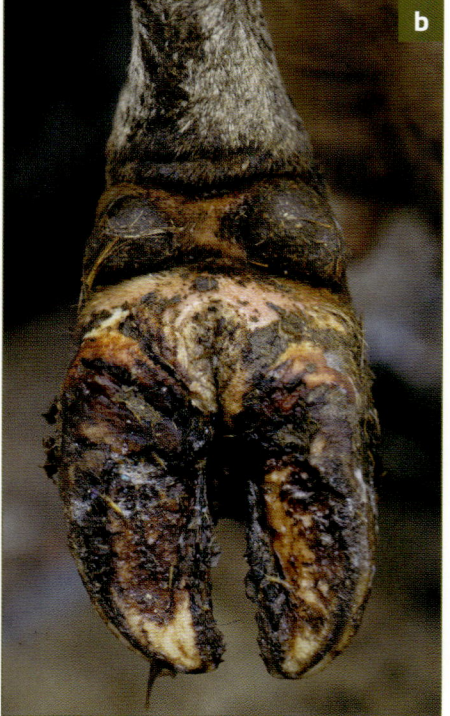

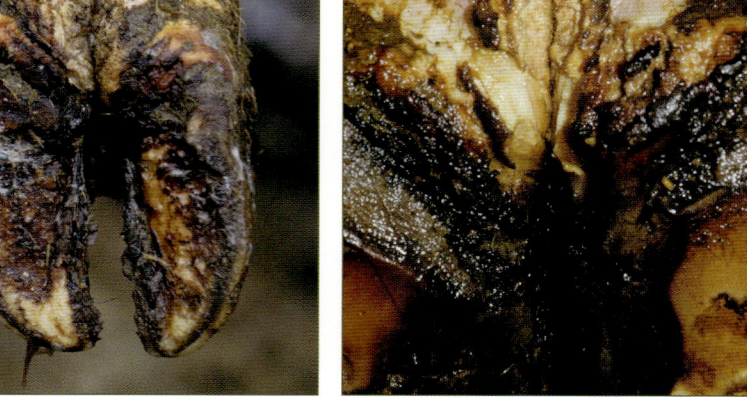

さらに慢性化した趾皮膚炎の病変（a，b，c）。

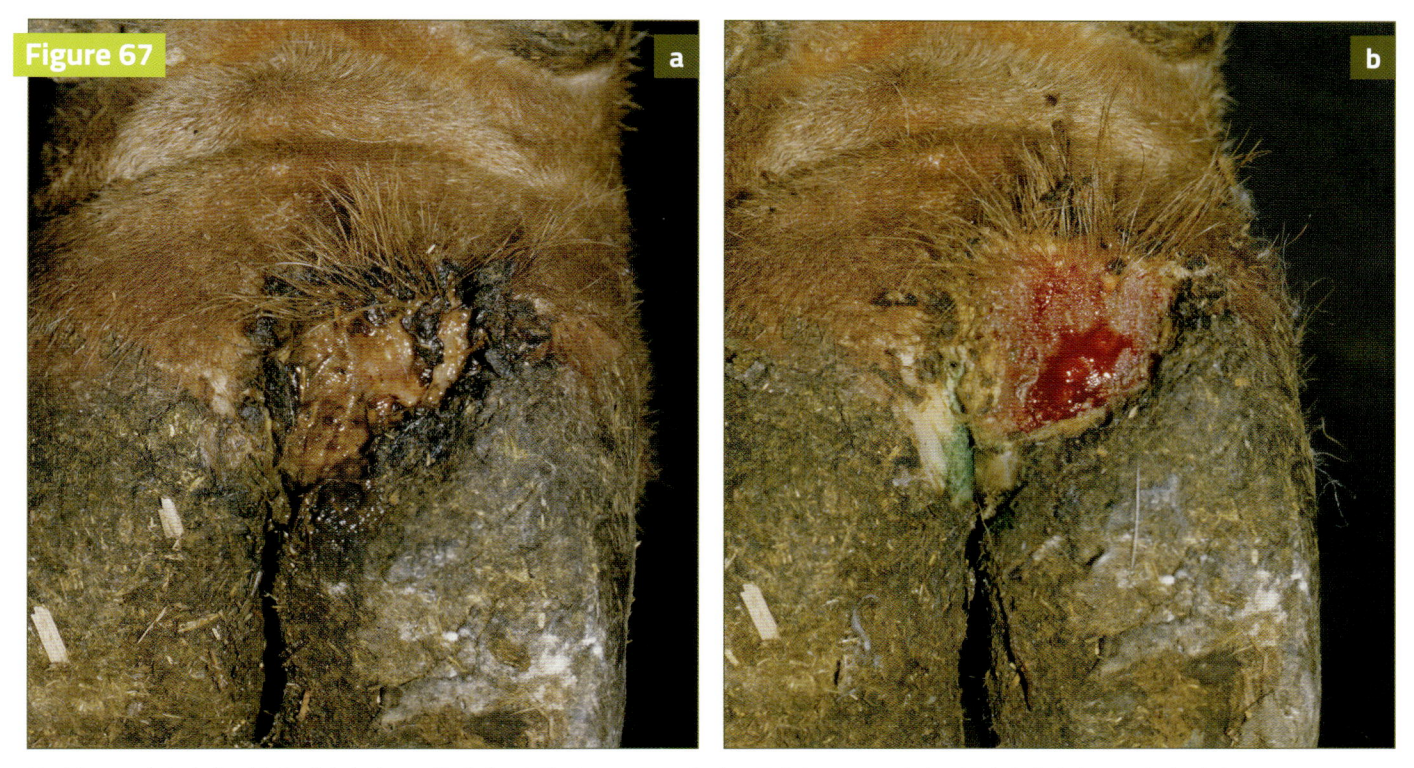

繁殖牛にみられた典型的な趾皮膚炎で，浸出物で覆われその周囲を毛で囲まれている（a）。同病変をきれいにした（b）。

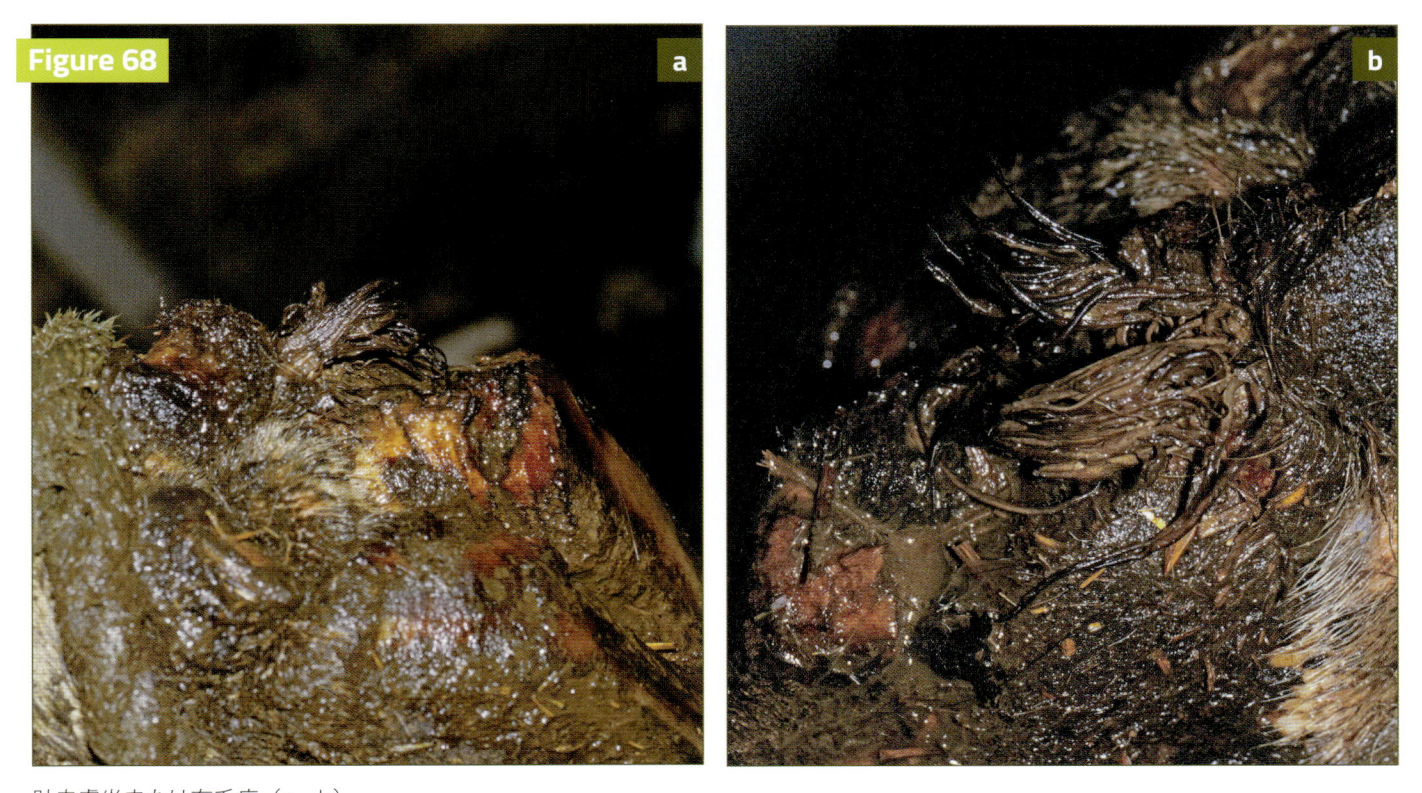

趾皮膚炎または有毛疣（a，b）。

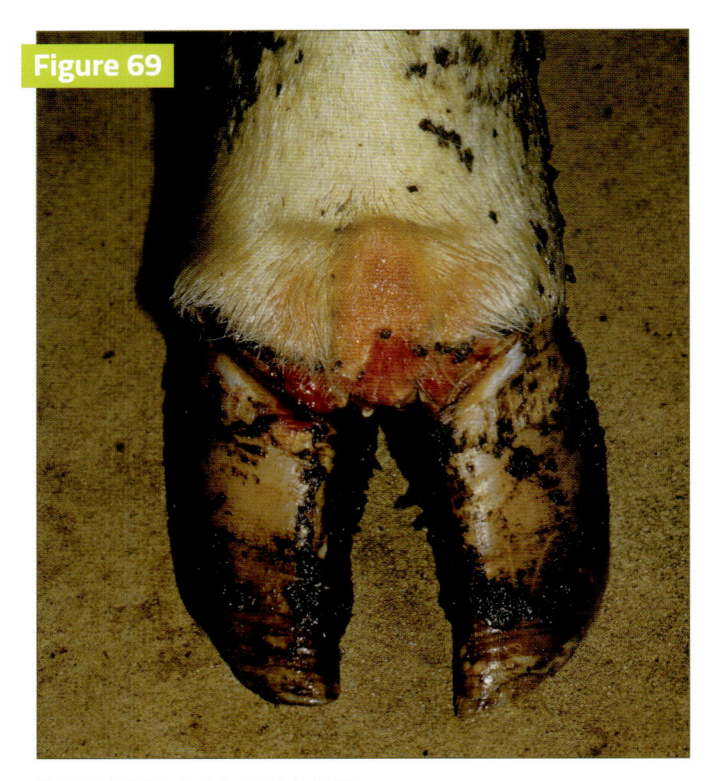

Figure 69

蹄冠部背側にみられた趾皮膚炎。

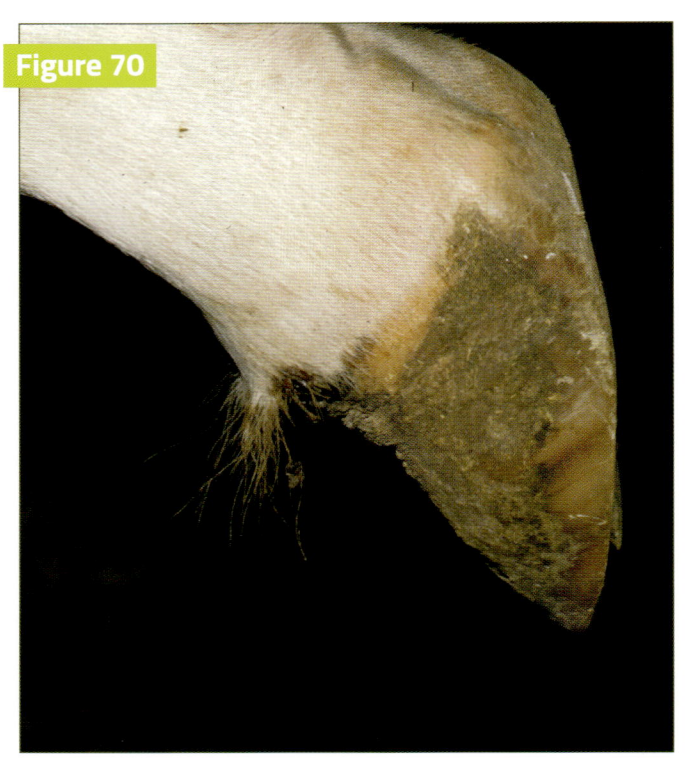

Figure 70

蹄冠部背側にみられた趾皮膚炎で，毛がリング状に病変を囲んでいる。

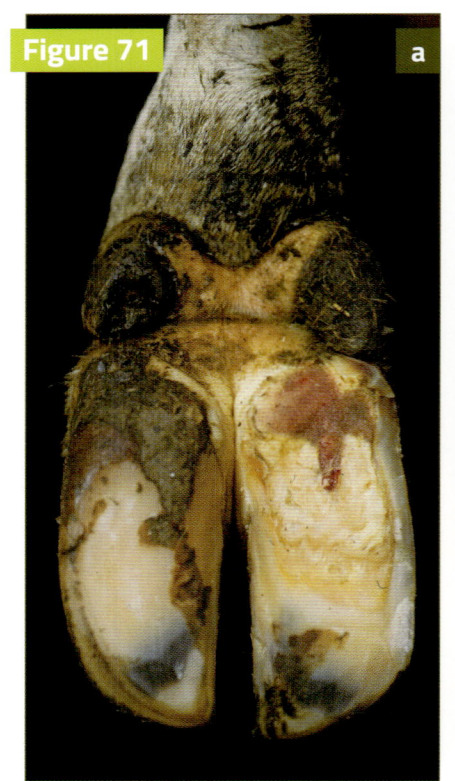

Figure 71 a

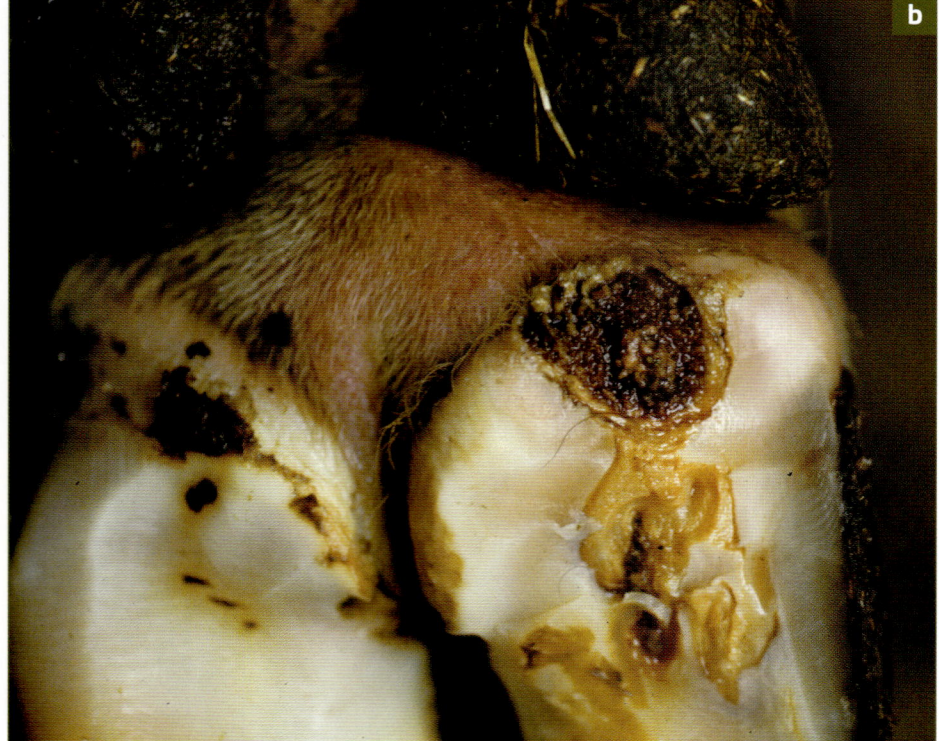

b

乳牛の外蹄蹄球にみられた趾皮膚炎で，蹄角質の中に侵食している（a，b）。

趾間皮膚炎　Interdigital dermatitis

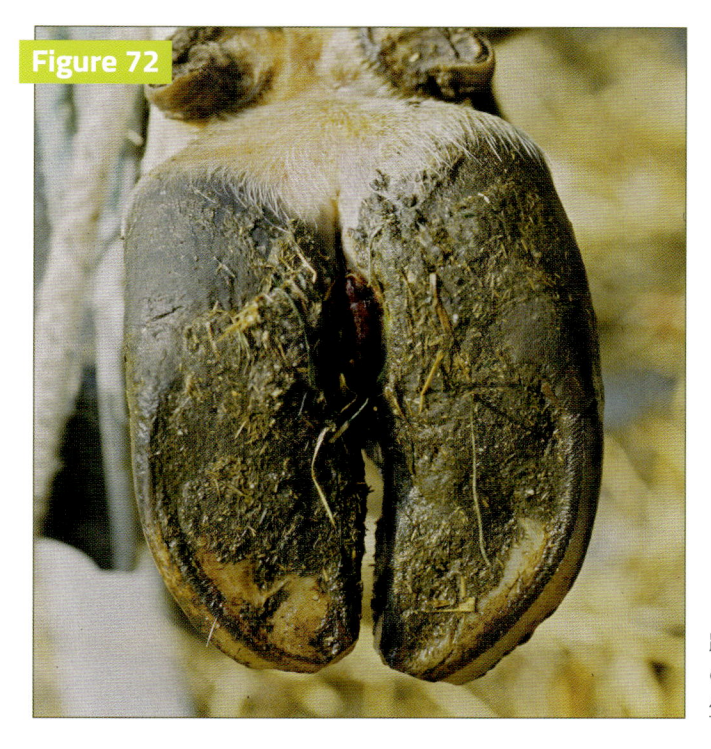

Figure 72

趾間皮膚炎は趾間表皮の表在性炎症で，羊の腐蹄症と同じものである。北半球での発生については議論の余地がある。

趾間過形成　Interdigital hyperplasia（Fibromas, corns, tylomas）

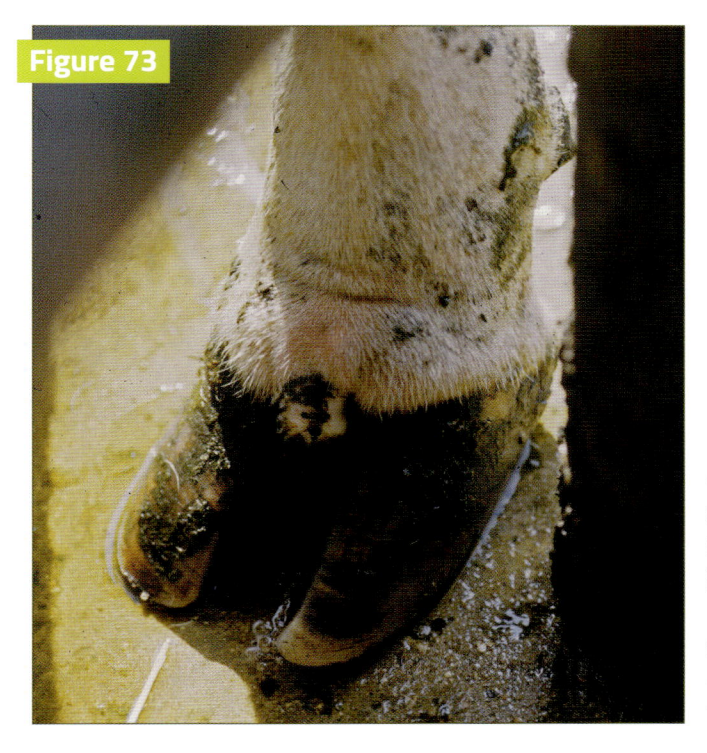

Figure 73

一部の品種の牛では蹄間に過形成した線維組織の腫脹が生じることは珍しくない。病変部が蹄に挟まれるようになると運動時に跛行をすることがある。また，この病変により，趾間腐爛や趾皮膚炎といった二次感染が生じやすくなり，さらに跛行が悪化する。外科的に過形成部分を取り除くこともできるが，再発することも少なくない。

Figure 74

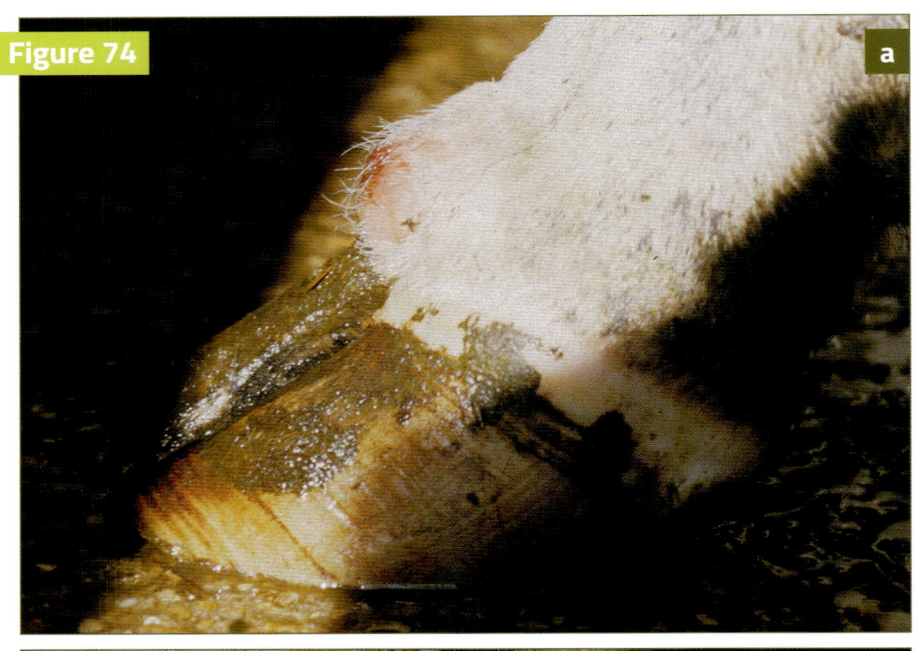

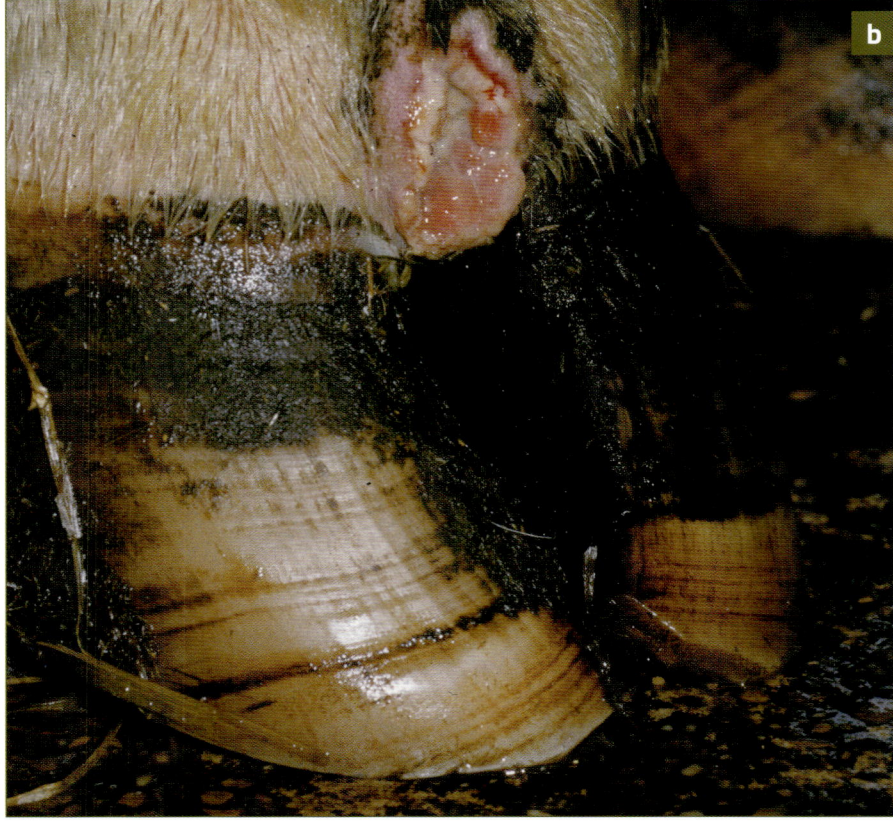

趾間隙の膿瘍（a）で，外傷に伴ってときおりみられる。同膿瘍を切開，排膿，洗浄した（b）。早期に完全な回復が期待できる。

蹄角質疾患　Conditions affecting the horn of the digit

蹄球糜爛（スラリーヒール）　Heel-horn erosion（Slurry heel）

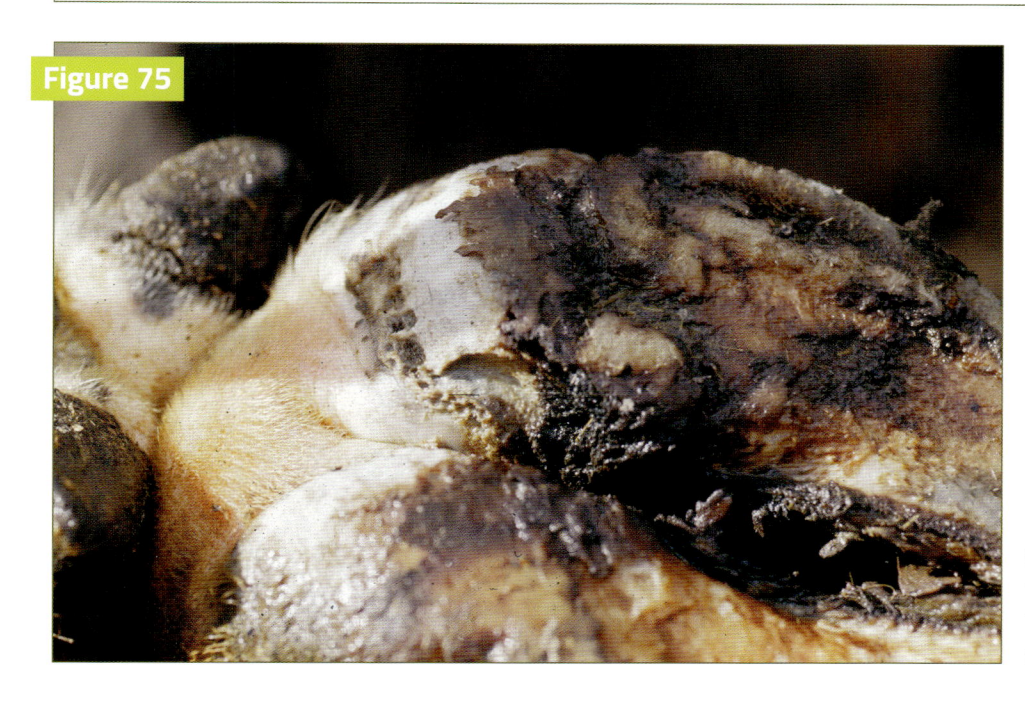

Figure 75

非常に初期の蹄球糜爛。蹄球角質の小さなポケット状の糜爛に注目，その中では角質溶解細菌が増殖しやすい環境が成立し，細菌増殖が進行，持続する。

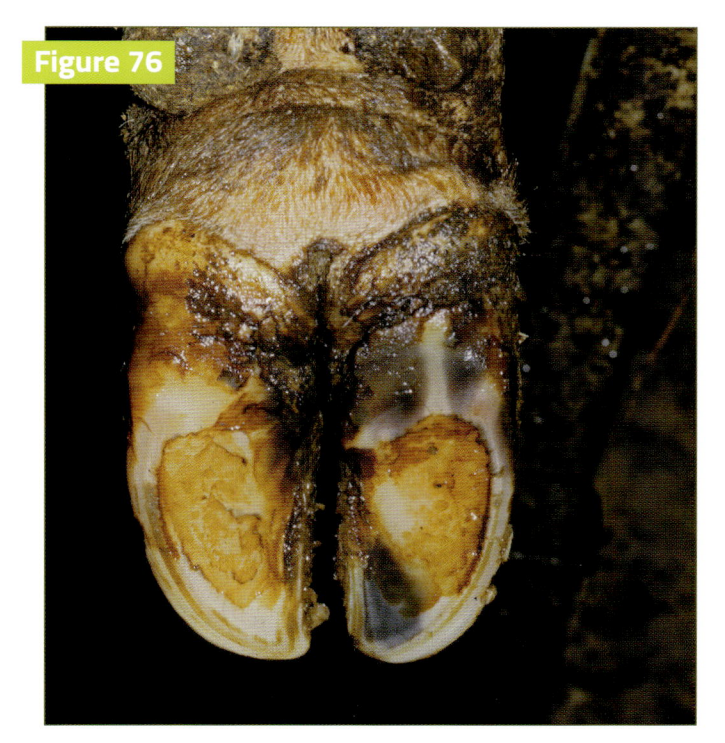

Figure 76

蹄球糜爛の初期症例で，蹄球の腫脹がみられる。

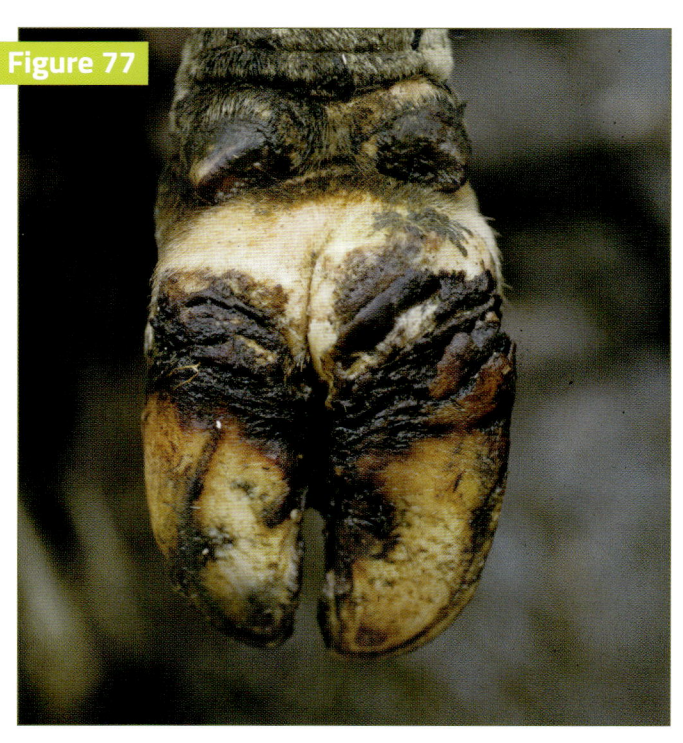

Figure 77

蹄球糜爛が進行し慢性化した症例。

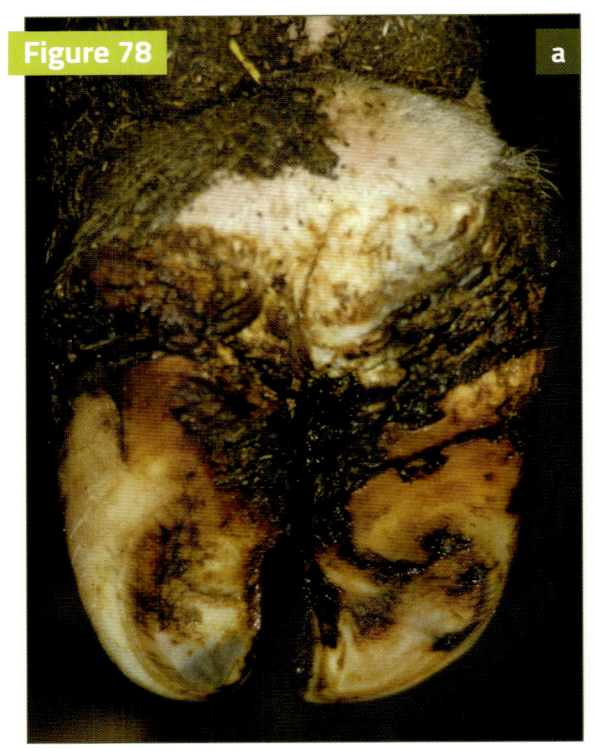
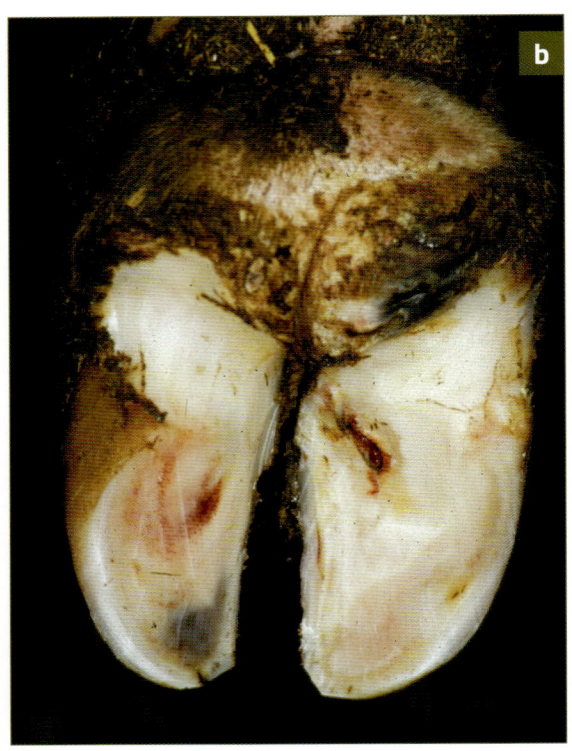

Figure 78 a b

育成乳牛の削蹄前（a）と削蹄後（b）で，蹄球糜爛に侵された角質は，熟練した削蹄により完全に取り除かれた。また，この症例では内蹄に蹄底出血が，外蹄に潰瘍が認められ，蹄の管理の不備が推測される。

白帯病 White line disease

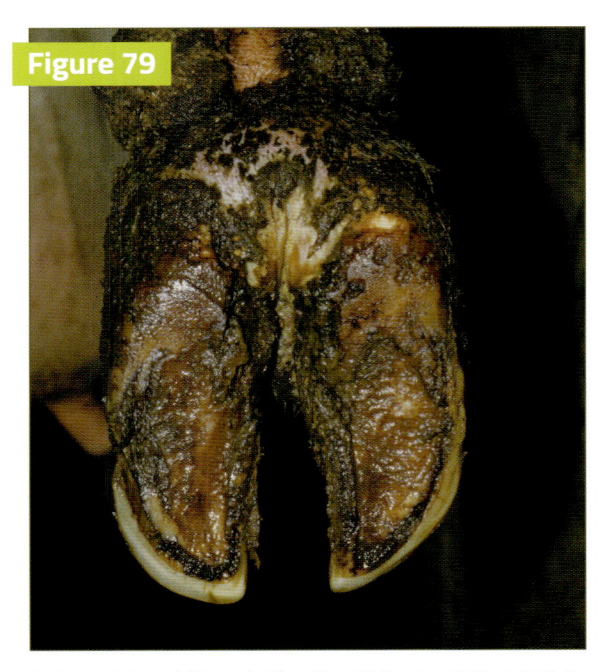

Figure 79

無傷ではあるが脆い白帯を持つ乳牛で，異物の刺入や嵌入，感染を受けやすい弱点となっている。

　白帯は蹄壁と蹄底の繋ぎ目であり，異物が刺入し嵌入することで，感染や膿瘍形成を起こし，蹄の弱点となりうる。これを治療せずに放置すると抵抗の少ない白帯をたどって，膿瘍が蹄冠帯まで穿孔する。

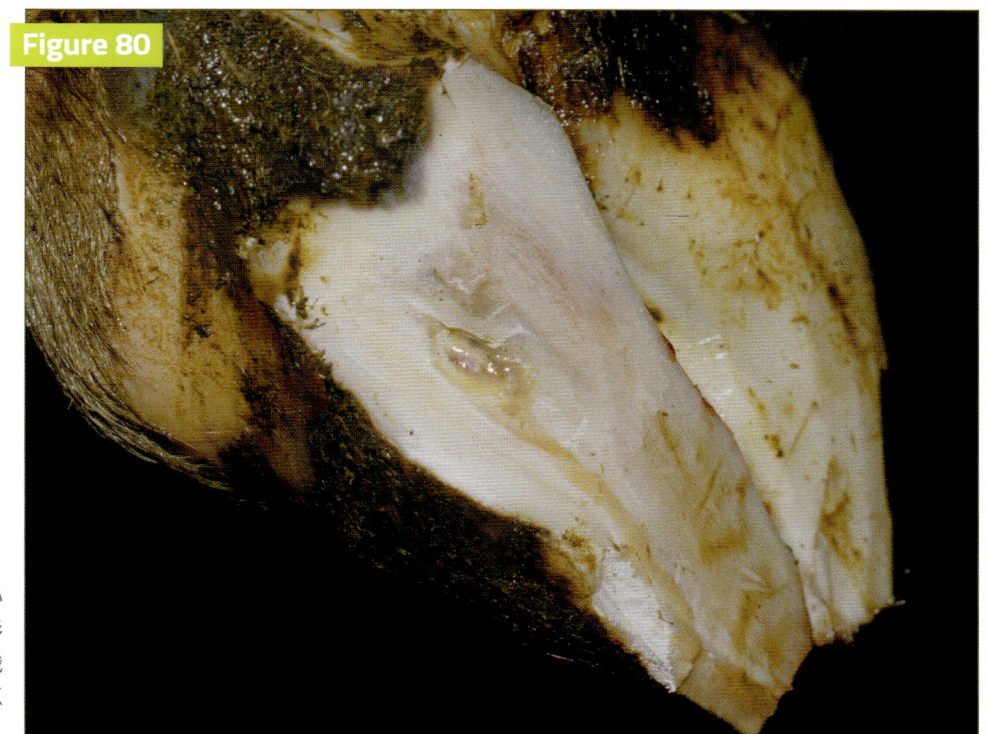

Figure 80

白帯膿瘍で削蹄により膿を排出しているところ。この削蹄法は蹄壁を楕円形に取り除くことで，蹄深部の軟部組織に損傷を与えずに，排液できている点に注目してほしい。

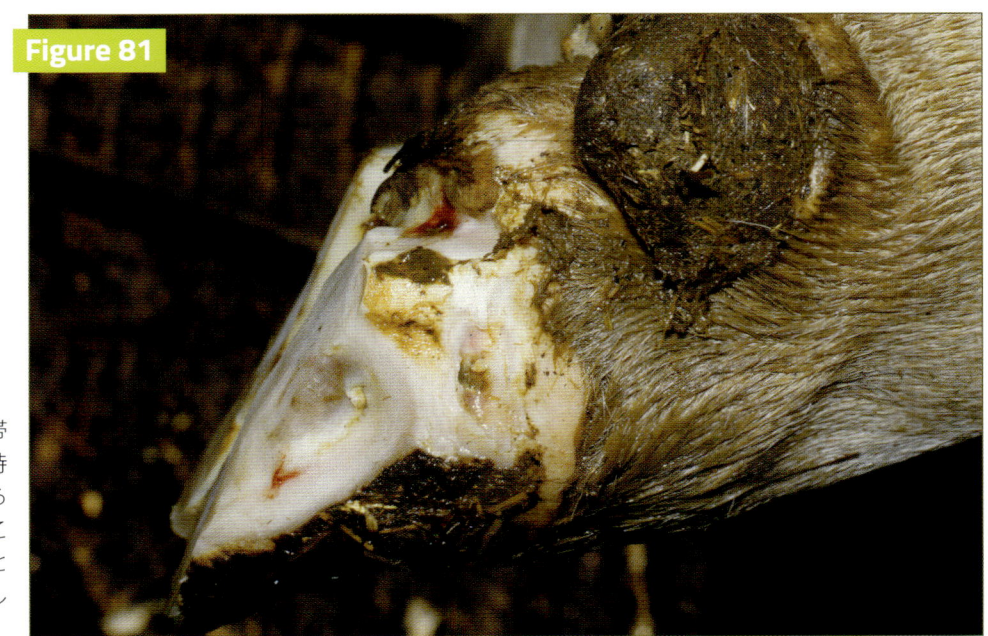

Figure 81

より進行した白帯膿瘍。すでに蹄冠帯まで到達しており，蹄の保全性を維持するために蹄角質の一部を残しながら排液できるように削出しているところ。蹄深部の軟部組織を傷つけることなく削蹄を行っている点に再度注目してほしい。

Figure 82

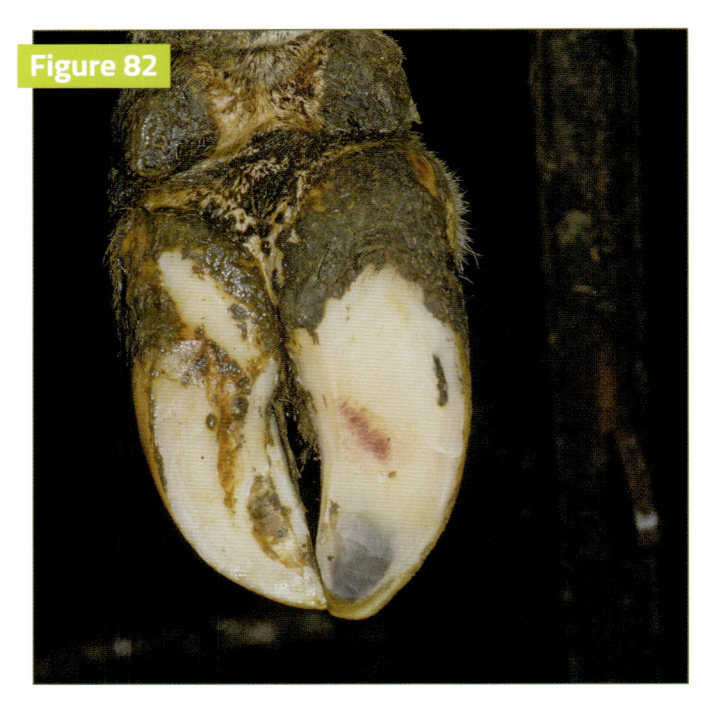

乳牛にみられた典型的部位の白帯嵌入。蹄底の出血にも注目。

Figure 83

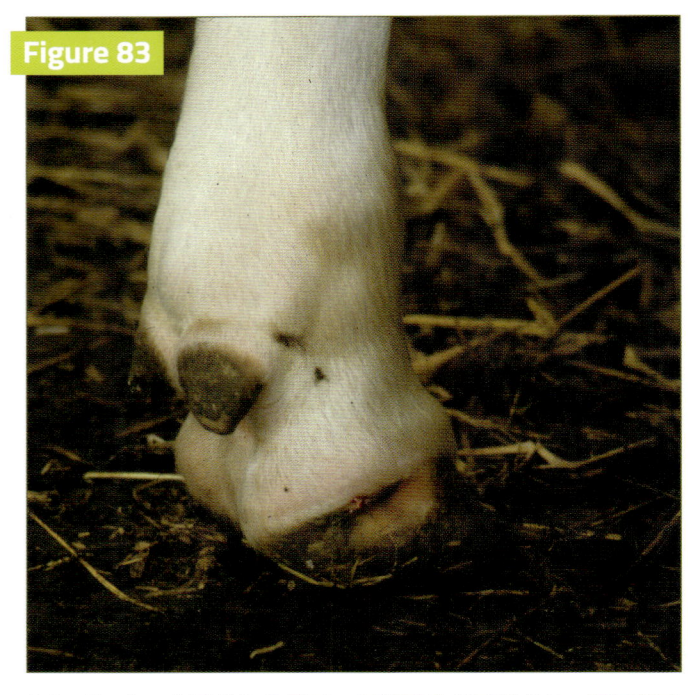

シンメンタール種雄牛の蹄で，白帯感染が見逃され，蹄冠帯まで進行した。

Figure 84

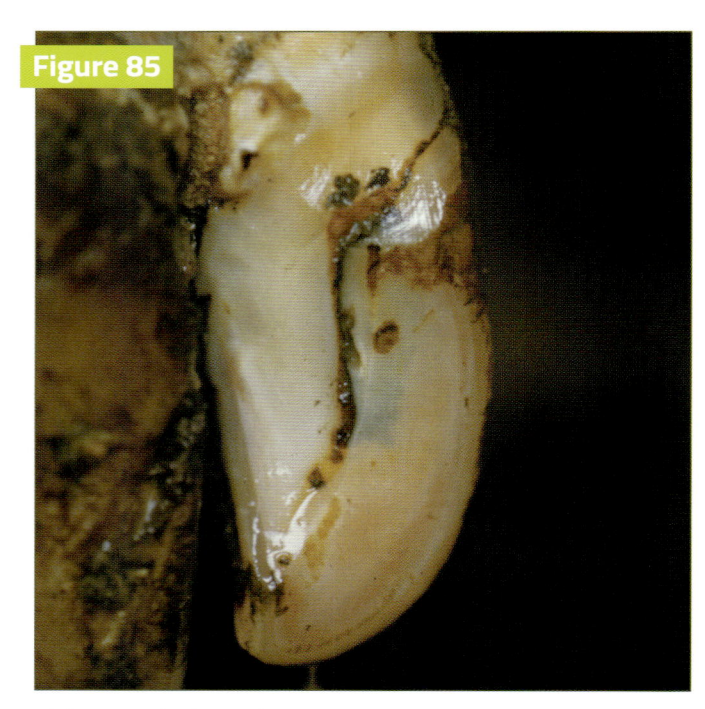

蹄尖壊死という病態が近年報告されている。本症の原因は蹄尖の白帯への異物の嵌入および感染であり，その結果として蹄の軟部組織の壊死やときには蹄骨の壊死を起こす。このような症例では，治療は困難であると考えられ，患蹄の切断術が唯一の現実的な選択枝であろう。

二重蹄底　Underrun horn

Figure 85

蹄底の下に広がった感染は，しばしば蹄角質の完全性を損なわせる。この症例のように不完全な状態でさらに蹄角質が形成されると，二重蹄底が生じる。

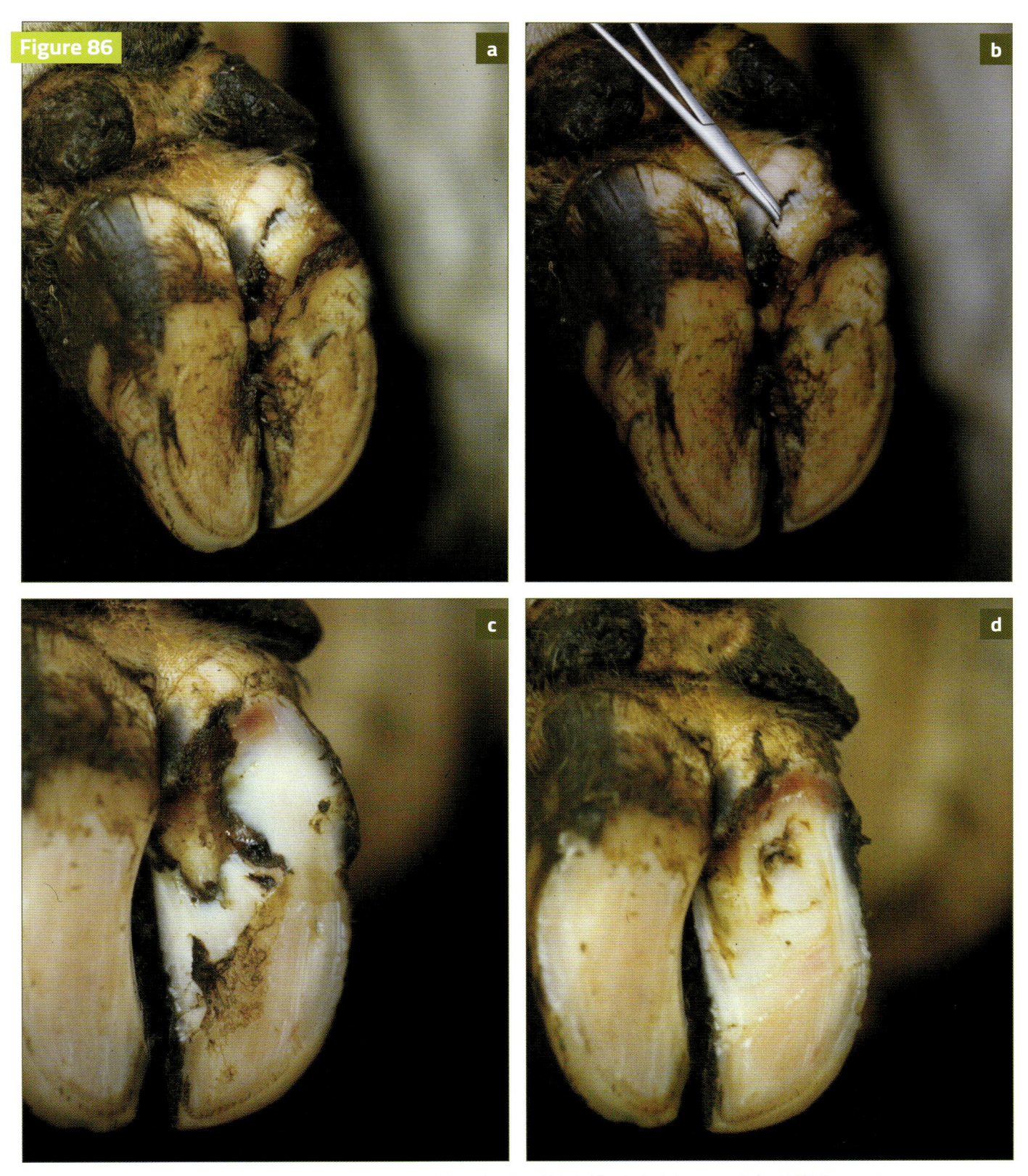

二重蹄底の削蹄前（a，b），削蹄中（c）および削蹄後（d）。蹄深部の軟部組織に損傷を与えることなく解決している。

水平裂蹄と縦裂蹄　Horizontal and vertical fissures

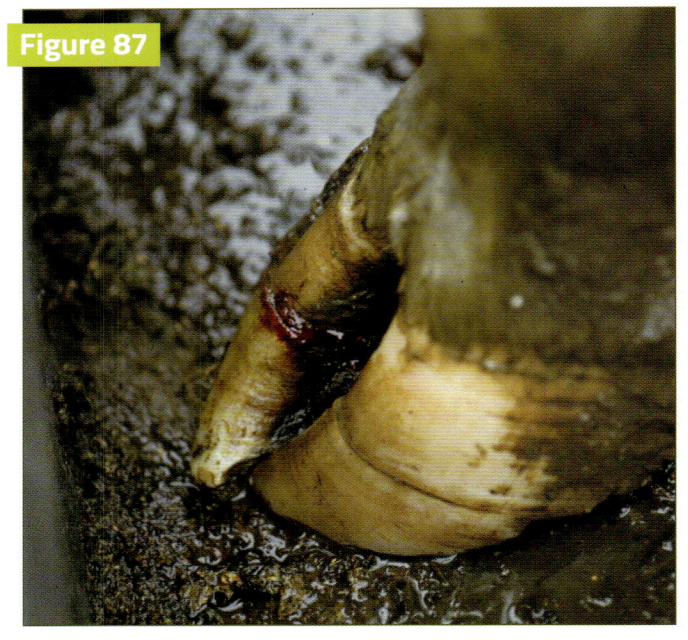

Figure 87

手前の蹄の蹄壁の周囲にハードシップラインが走っており，数カ月前に代謝ストレスがかかり，蹄角質の成長が劣っていた時期があったことを示している。奥側の蹄は，運動中の負荷によりちょうどハードシップラインの位置で蹄壁が割れて水平裂蹄を生じている。裂蹄により深部組織が圧迫され，損傷，出血および痛みが生じる。

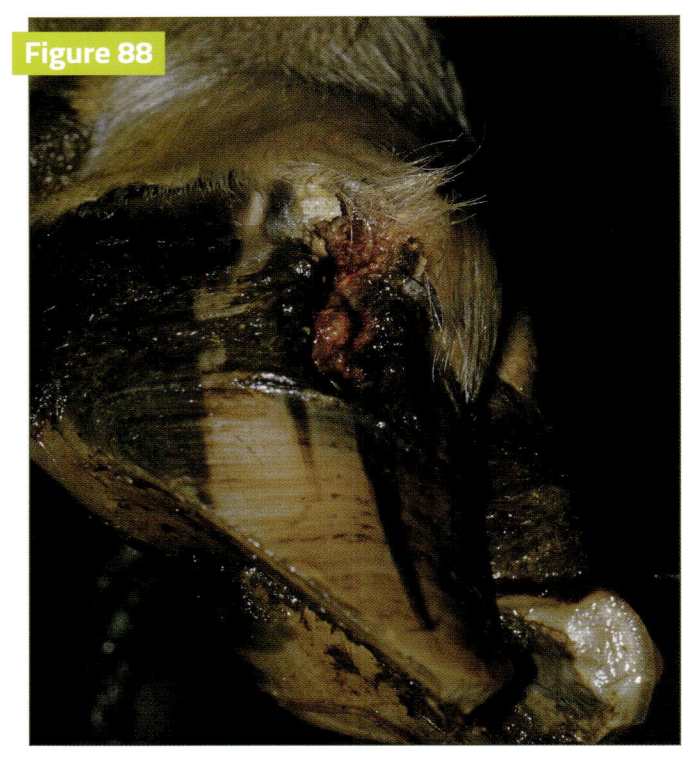

Figure 88

縦裂蹄で，蹄角質の形成に影響するほどの趾皮膚炎が原因で，蹄冠部に損傷が生じ，引き起こされた。

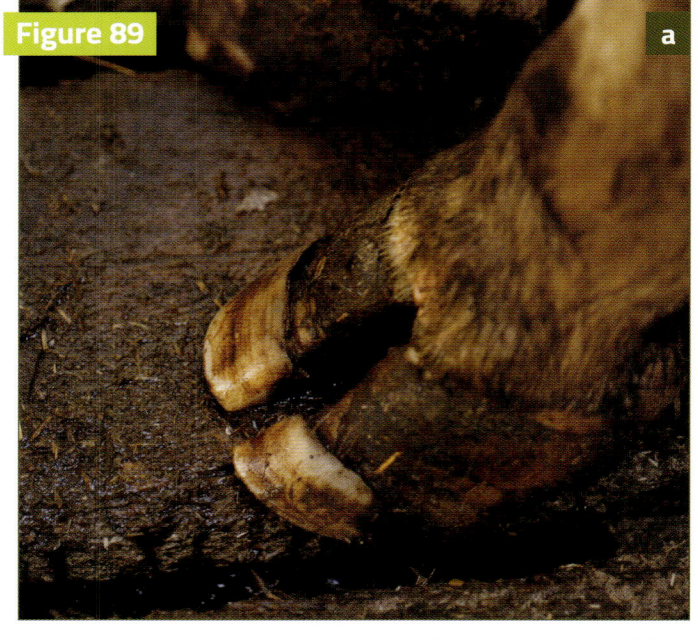

Figure 89 a

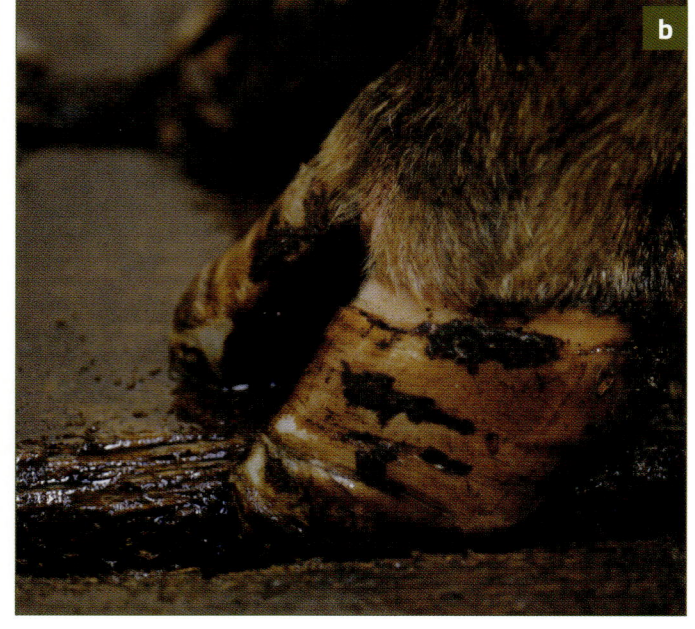

b

蹄壁の角質が成長するにつれて，水平裂蹄も蹄壁の下方に進行し，結果として指ぬき状となる。この症例では蹄尖近くにみられたが（a），削蹄により除去された（b）。

蹄葉炎複合症と蹄底潰瘍　The laminitis complex and sole ulcers

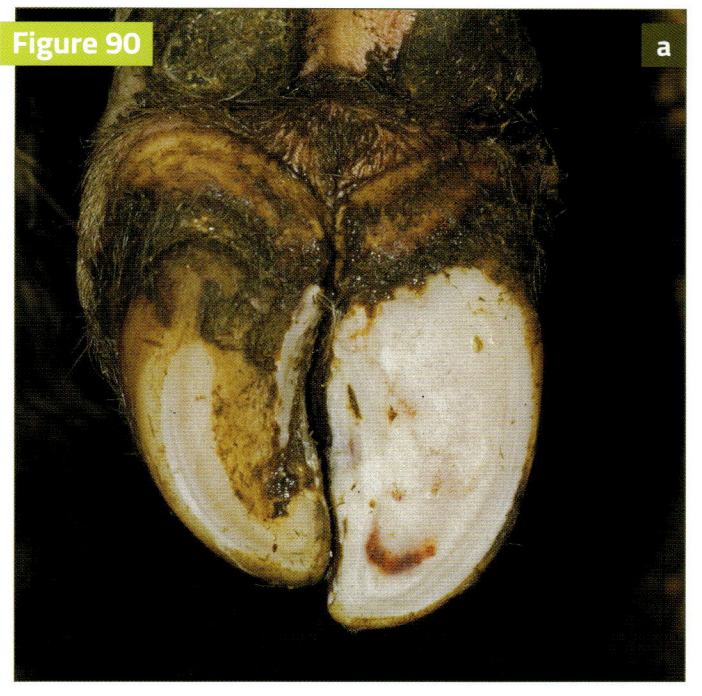 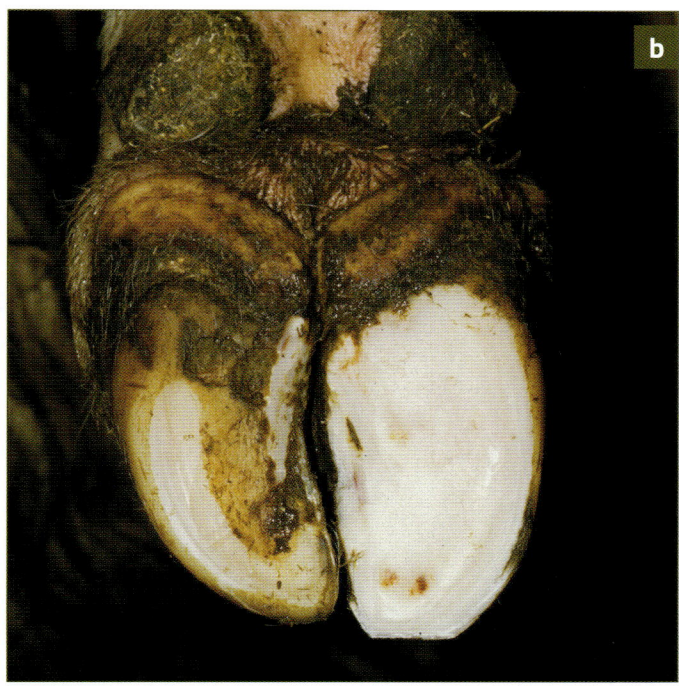

Figure 90 a b

蹄角質中に取り込まれた出血はしばしば挫創（斑状出血）と言われる。実際これは，蹄の真皮やその他の構造物が損傷を受け，角質産生組織内に出血を生じたことを意味する。この症例では，挫創の位置から蹄骨先端周囲で回旋動脈の外傷性断裂があったことが示唆される（a）。このような状態は，正常な角質の産生に影響しない程度の，短期間の損傷により生じたものであり，変色した角質は定期削蹄時にしばしば取り除かれる（b）。

蹄葉炎という用語は，実際には，牛の蹄内部で起こる変化と病的な異常が合わさって生じた状態を指しており，一般的に周産期にみられる。周産期には蹄骨の懸垂装置が緩み，蹄を覆う角質に対して蹄骨が沈下し回転することが知られている。蹄球枕が十分に発達していない場合や蹄角質が伸びすぎている場合には，特に蹄骨の屈筋結節部において衝撃性外傷が真皮に生じ，新たな角質の産生が阻害される。

Figure 91

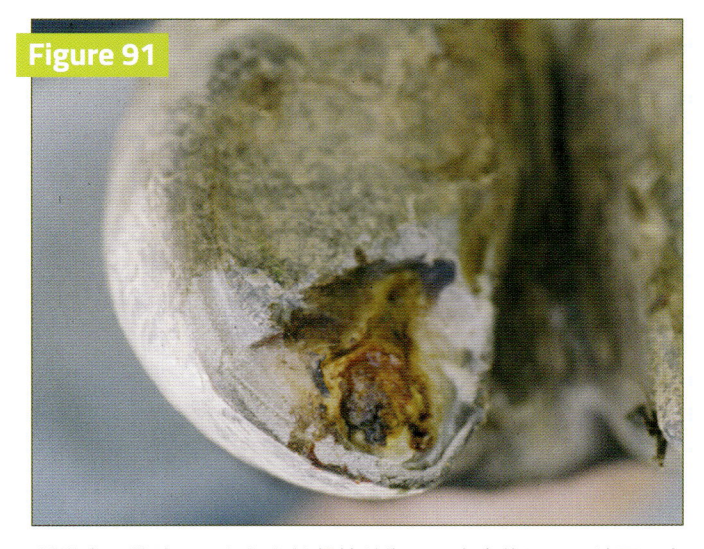

種雄牛の前肢にみられた衝撃性外傷で，本交後に硬い地面の上に降りた際に生じた。真皮への血液供給が障害を受けると，より深刻な損傷が生じ真皮部分の壊死を起こすこともある。その場合，無菌的ではあるが疼痛を伴う膿瘍が形成される。この症例では，減圧のために膿瘍部を切開した。

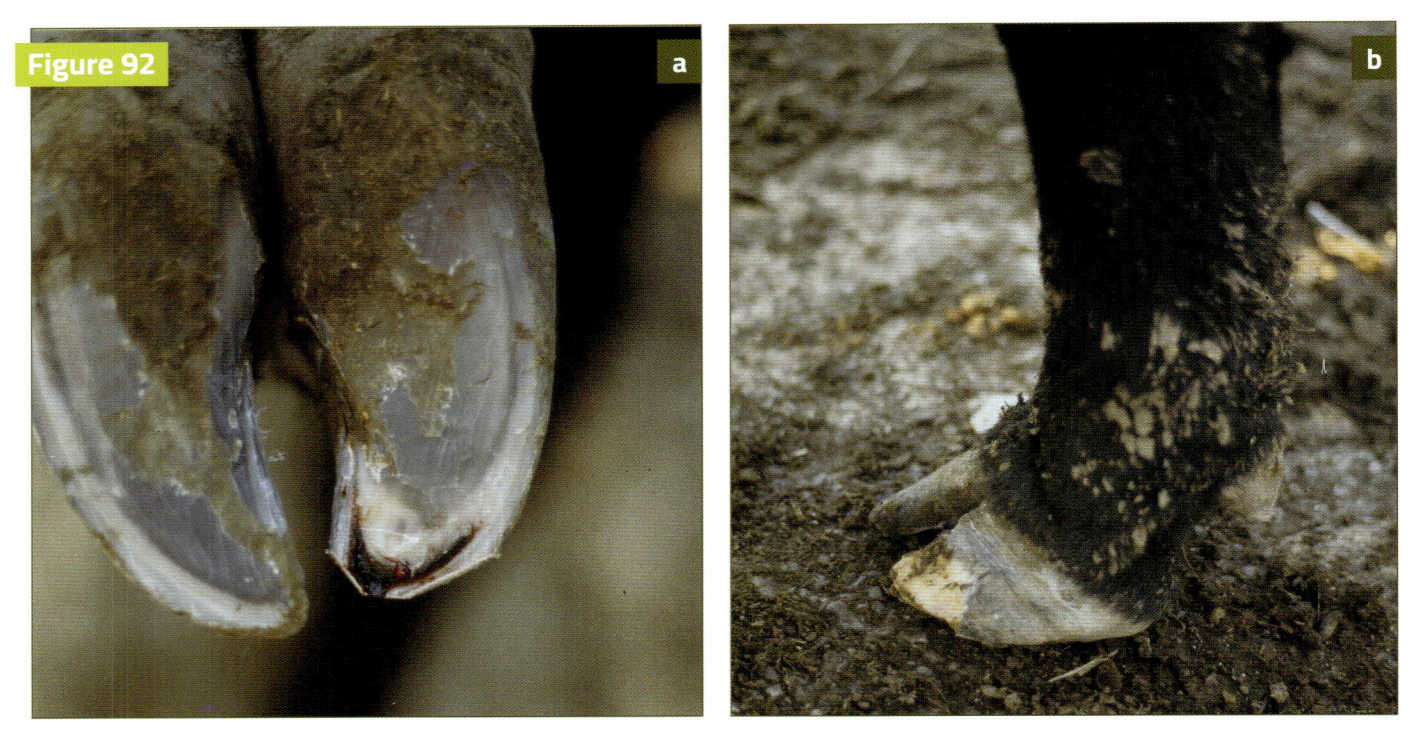

この症例では，蹄の損傷と出血の結果として蹄尖白帯の完全性が失われた（a）。不完全な角質は定期削蹄によってすべて取り除かれた（b）。

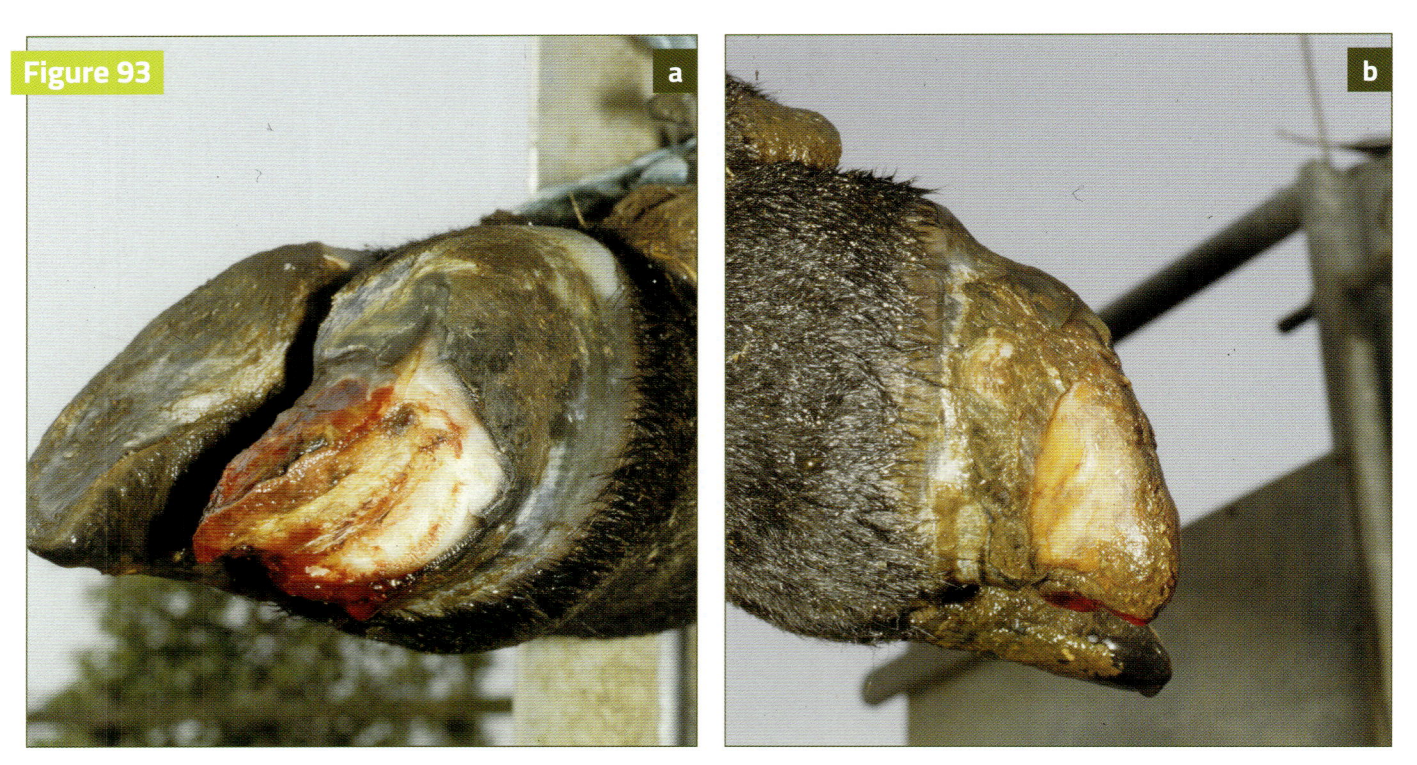

種雄牛の真皮にみられたより重度な損傷で，本交時の衝撃性外傷により生じた。写真は不要な角質をすべて取り除いた後である（a）。このような症例でさえも時間をかければ治癒に向かう（b）が，それには数カ月はかかり，蹄の機能が完全に回復するかは疑わしい。この症例の種雄牛はその後も飼養され，草地での繁殖牛への授精に用いられたが，約1年後に早くも再び跛行を呈したため，人道的見地から安楽殺された。

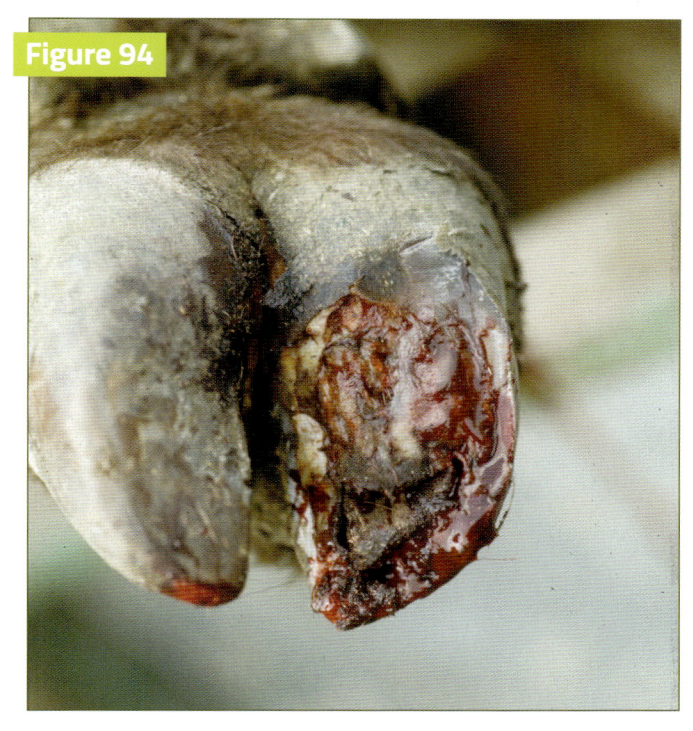

Figure 94

真皮の損傷の極めて重篤な例で，蹄角質の完全性は失われて蹄骨は回転し，蹄底から蹄骨が突出している。このような症例に対しては，安楽殺以外では断趾術のみが唯一考えられうる処置であるが，それも患畜の体重によっては不可能な場合があり，損傷が一肢の片側蹄にのみ生じている場合に限られる。

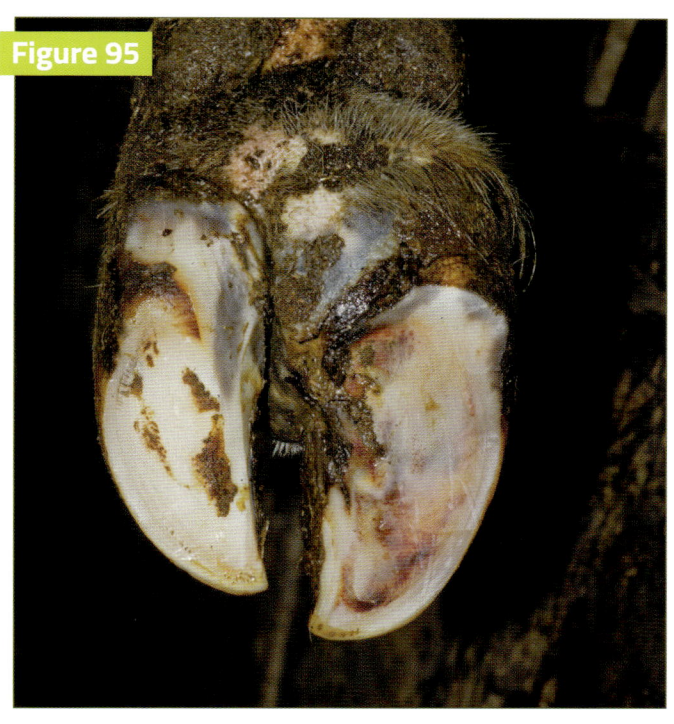

Figure 95

分娩直後の初産牛でみられた重度な蹄底の挫創（斑状出血）で，この初産牛は放牧されずにコンクリート上で飼養されており，真皮への重大な損傷があったことがわかる。蹄踵の腫脹から重症度と罹患期間を推定することができ，蹄底全体が不良であることが予想できる。この症例では，内蹄は治療法があるように思えるが，外蹄が完全に正常に回復する見込みはないと考えられる。

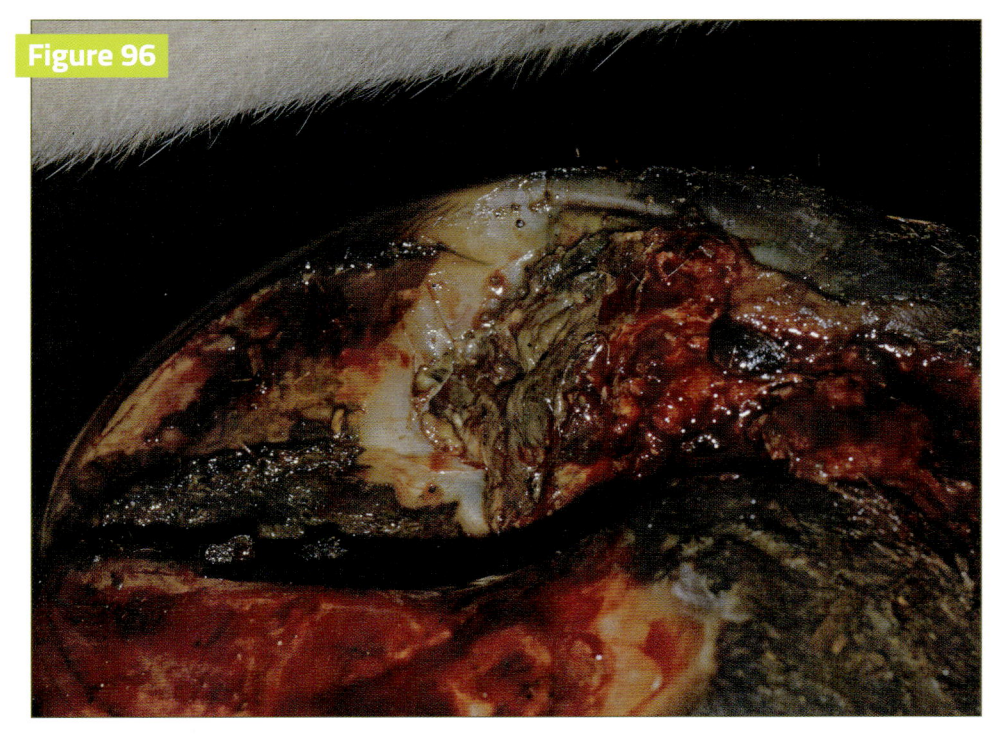

Figure 96

真皮の壊死により蹄底全体が不良となっている。これは Figure 95 の写真の牛と同じ牛群で，分娩直後の初産牛の右前肢内蹄にみられたものである。

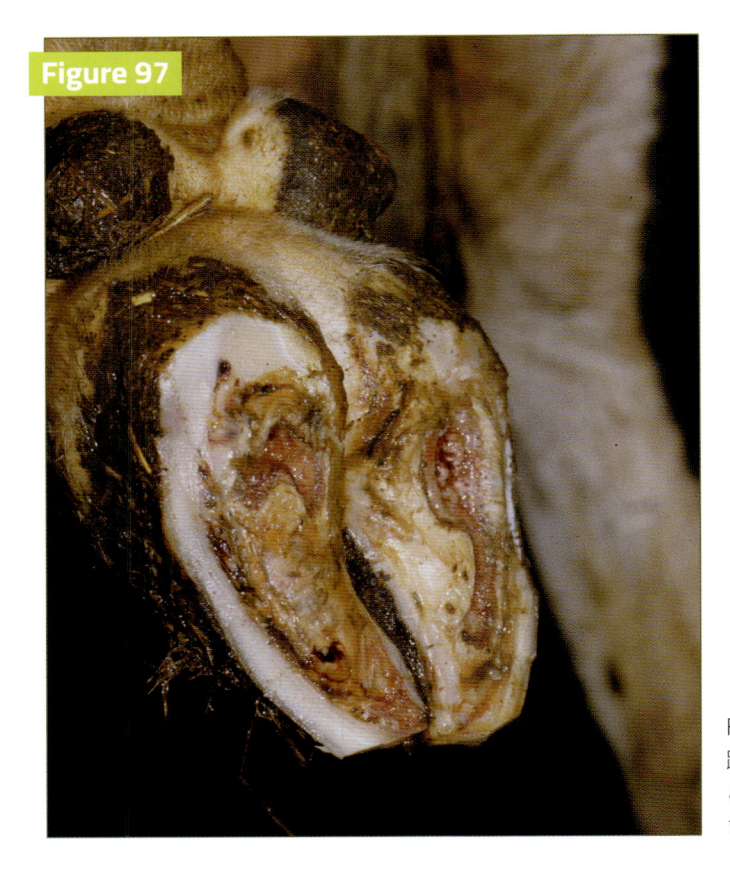

Figure 97

Figure 96 と同様な真皮の壊死で，分娩直後の初産牛の両後肢両側蹄に発生した。写真は不良な角質と壊死組織を取り除いたところ。この牛も Figure 95-96 と同じ牛群であり，人道的見地から安楽殺された。

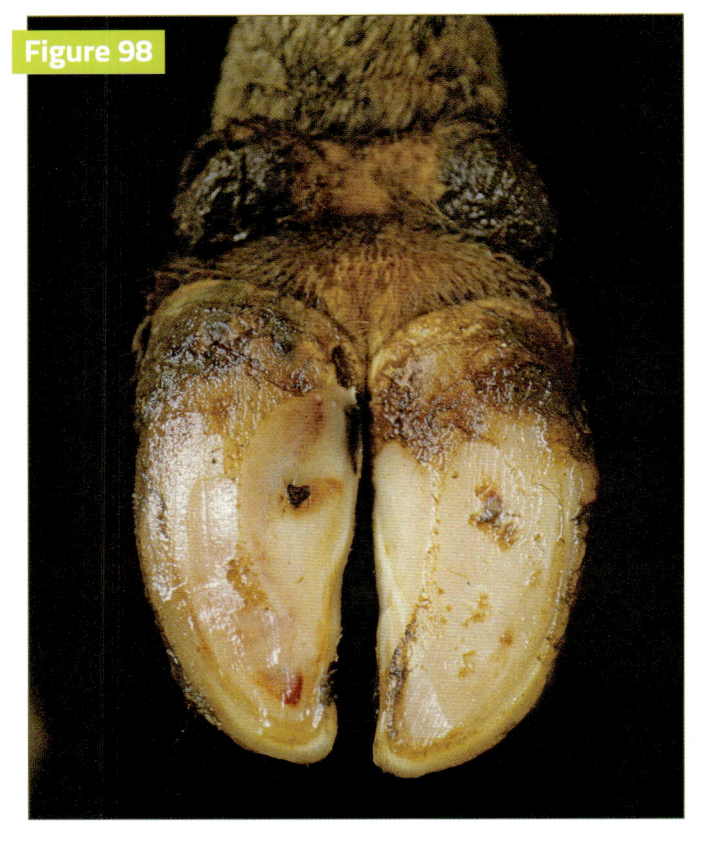

Figure 98

前の写真と比べるとやや軽症な例で，真皮の損傷は大部分が回復しているか，もしくは蹄骨の屈筋結節の下の狭い範囲に限局している。不良な角質が産出された部位では，蹄底の完全性が失われ潰瘍が生じうる。この症例では，屈筋結節の下の典型的な部位に小さな非感染性の蹄底潰瘍がみられる。このような症例は，定期および治療的削蹄により管理されうるが，完全に治癒しきることはまれである。このような損傷は，しばしば両後肢外蹄に両側性に発生する。

Figure 99

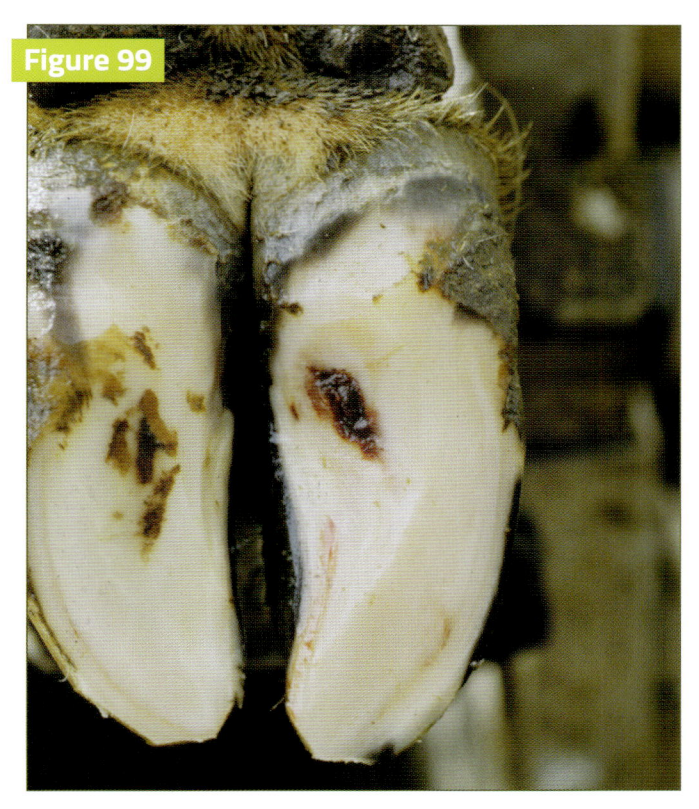

少々大きな蹄底潰瘍で，蹄内部の軟部組織がわずかに突出している。

Figure 100

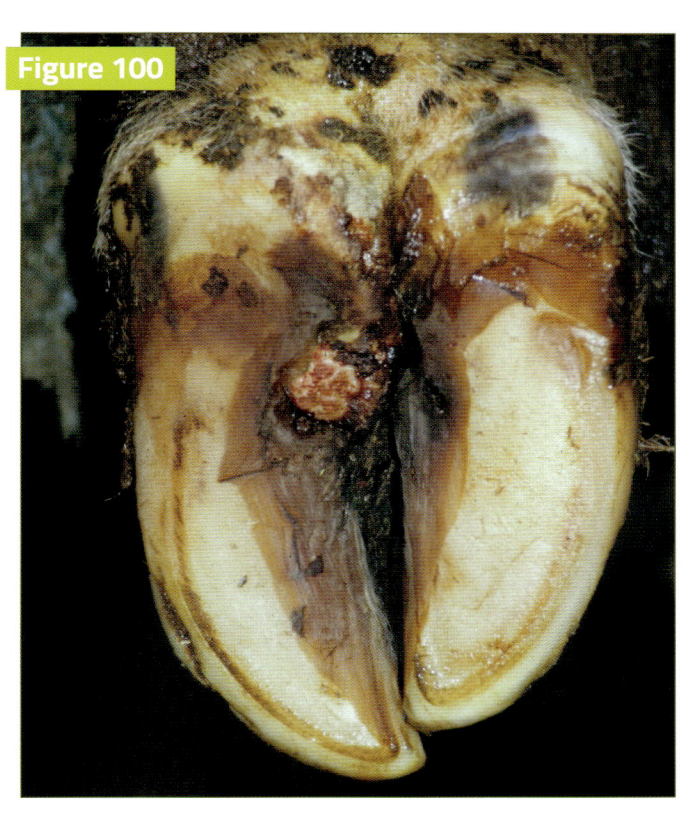

長期にわたる蹄底潰瘍で，損傷部から肉芽組織が突出している。

Figure 101

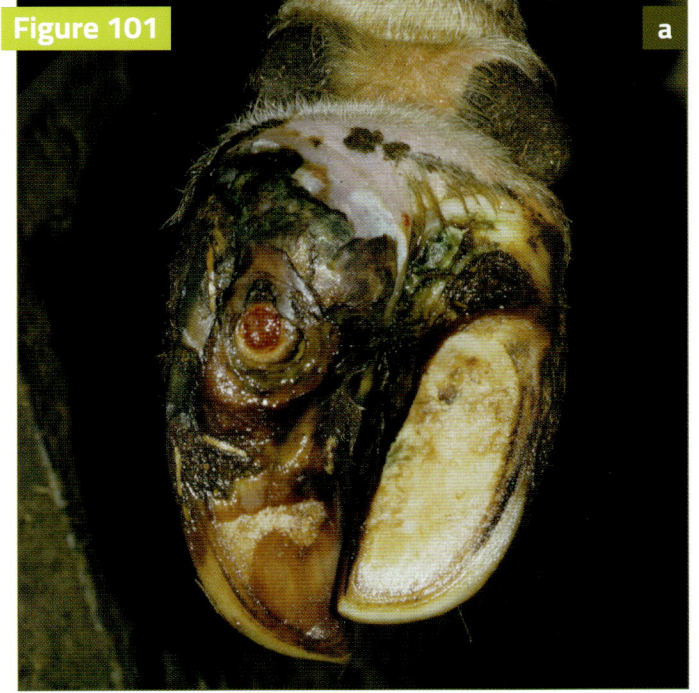

a

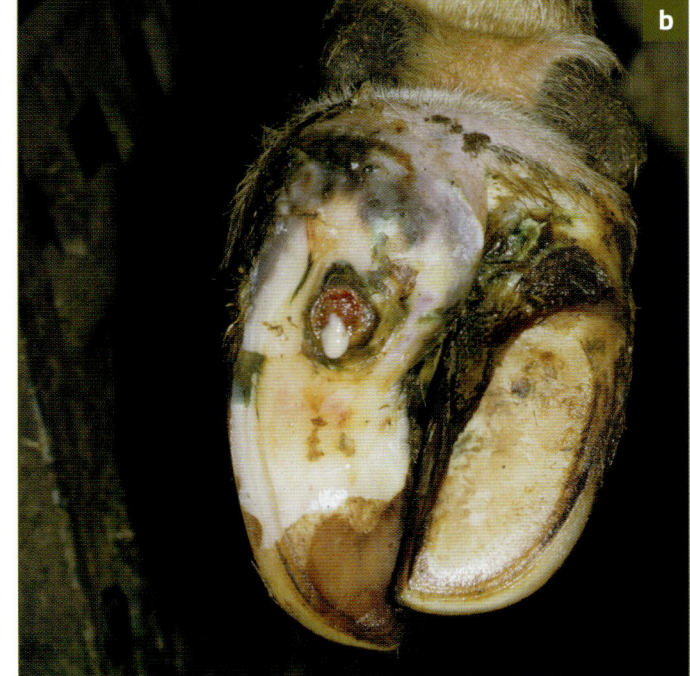

b

長期にわたる蹄底潰瘍で，感染が起き，蹄深部感染症も生じている（a）。膿が蹄底潰瘍部から流れ出ており（b），蹄の深部感染の存在が確認できる。

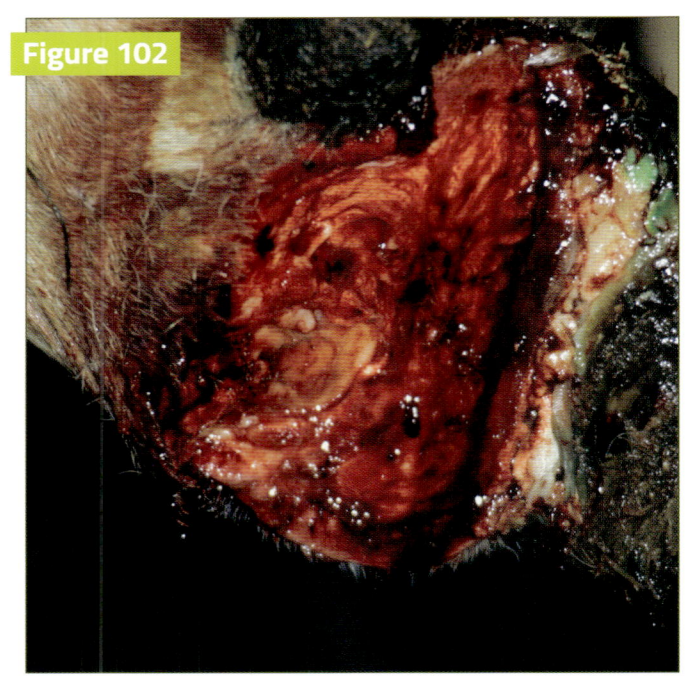

Figure 102

断趾術。断趾が趾の"高い"位置で実施されており，切断面は基節骨の遠位で副蹄の直下となっていることに注目してほしい。これによって，切断部に衝撃性のダメージが生じることを防いでいる。

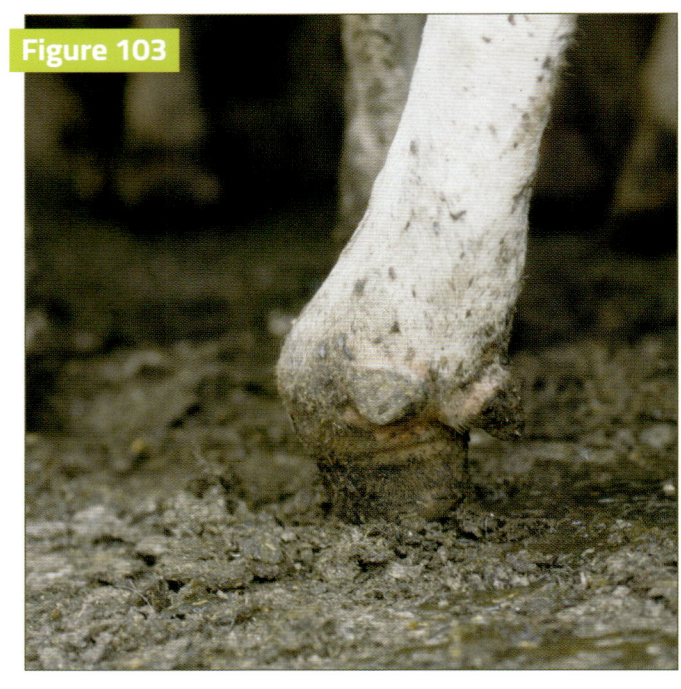

Figure 103

趾の切断部は完全に治癒し，満足のいく結果が得られた。

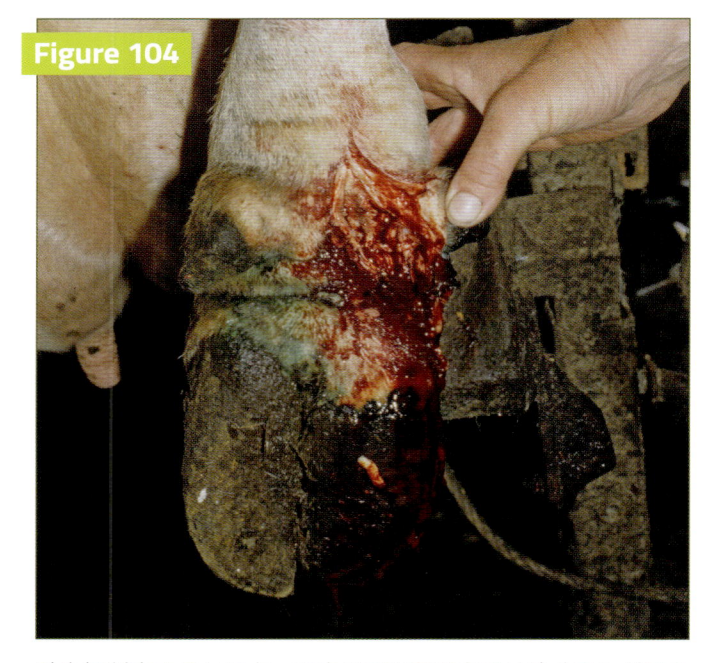

Figure 104

趾を切断することによってすべての問題を取り除くことができる場合には，断趾術が選択される。この症例では，壊死が屈筋腱とその腱鞘に沿って近位に広がっているために，治療の選択肢として断趾術は除外される。

牛の蹄深部感染症を解決するためには外科手術が必要である。様々な方法があるが，それぞれ賛否両論がある。

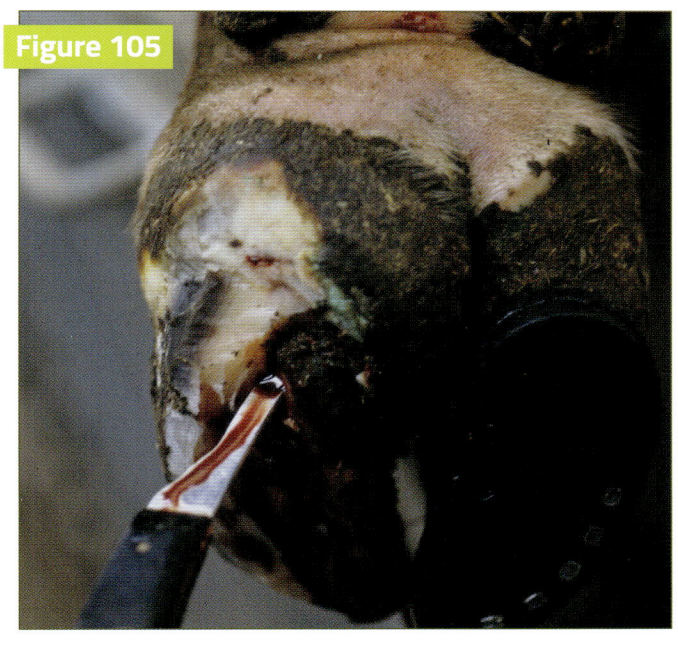

Figure 105

"コアリング"は蹄深部の膿瘍を排出させる方法である。この写真では蹄刀を用いて広く組織を除去し，膿を排出している点に注目してほしい。外科処置後に膿の排出を維持できるかどうかが，治癒に至るかどうかの生命線である。また，蹄底ブロックを正常な蹄につけることで，病蹄への負重を軽減していることにも注目してほしい。これは，牛が固い地面で飼養されている場合，蹄の機能を保つための唯一の方法である。

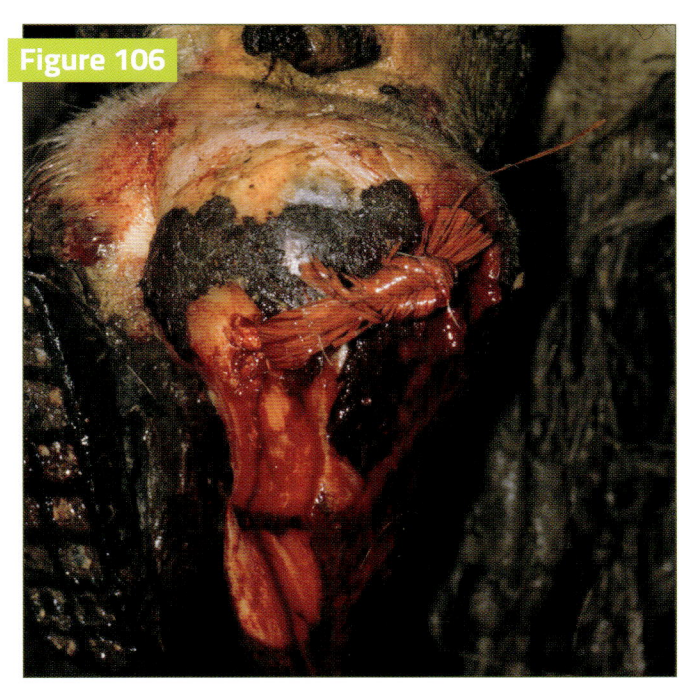

Figure 106

Figure 105 と同じ症例で，排液のためにドレーンとしてナイロン紐を縒り合せて通している。

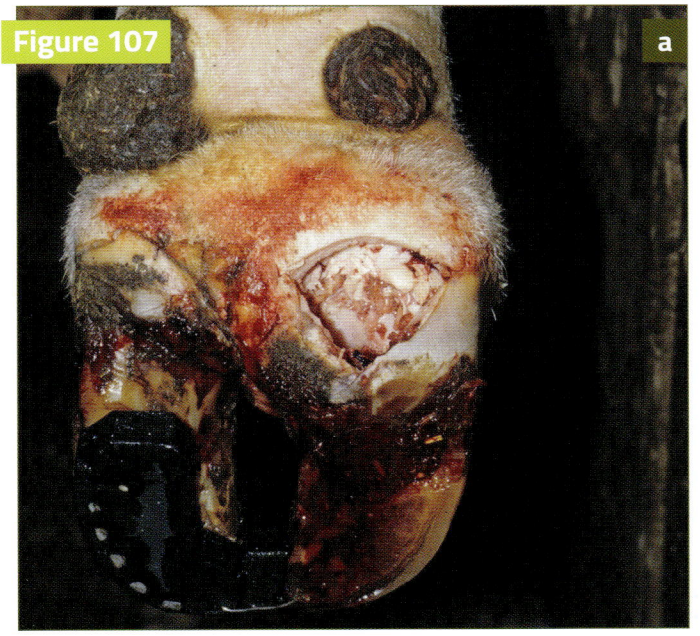

Figure 107　a

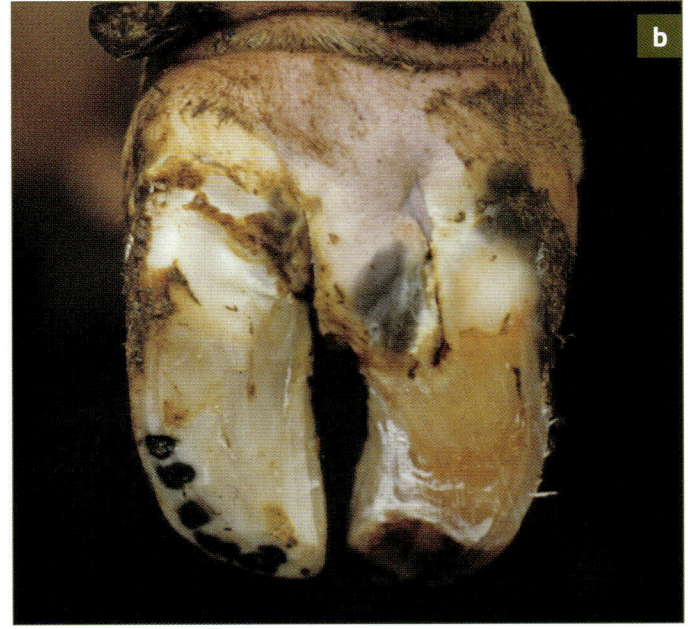

b

遠位種子骨の切除を農場で外科的に実施し，蹄深部感染を排出させ，癒合を促進するために遠位指節間関節の関節軟骨を取り除いた（a）。正常蹄に蹄底ブロックをつけて負重を軽減していることに再度注目してほしい。外科手術の5週間後の蹄（b）で，蹄底ブロックは取り除かれ十分な回復がみられている。この牛は外科手術後数年間も生産を続けた。

Figure 108

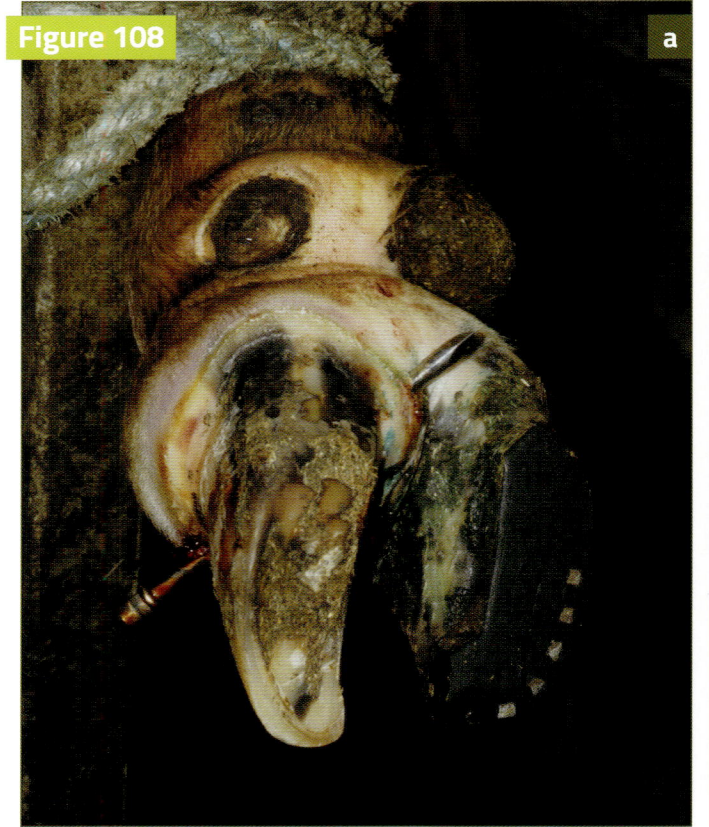

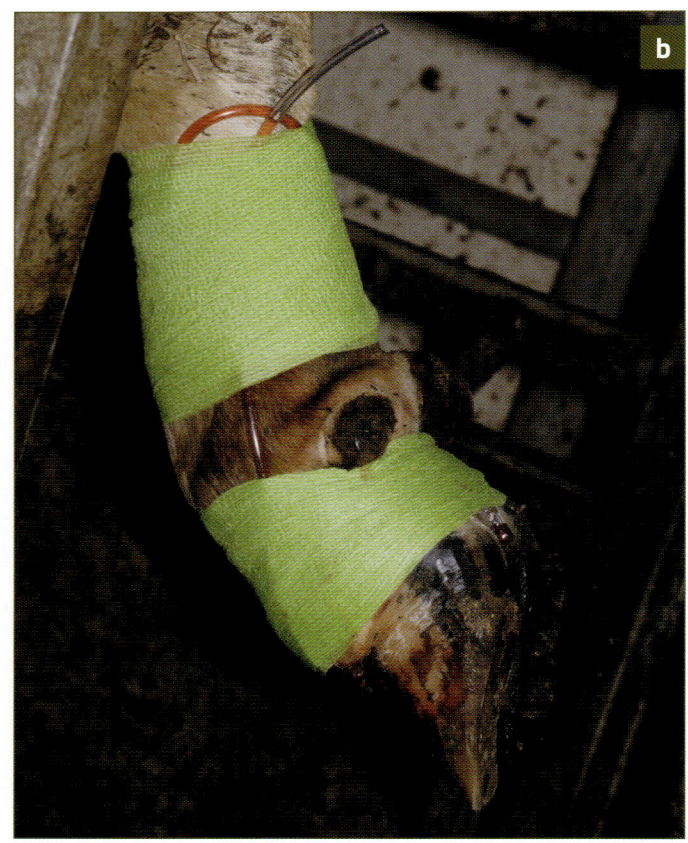

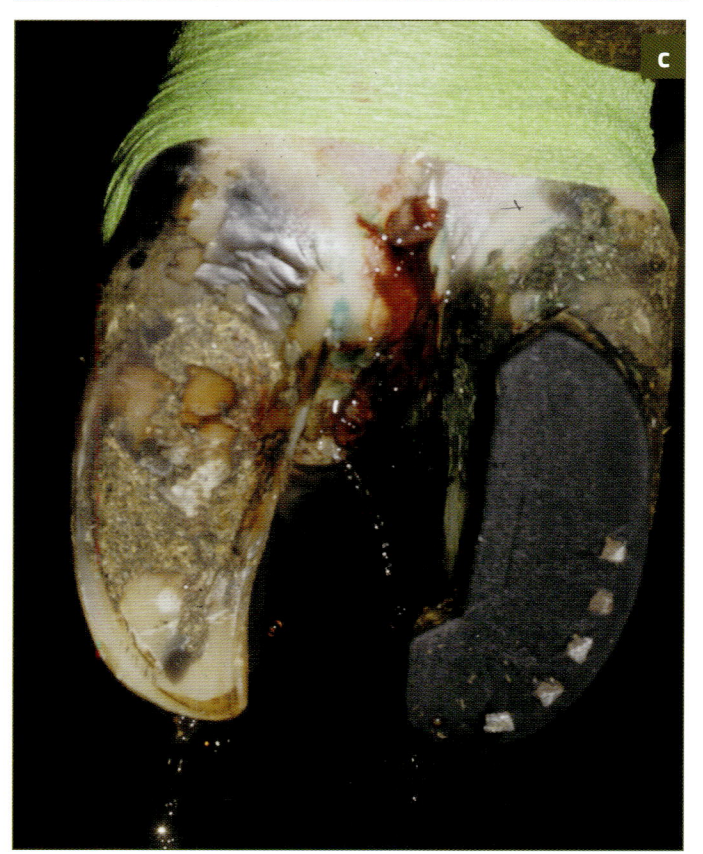

穿孔と水洗。洗浄チューブを設置する前にドリルで蹄を穿孔する（a）。正常蹄に蹄底ブロックを設置した点に再度注目してほしい。珍しいことに，この症例では蹄深部感染症は蹄底潰瘍とは無関係だった。洗浄チューブの設置（b）。水洗は蹄の内部を洗う方法として最適である（c）。

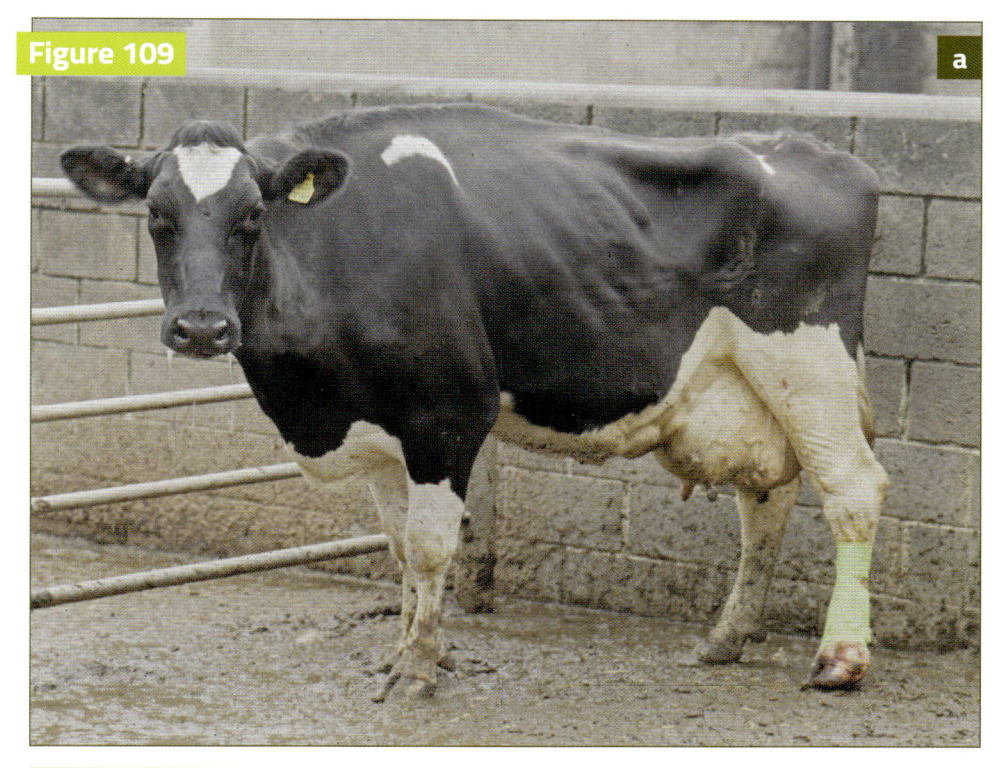

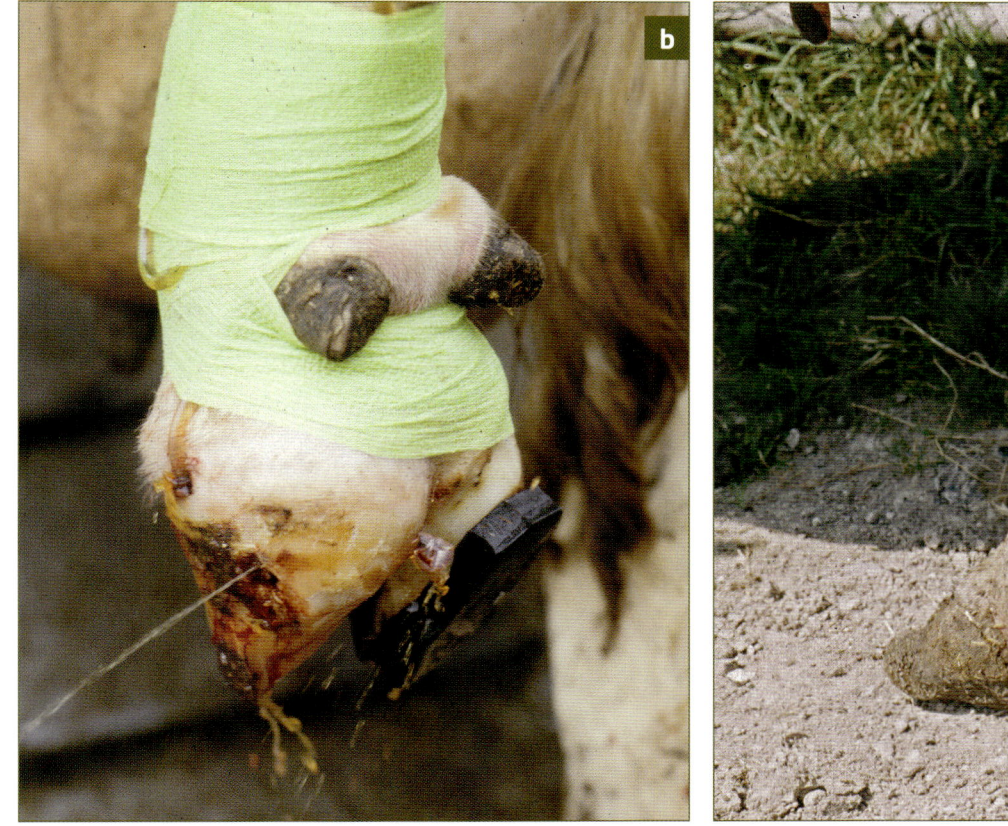

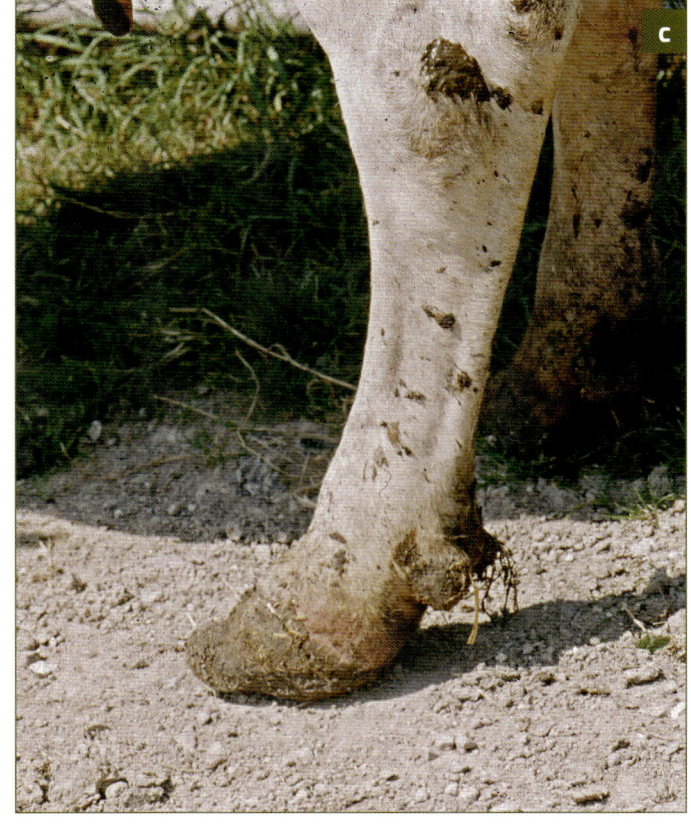

Figure 108 と同様に，乳牛の蹄深部感染症で穿孔と水洗を行った例（a）。洗浄チューブを設置した蹄の内部を水洗しているところを示した（b）。c はチューブを取り外した肢で，状態が非常に良くなり，屈筋腱への影響もなく負重も正常に回復した。

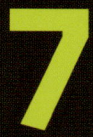

7

泌乳器

The mammary gland

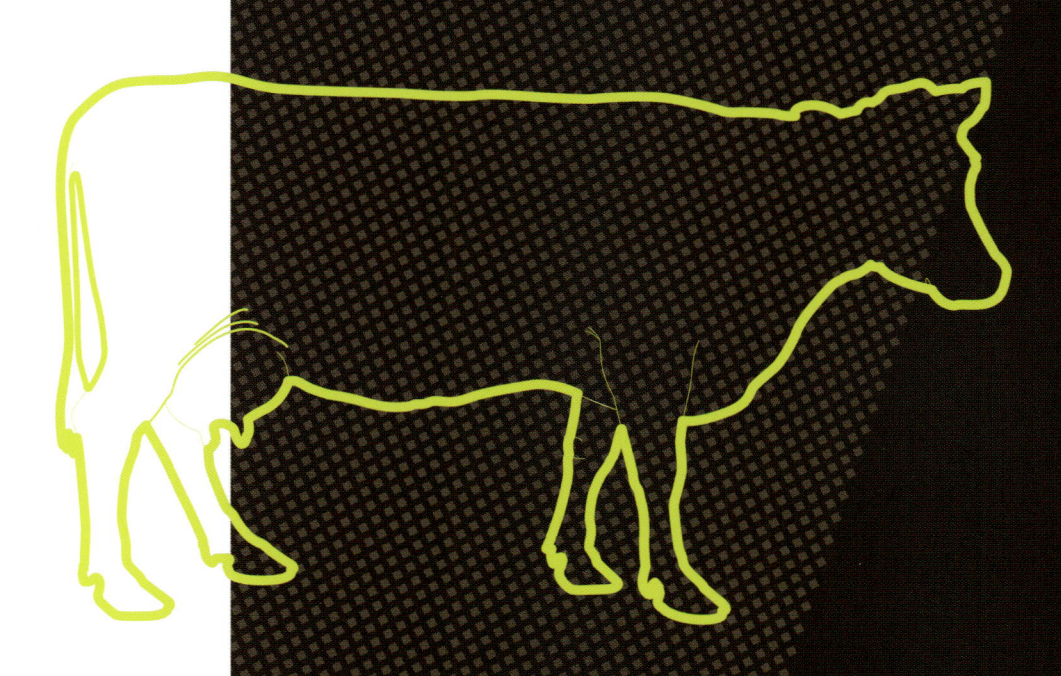

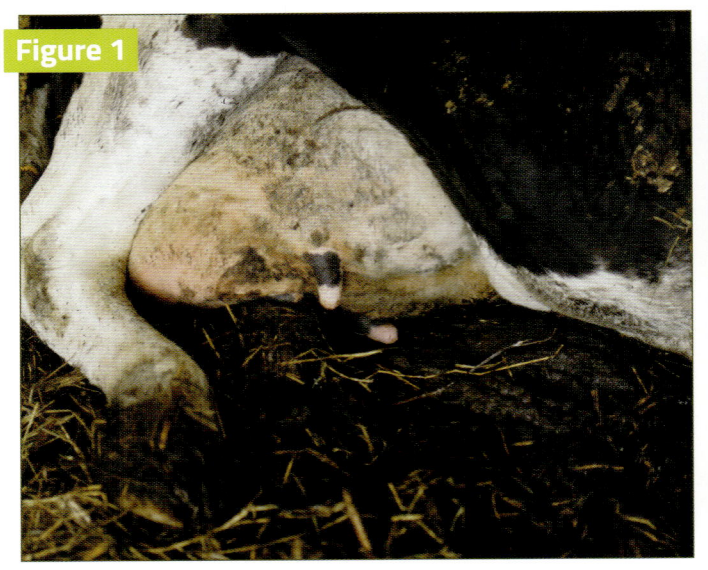
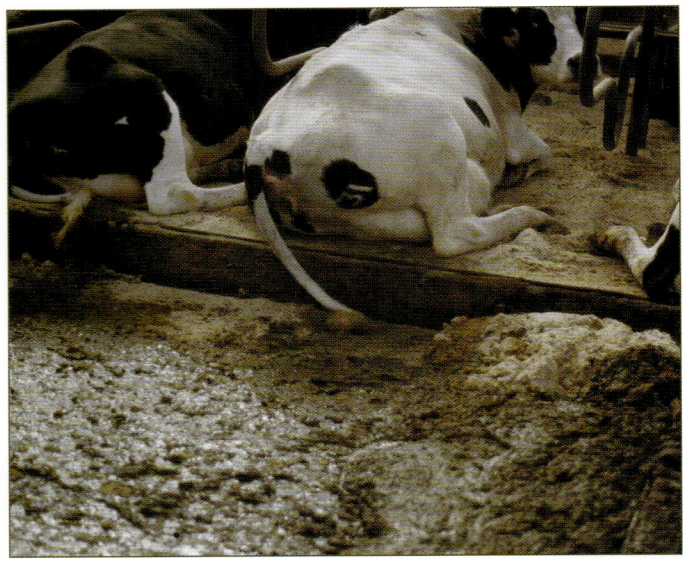

不適切な牛床や不衛生な環境では，病原体が増加し乳房炎の危険が増大する。

乳房炎は，繁殖障害や跛行と並んで，世界的に酪農産業において経済損失の大きい三大疾病の1つである。肺炎と同様にその原因は多因性であり，環境（搾乳機械を含む）や免疫および病原体が相互に影響する。

Figure 2

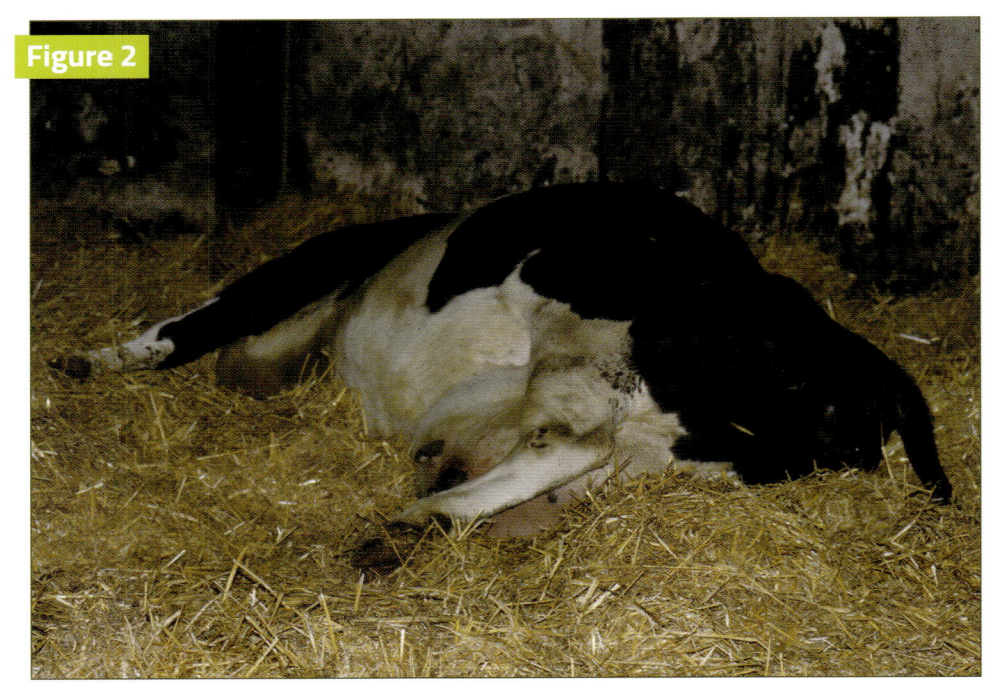

この牛は甚急性乳房炎に罹患し衰弱しており，緊急処置が必要である。このような症例では，獣医師は抗菌剤による治療よりも，毒素の排泄，ショックに対処するための輸液療法，疼痛およびエンドトキシン血症に有効な非ステロイド系抗炎症薬（NSAIDs）の投与などを優先して行う。しかし，そのような治療を行っても予後は不確かである。

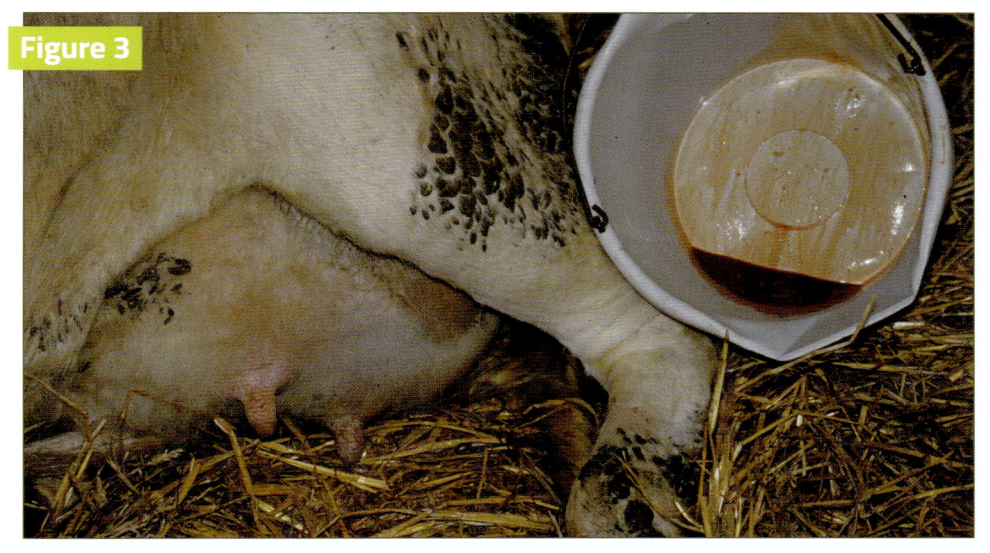

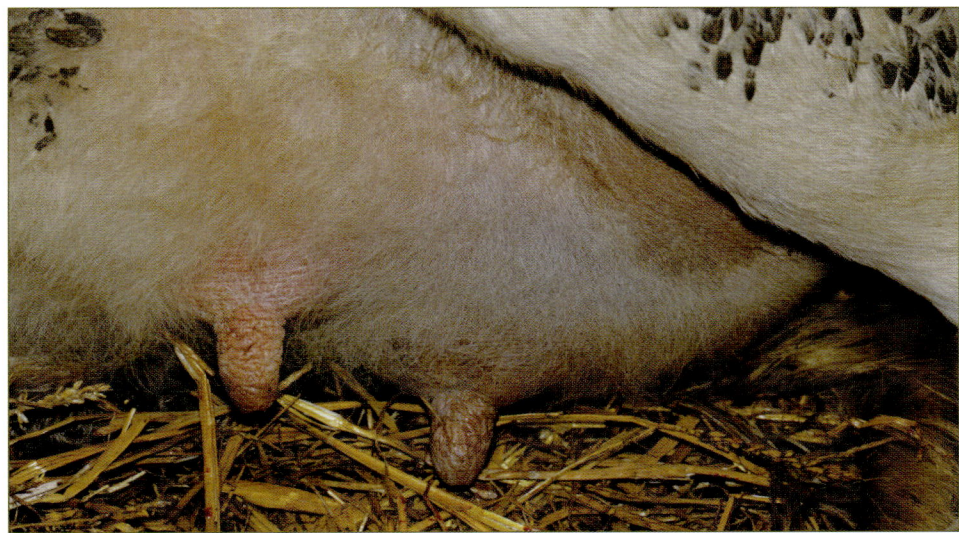

大腸菌性乳房炎に罹患した牛の，冷たく変色した乳房と特徴的な分泌物。

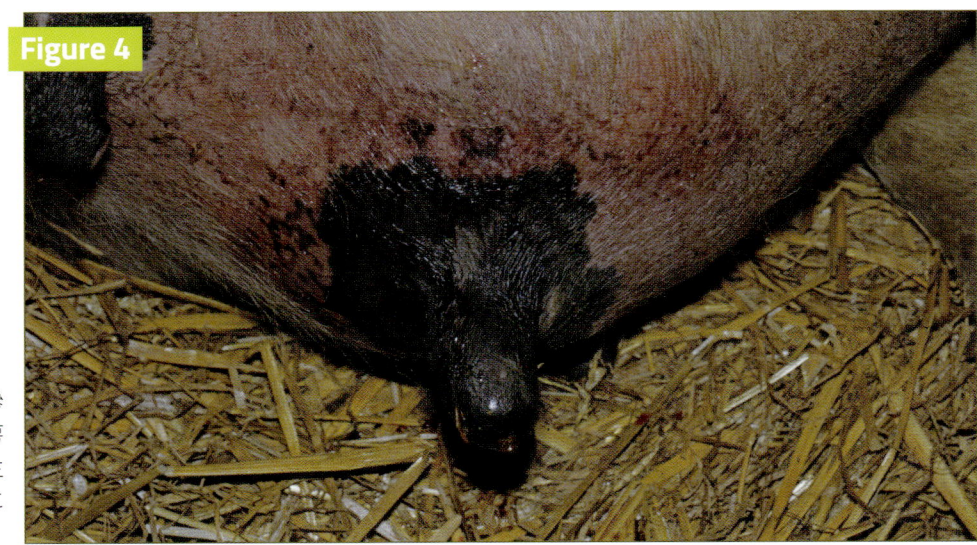

黄色ブドウ球菌による急性乳房炎で，罹患乳房の冷感，腫脹，変色および滲出性分泌物を呈する。このような分房を圧迫すると，感染した病原体が産生したガスが乳頭口から出るときに「キーキー」といった音を出す。

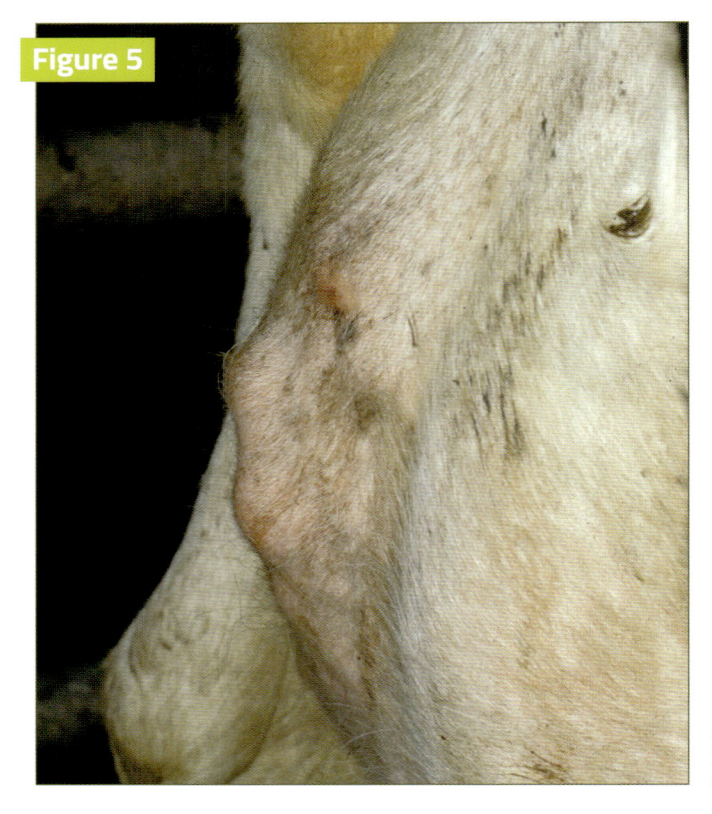

Figure 5

黄色ブドウ球菌の慢性感染が引き起こした乳房における明瞭な変化。

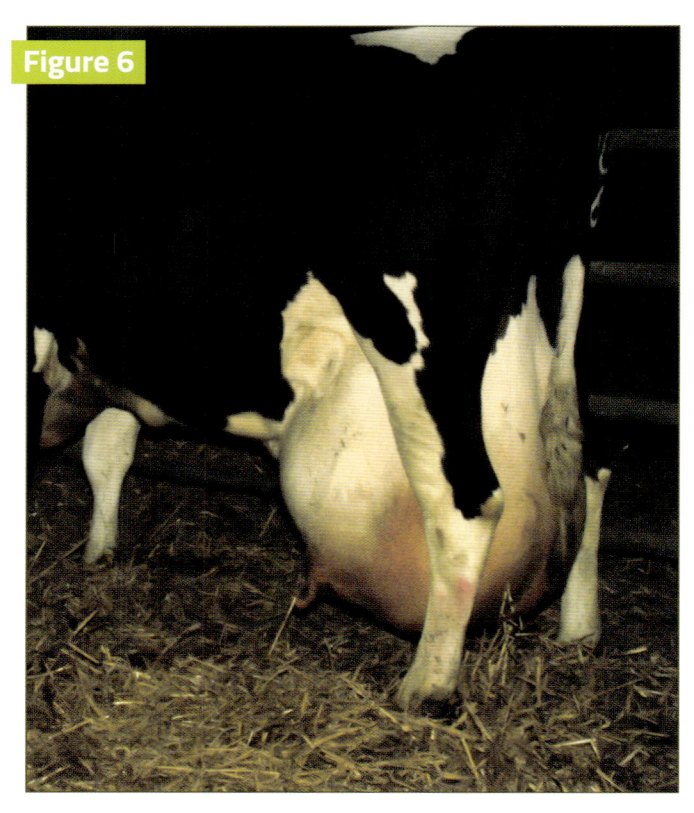

Figure 6

乳房提靭帯の破綻により乳房は下垂し，乳房炎のリスクが増加する。

Figure 7

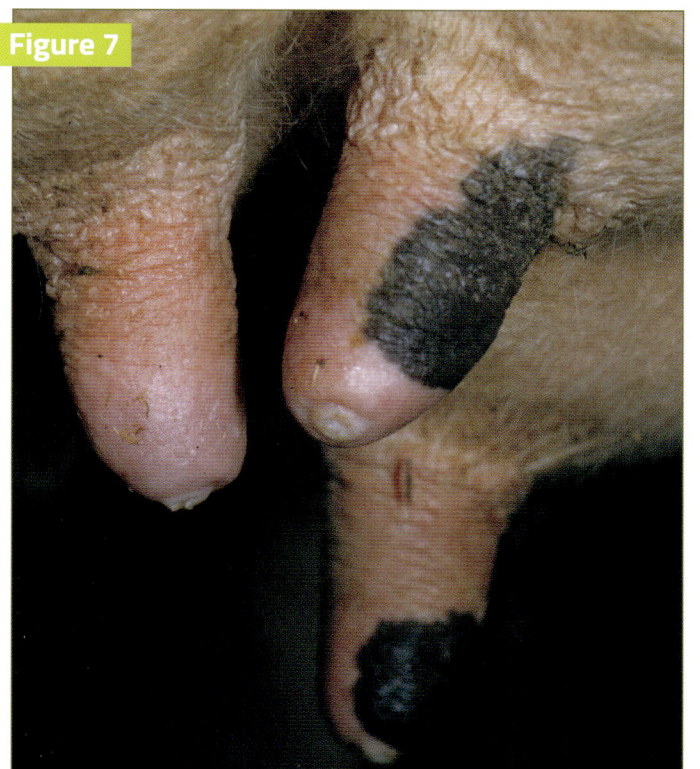

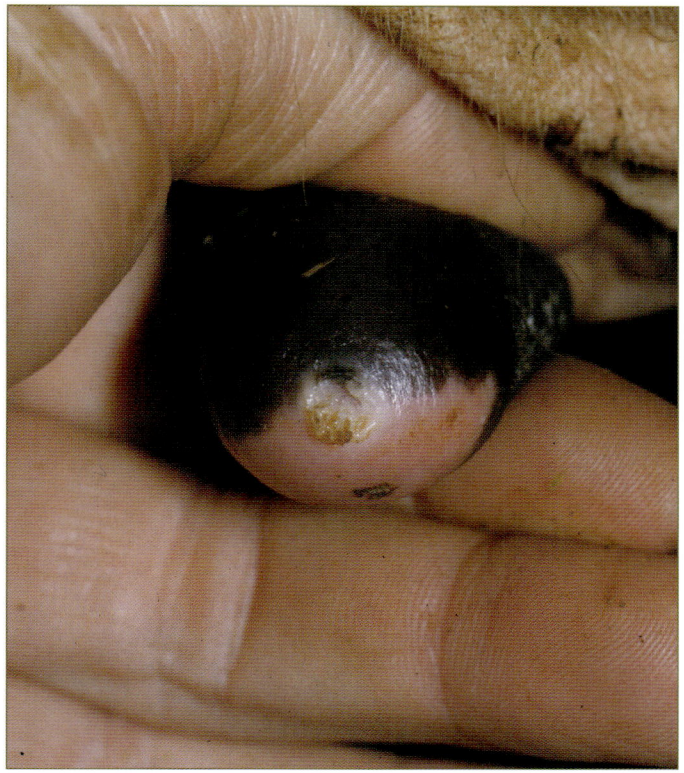

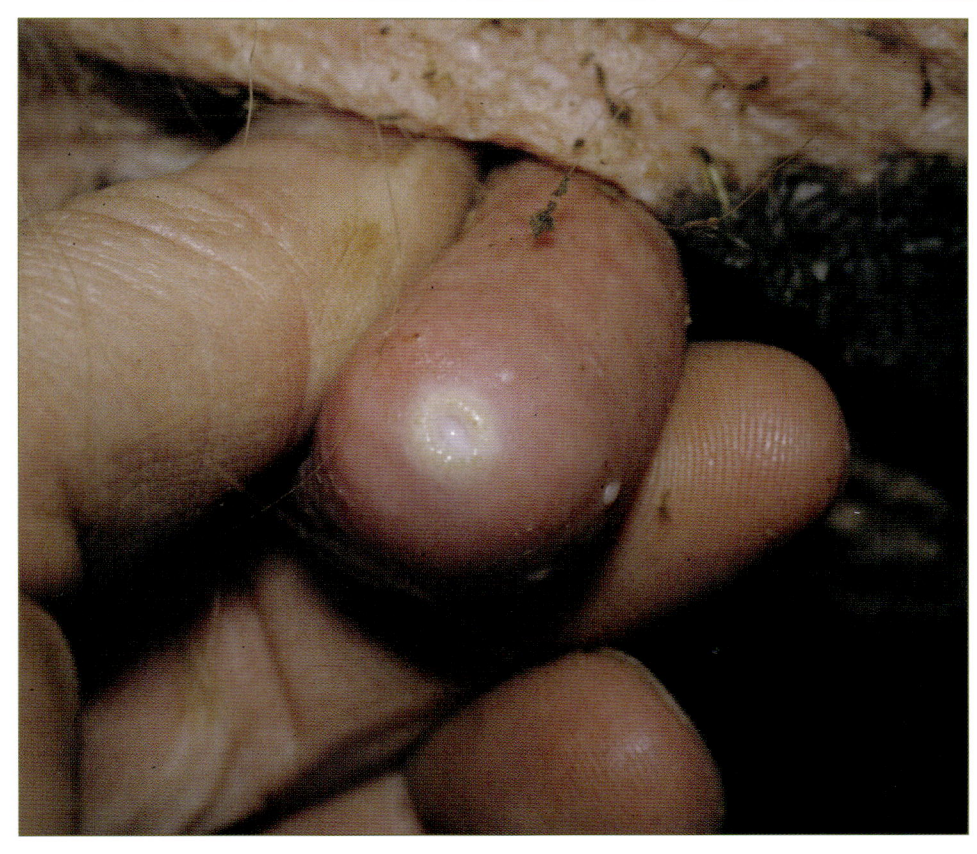

搾乳機械の機能が不適切であったために生じた乳頭口の角化亢進。乳頭管の感染防御機能は低下し，乳房炎の危険が増大する。

Figure 8

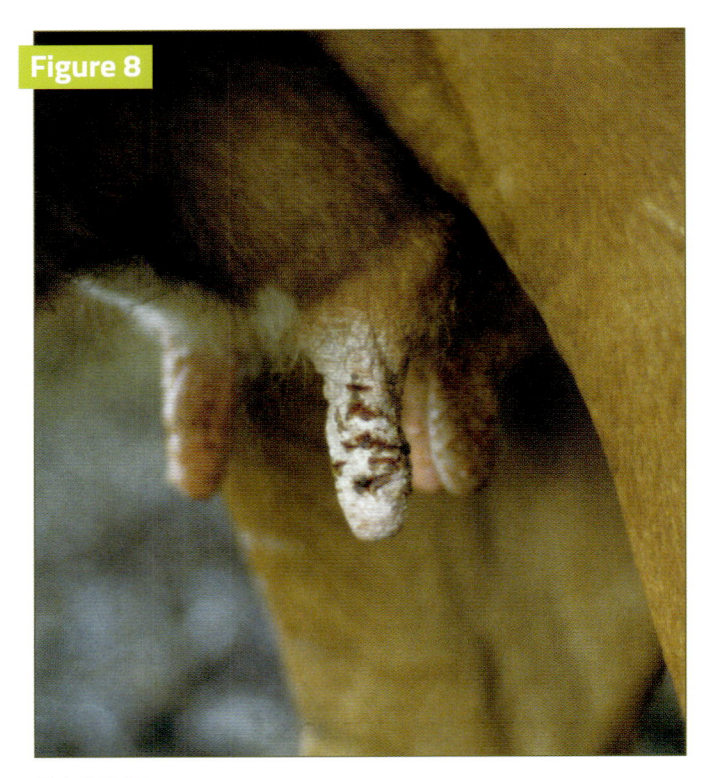

荒れた乳頭。

Figure 9

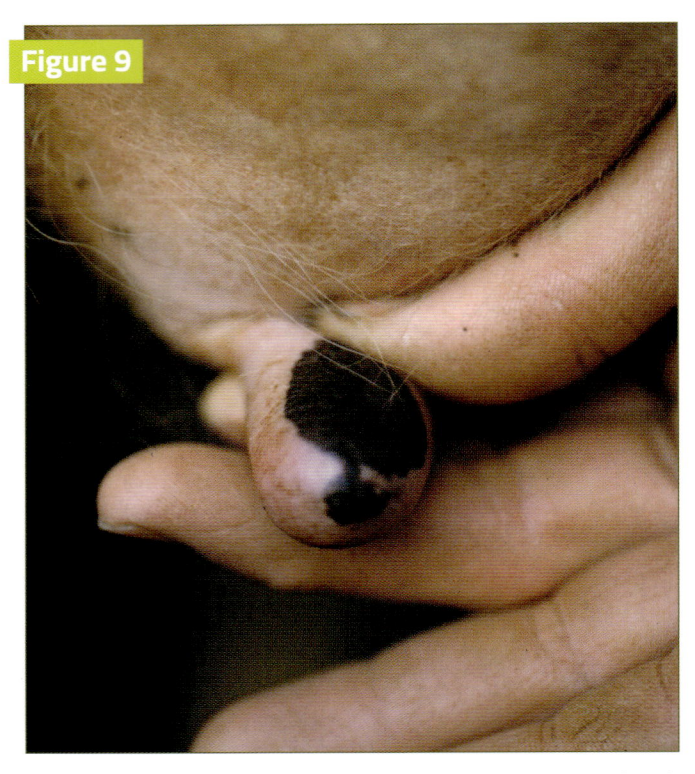

乳頭口周囲の感染で黒くなった乳頭（Blackspot）で，乳房炎に罹患しやすい。

Figure 10

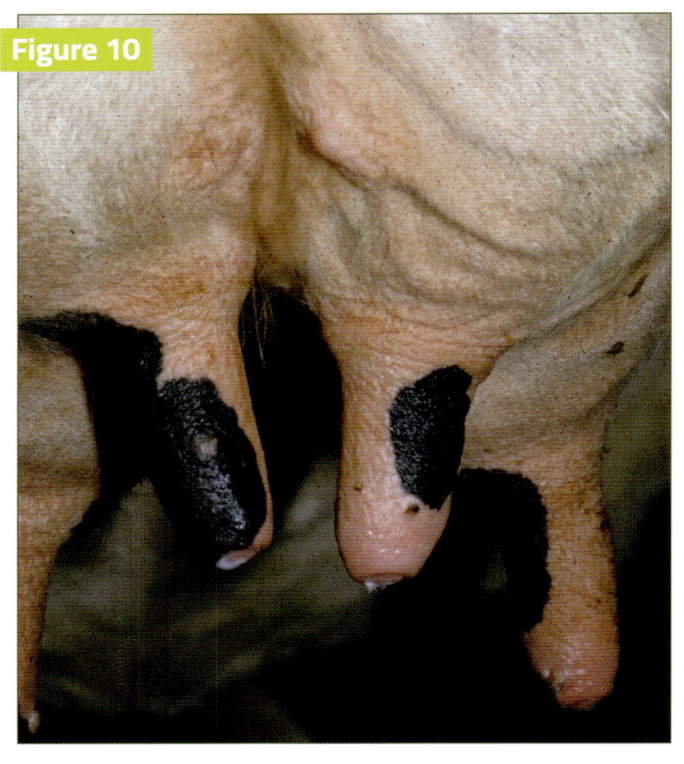

搾乳後によくスプレーされた乳頭。乳頭皮膚全体に薬液が付着しており，余分な薬液が乳頭の先から滴り落ちていることに注目してほしい。

Figure 11

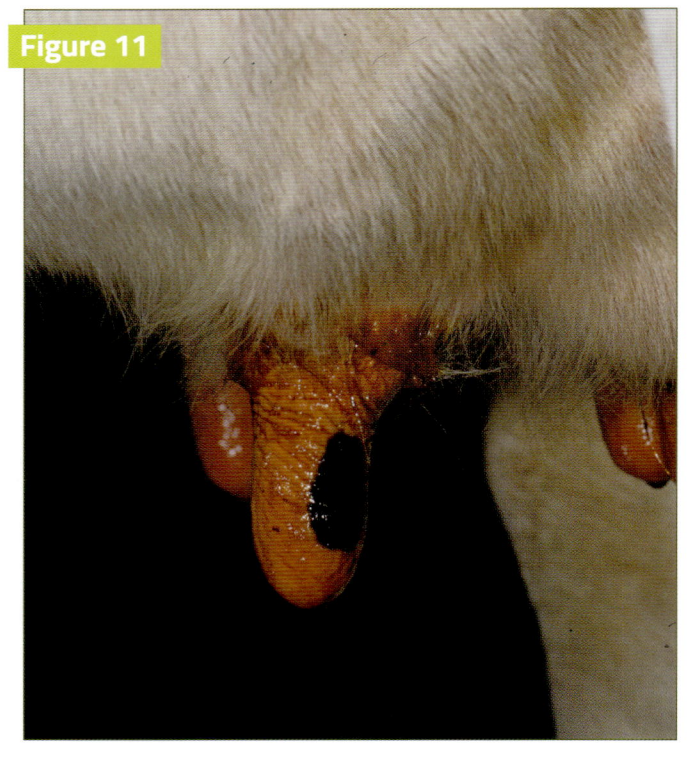

搾乳後によくディッピングされた乳頭。ヨード系のディッピング剤を用いると薬液の付着が視覚的にわかりやすい。乳頭皮膚全体が十分にディッピングされ，乳頭の先から余分なディッピング剤が滴り落ちていることに再度注目してほしい。

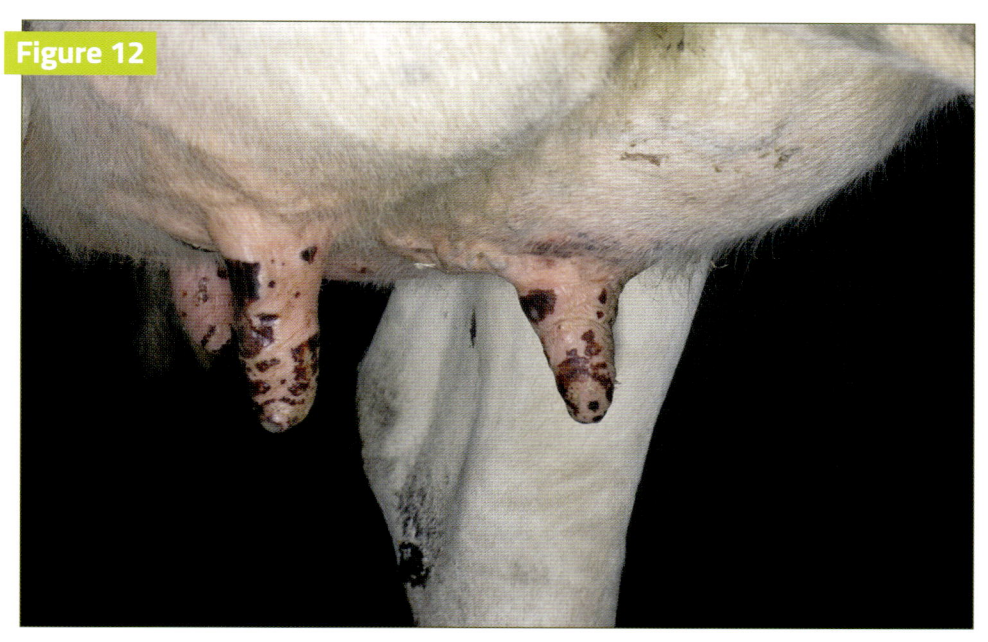

Figure 12

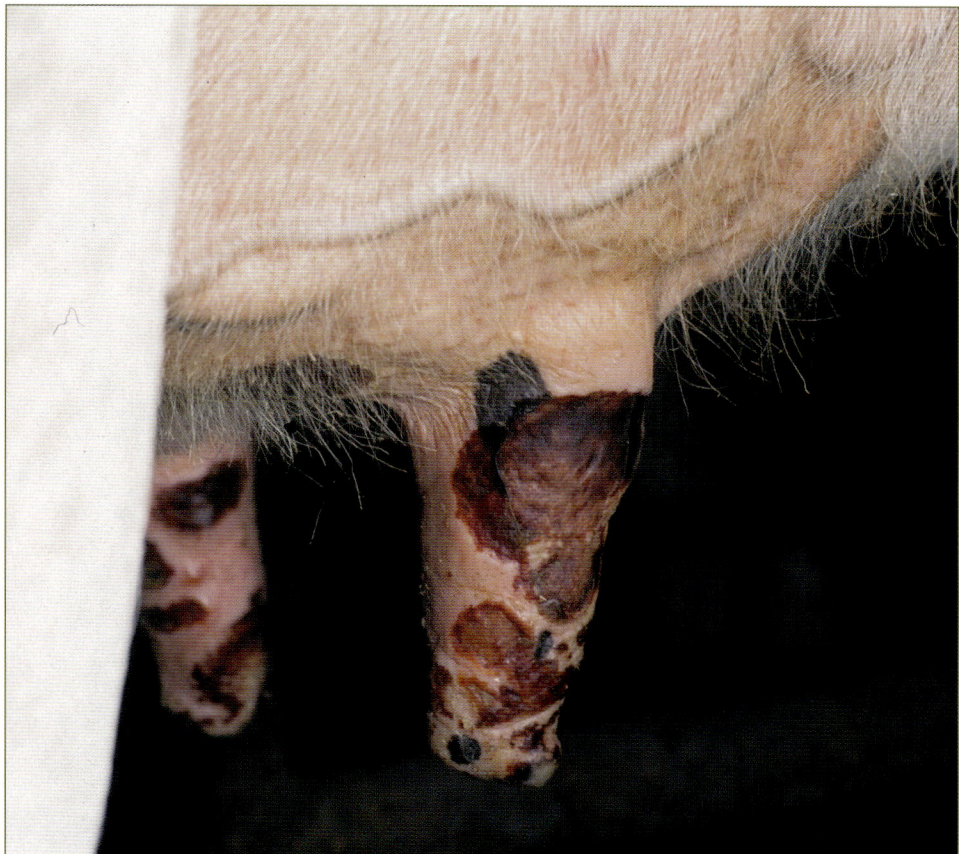

牛ヘルペス性乳頭炎

8

泌尿生殖器

The urogenital system

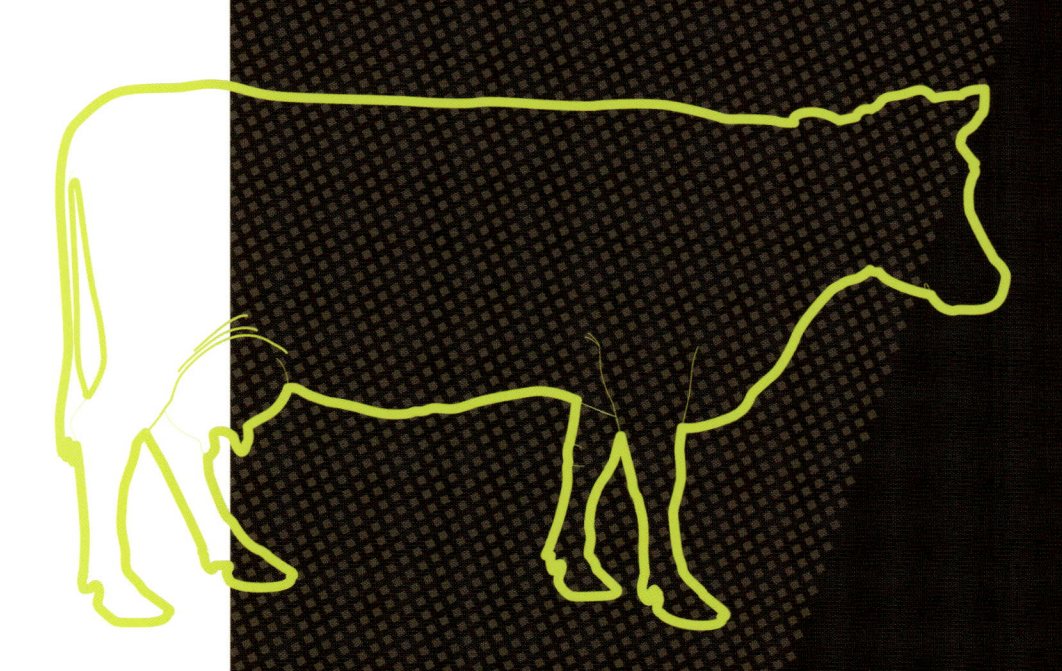

膀胱炎　Cystitis

Figure 1

上行性の細菌感染の結果として起こることの多い膀胱炎は，分娩直後の感染に関連しており，炎症と少量の頻回排尿を引き起こす。この牛は尾が汚れており，これは感染を発見する外見上の手がかりとなる。また注目してほしいのは尾根部の挙上で，炎症による痛みを示唆している。

腎盂腎炎　Pyelonephritis

Figure 2

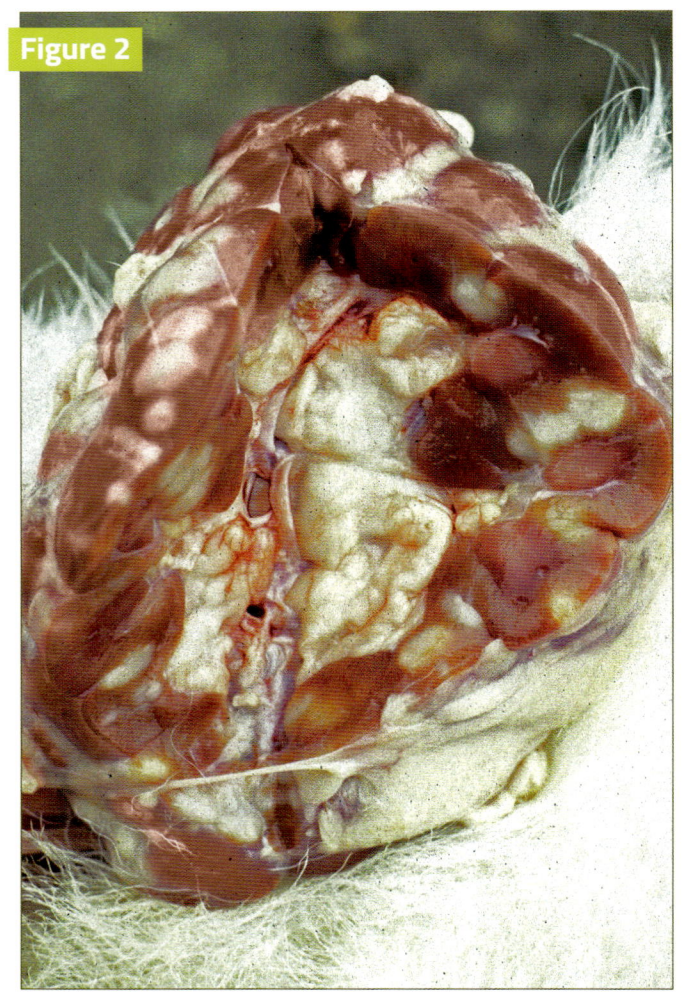

大腸菌性の菌血症および敗血症の結果として死亡した幼若子牛の腎臓における梗塞。

　片側または両側の腎臓への感染は，様々な化膿性細菌（典型的には *Corynebacterium renale*）により生じ，腎機能が障害を受け，重症例や治療が行われなかった場合には致死的となりうる。

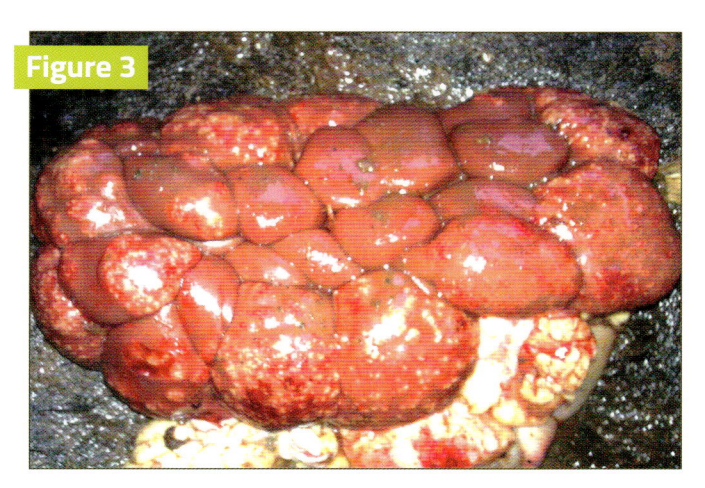

Figure 3

腎盂腎炎で死亡した牛の腎臓。

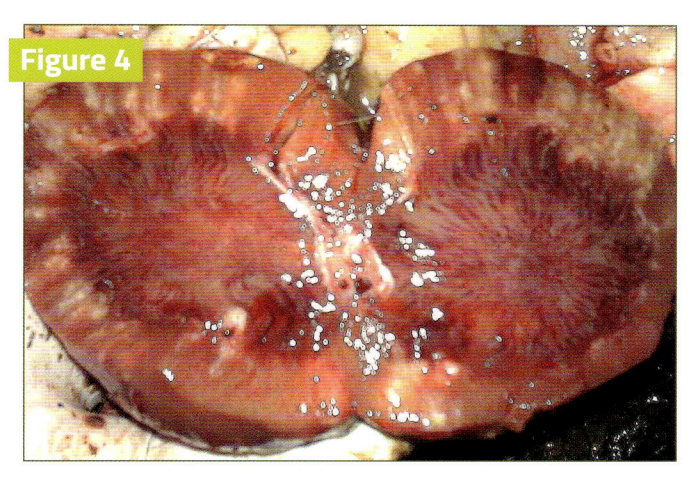

Figure 4

腎臓の分葉の割面を並べて示したが，重大な障害がみられる。

尿石症　Urolithiasis

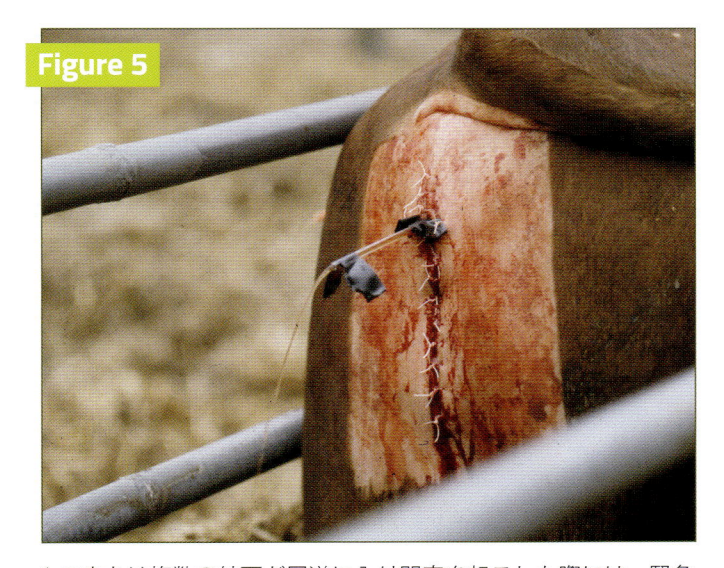

Figure 5

ミネラルバランスの悪い濃厚飼料を多給された，特に若齢の雄牛においては膀胱内に結石がみられることは珍しくない。

1つまたは複数の結石が尿道に入り閉塞を起こした際には，緊急対応が必要となる。このような閉塞は通常S状曲の近位で生じる。この症例では，外科手術によりS状曲の近位の尿道を切断し，そこから尿を排出できるように近位端を体外に露出した。尿がカテーテルから排出されている点に注目してほしい。このカテーテルは，切断した尿道の近位端から膀胱内へ挿入されている。

アミロイドーシス　Amyloidosis

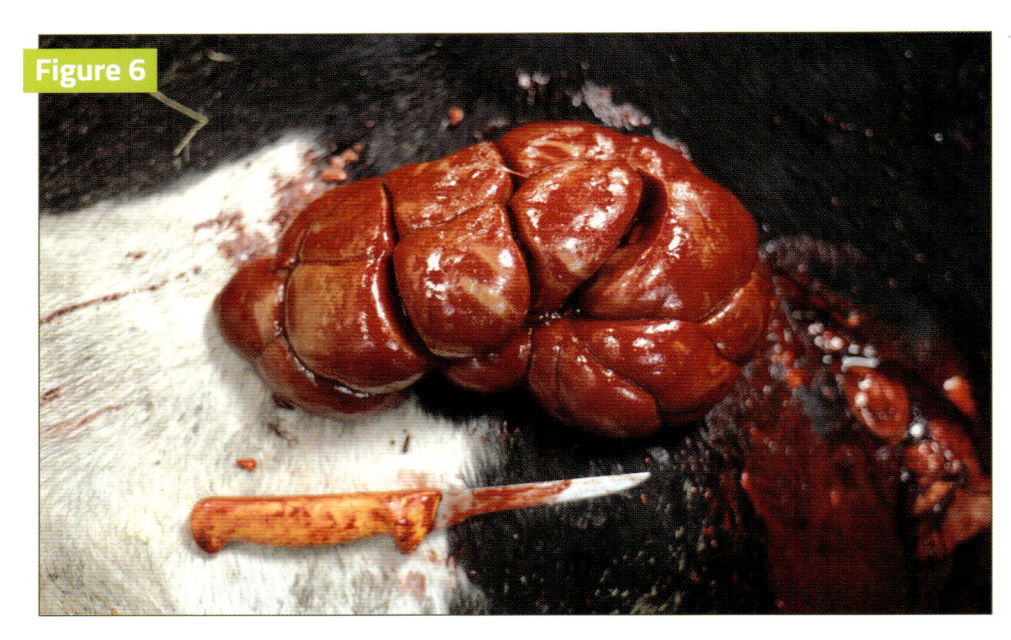

Figure 6

慢性炎症に関連したアミロイド沈着は体の様々な箇所に発生するが，腎臓が最も一般的な場所である。写真はアミロイドーシスにより腫大，変色した腎臓であり，安楽殺した牛から取り出した。この腎臓は直腸検査にて容易に触知できた。

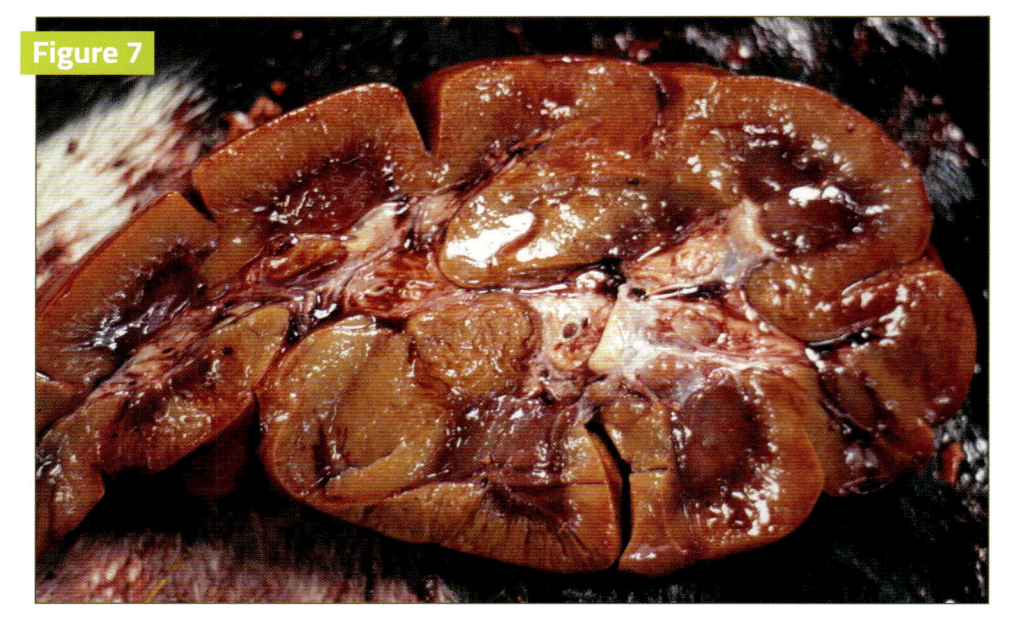

Figure 7

Figure 6 の腎臓の割面で，アミロイド沈着により皮質が特徴的な黄色またはオレンジ色に変色している。

生殖器系　The reproductive system

先天異常　Congenital abnormalities

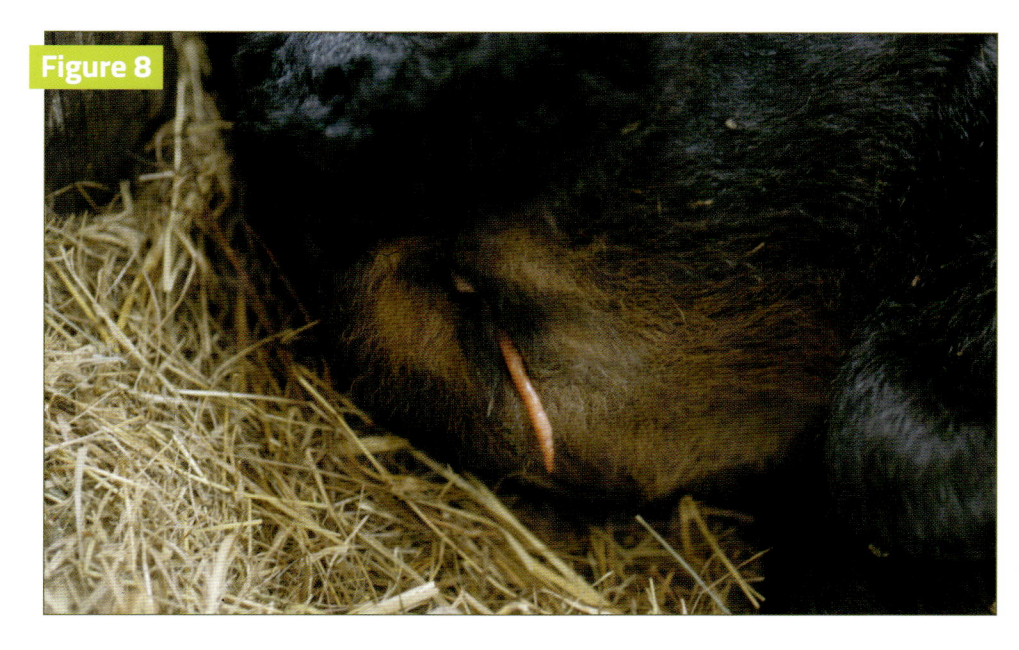

Figure 8

生まれつき膣から異常に長い陰核がはみ出た雌の交雑種肉用子牛。

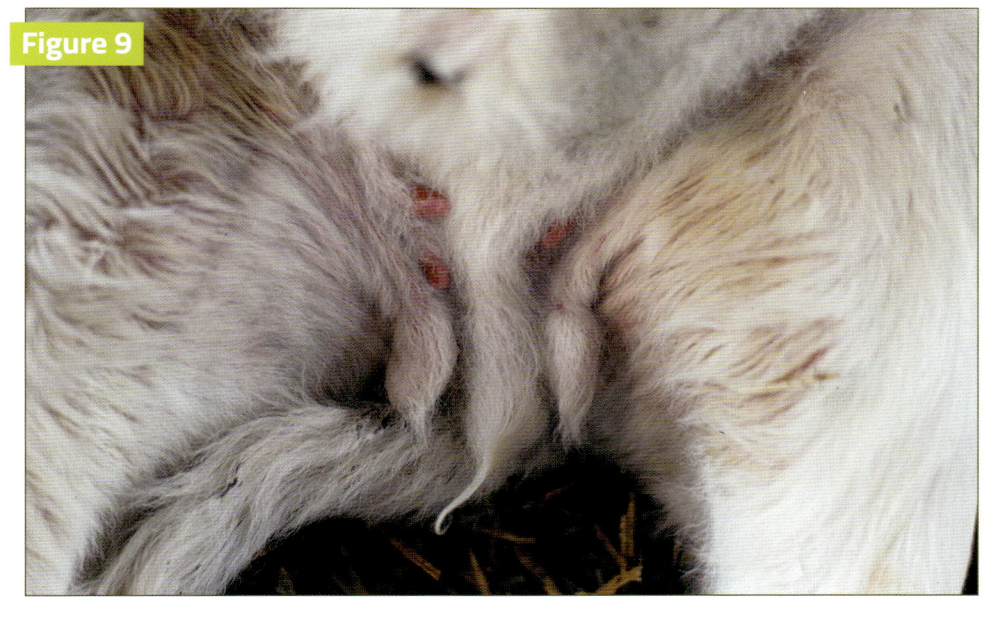

Figure 9

生まれつき陰嚢が解剖学的に異常な雄子牛。

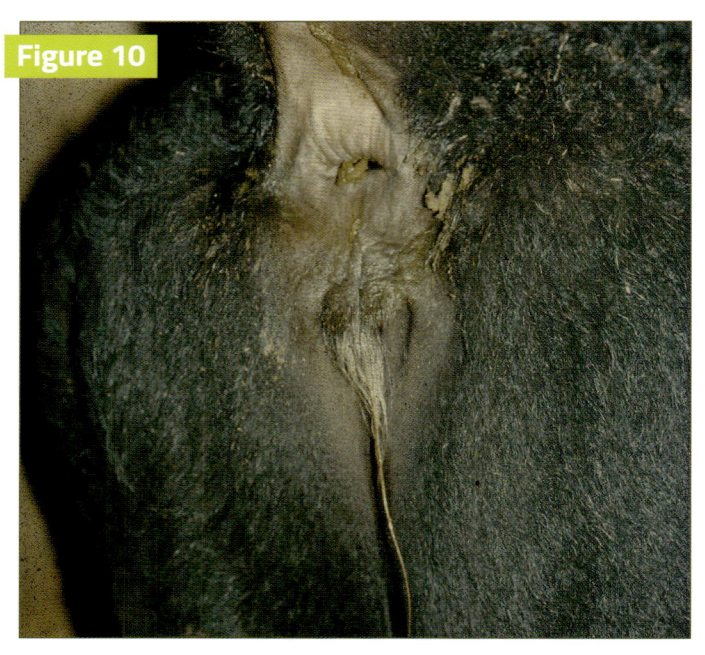

Figure 10

おそらく生殖器系の先天異常で最も一般的なのは，異性双子妊娠により生まれた雌子牛にみられるフリーマーチンである。この異常は，胎盤の融合と血液の共有により，雌胎子が雄胎子のホルモンに曝露された結果であり，その異常の程度は胎盤融合の時期と程度による。

雄子牛と双子であったフリーマーチンの雌牛は，外見上は明確な異常はみられないが，正常よりも小さな膣と子宮角の形成不全を持つ。

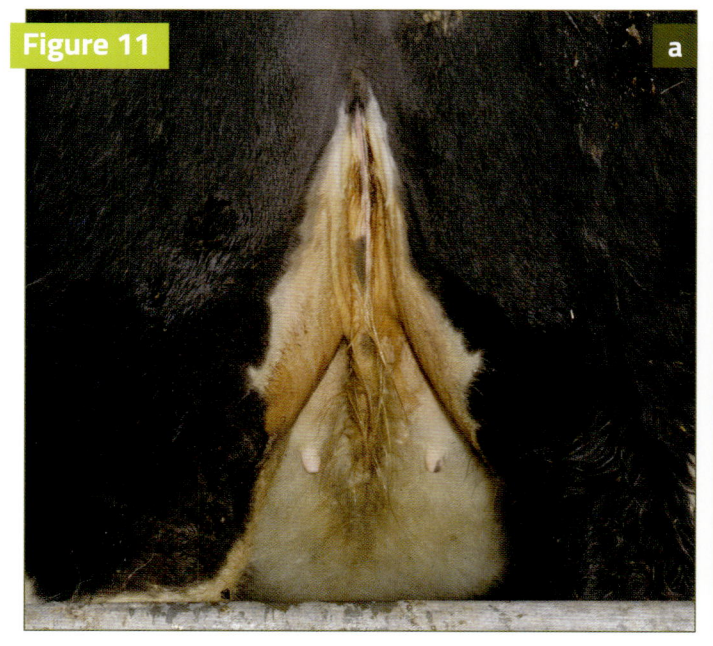
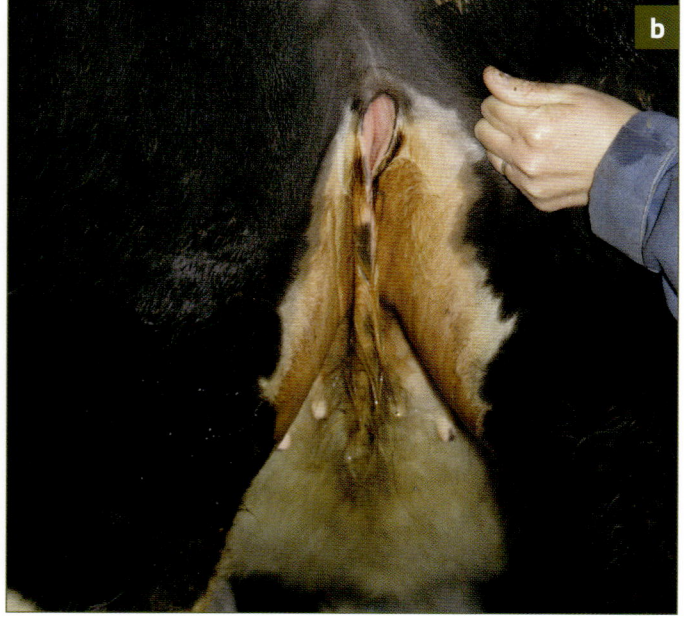

Figure 11 a b

異性双子で生まれた雌牛にみられた，より明確な異常（a, b）。この例では授精を行うまで畜主は異常に気付かなかった。

雄性生殖器の異常　Conditions affecting the male genital tract

包皮の脱出と外傷　Preputial prolapse and trauma

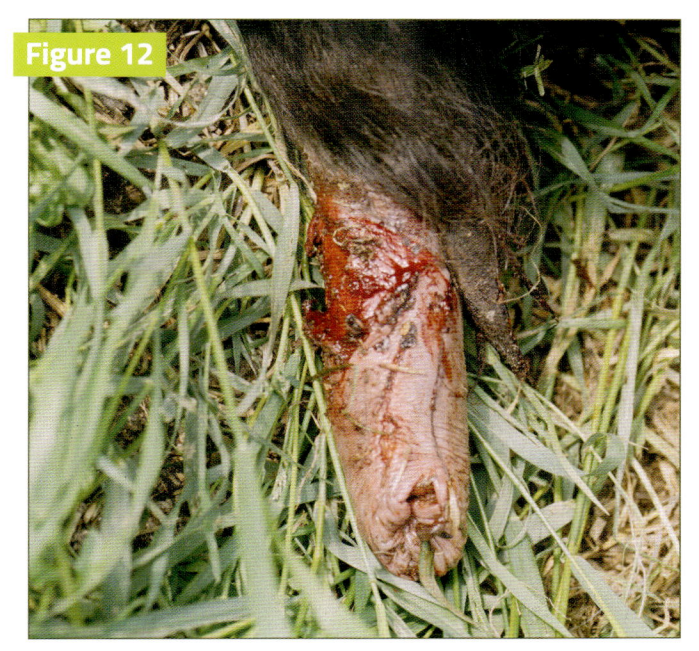

Figure 12

陰茎が包皮口から突き出た際に，有刺鉄線に触れ包皮組織が裂けた。

　包皮口からの陰茎の脱出は，特定の品種や個体，特に繁殖動物では珍しくない。程度にもよるが，一般的に問題はないものの，脱出した組織が損傷したり，乾燥，腫脹および線維化したりすることで自発的に収納できなくなることがある。

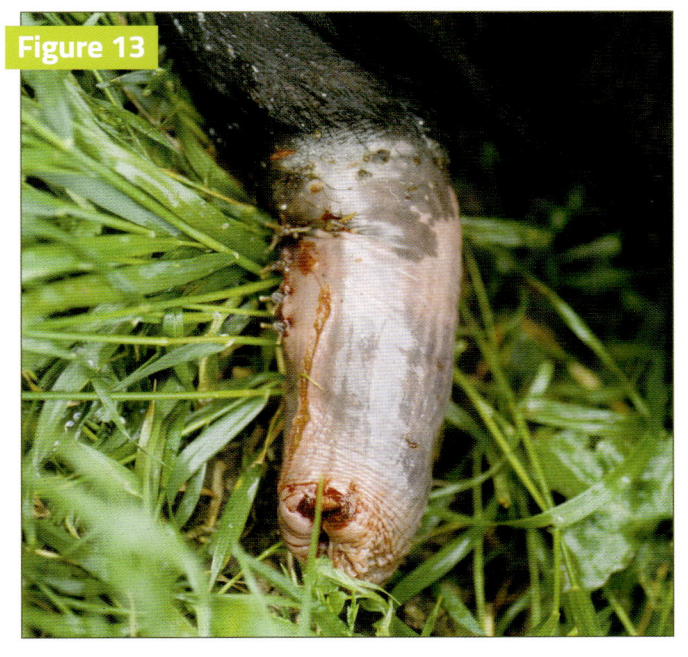

Figure 13

小さな包皮外傷の多くは自然治癒し大事には至らないが，感染や，線維化による狭窄，癒着の形成は脅威となりうる。傷が新しい場合には，外科的修復によりこれらを回避できる。

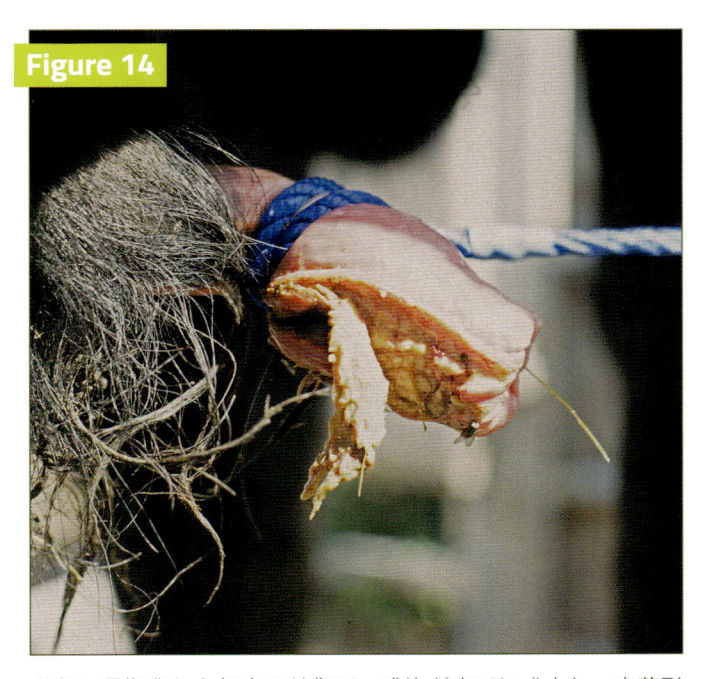

Figure 14

さらに長期化した包皮の外傷で，感染がすでに成立し，肉芽形成がはじまっているため，外科的修復は選択できない。しかし，適切な処置を行えばほとんどの症例の予後は悪くない。

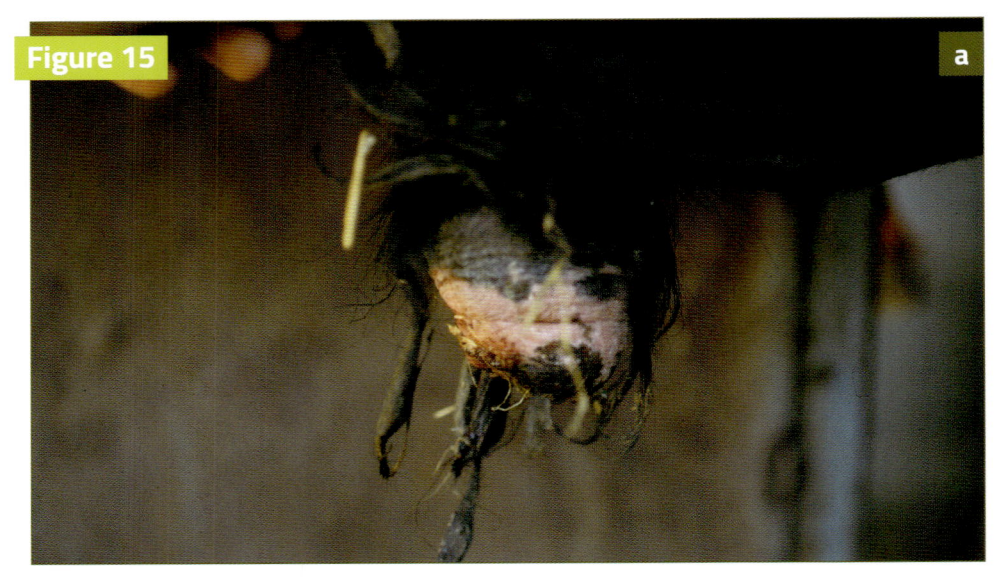

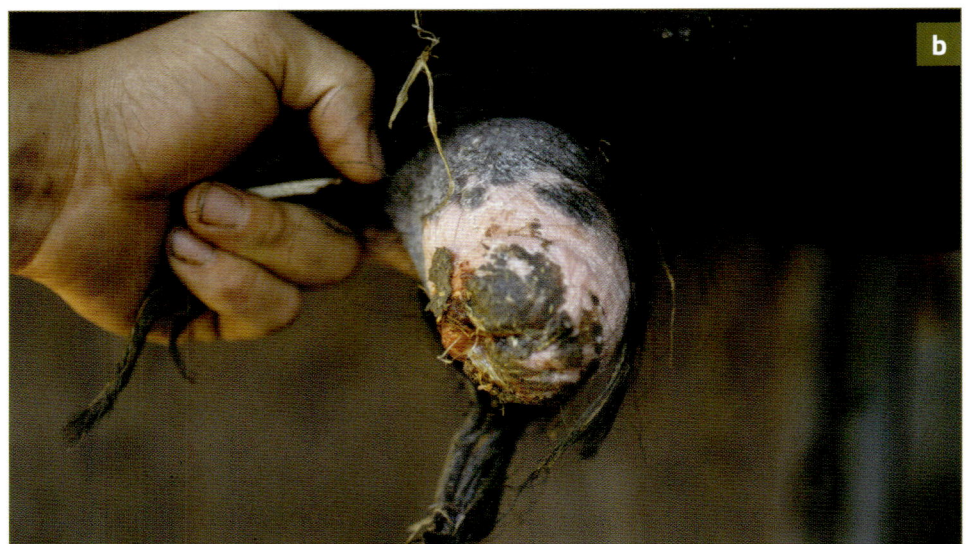

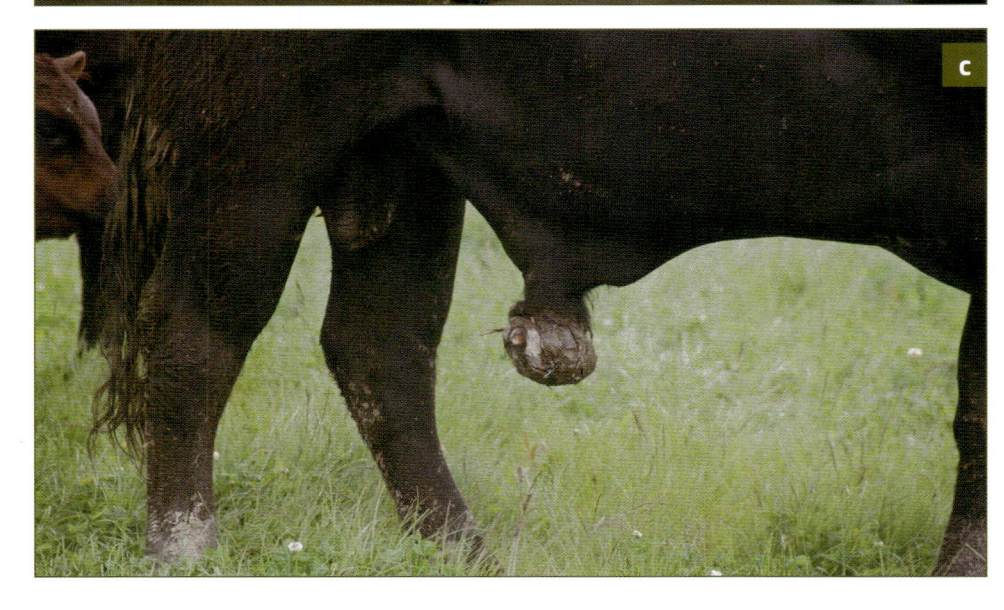

Figure 15

小さな包皮の脱出は，発症が最近であれば包皮口の巾着縫合により脱出を軽減し，元の位置に保持することが比較的容易である。写真のような放置された症例（a，b）では，脱出組織の腫脹と線維化が生じ，治療は外科的に切除しない限り，より難しいか不可能となる（c）。

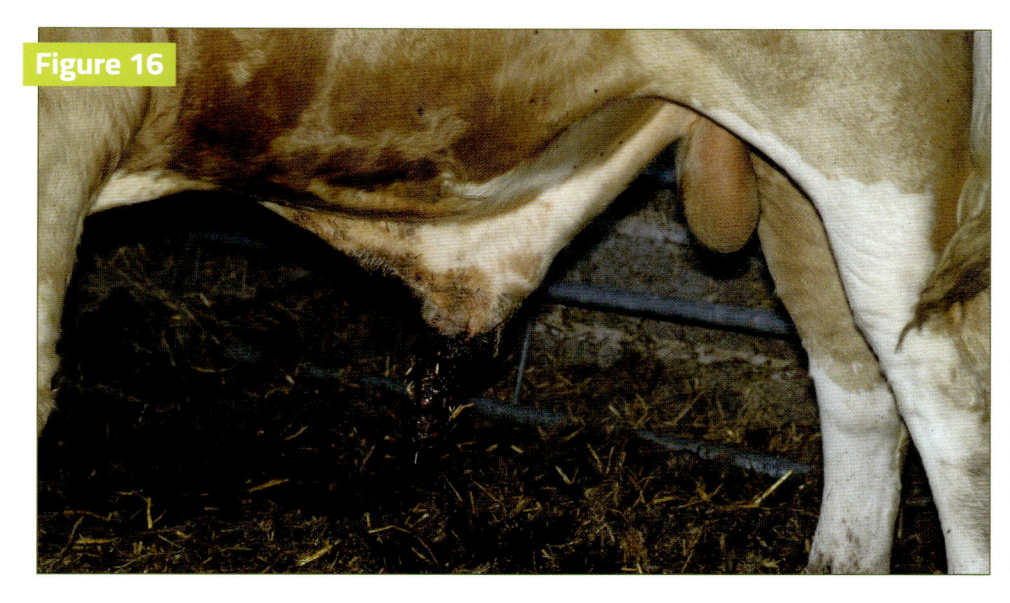

Figure 16

大きな包皮の脱出を整復することは、この1歳齢の肥育牛のように、不可能かもしれない。この症例の場合、まだ正常に排尿できているため、動物の健康と福祉には影響しておらず、その後この脱出組織は自然に脱落し、何ら悪影響を及ぼさなかった。

陰茎の変形　Penile deviations

Figure 17

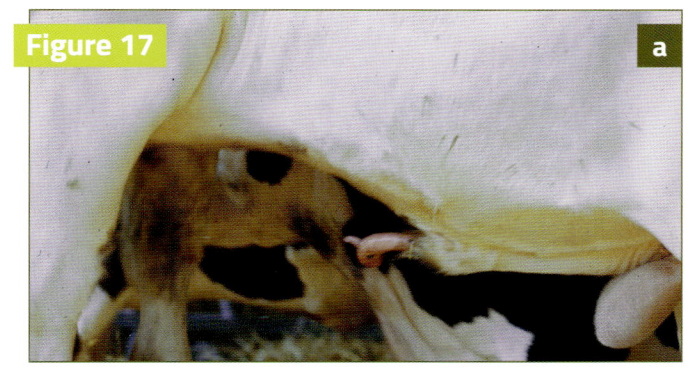

a

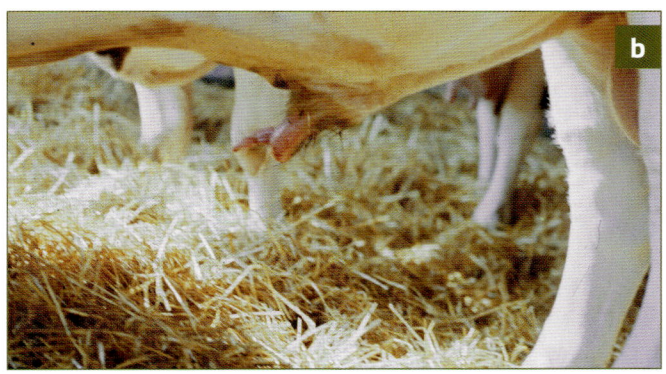

b

Figure 18

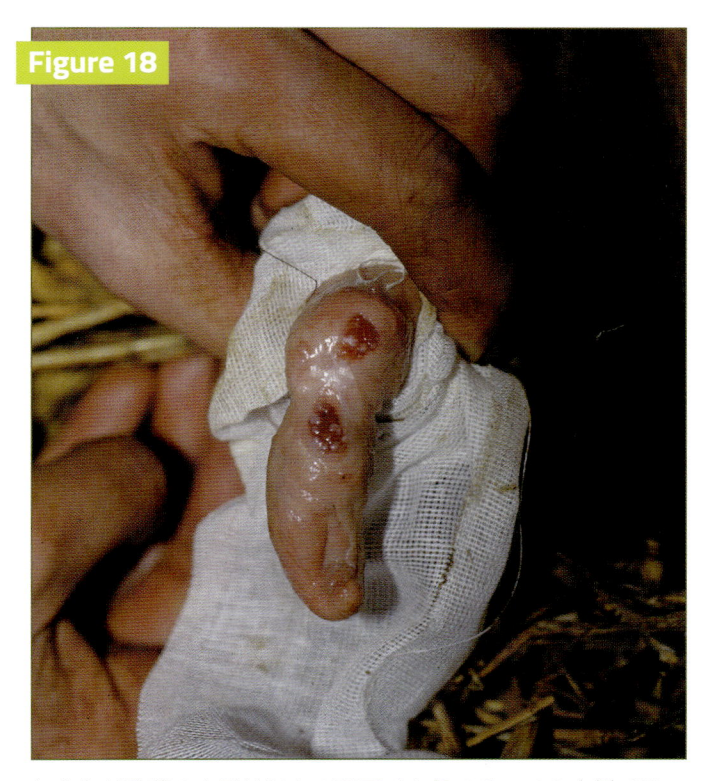

陰茎の変形は様々な理由で起こる。おそらく最も一般的なのは、交配時に背側の靭帯がスリッピングすることで陰茎が腹側へ索引され、らせん状になるものである。この症例は3歳齢のシャロレー種雄牛で、交配中にらせん状に陰茎が変形し、挿入が不可能となった（a、b）。この種雄牛は以前は問題なく交配できていた。

ときおり陰茎の変形はほかの要因でも起こる。この症例では、陰茎亀頭が後方へと折れ曲がっていたので、ヘアバンドで真っすぐになるよう固定されていたが、その結果、陰茎の折れ曲がった部分にくびれが生じ、その近位と遠位部分が互いにこすれ合い潰瘍が形成された。この病変は、この牛の繁殖性の低さの原因を調査したときにはじめてみつけられた。

陰茎海綿体の破裂（陰茎破裂） Rupture of the corpus cavernosum penis（"Broken penis"）

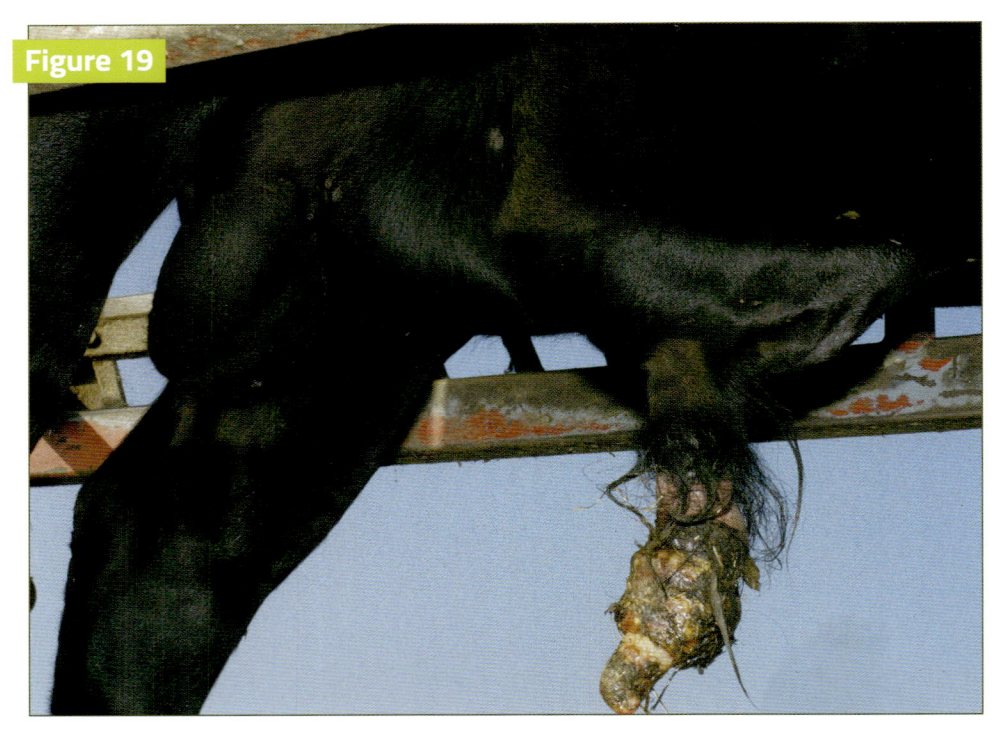

Figure 19

陰茎海綿体の破裂を呈したアバディーン・アンガス種の若齢雄牛。成熟した交雑種繁殖牛の大群に混ぜた後に発生したもので，陰嚢頭側の不連続な腫脹や，陰茎の先端ならびに包皮組織の脱出といった典型的な症状を示している。

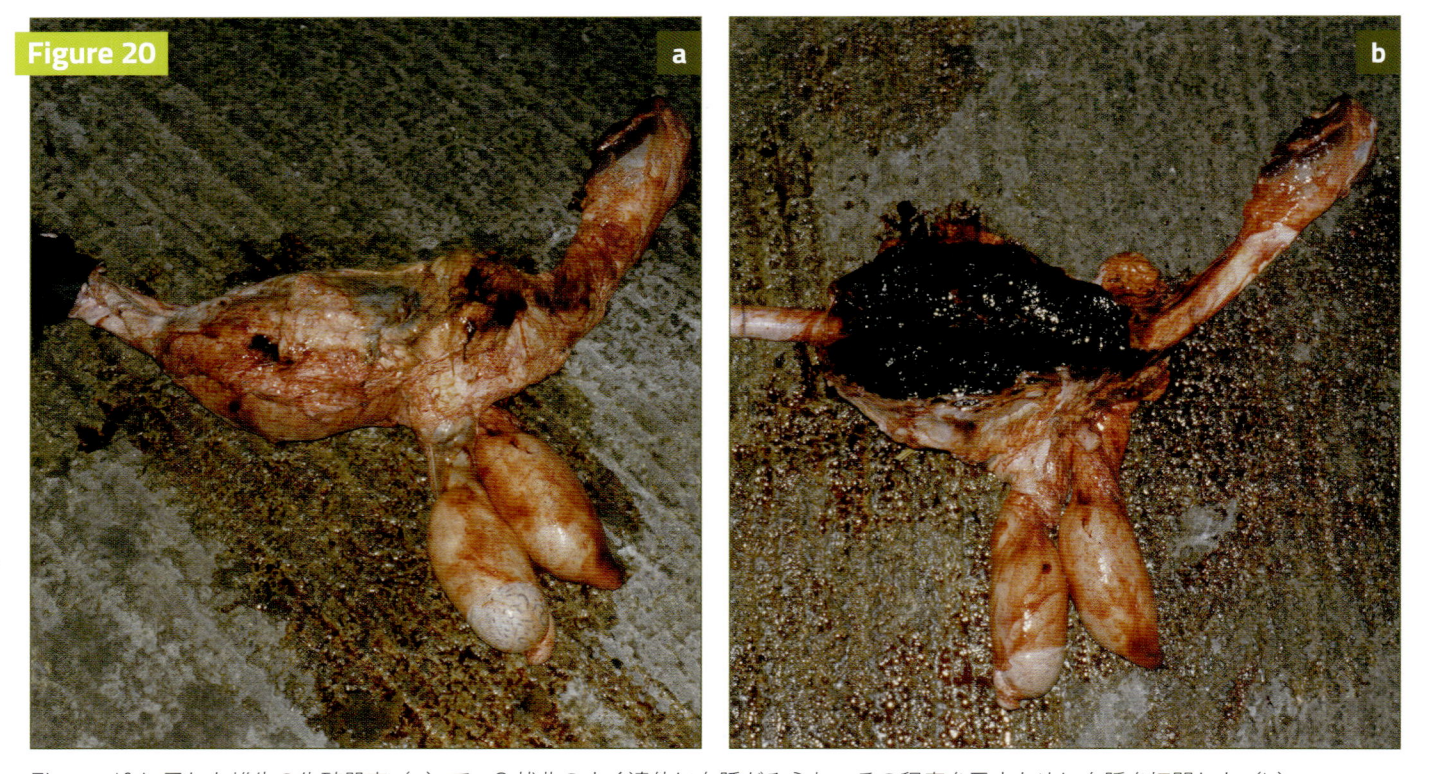

Figure 20

Figure 19 に示した雄牛の生殖器官（a）で，Ｓ状曲のすぐ遠位に血腫がみられ，その程度を示すために血腫を切開した（b）。

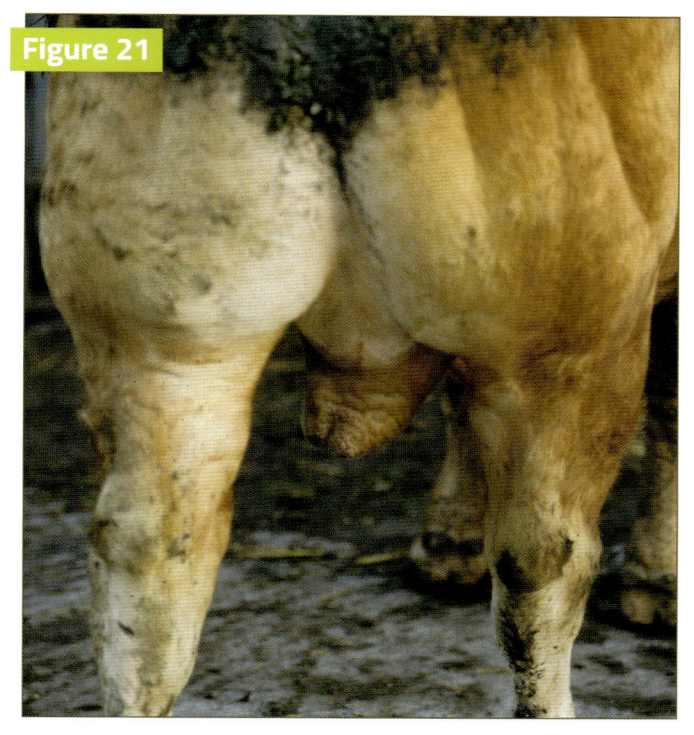

Figure 21

陰茎海綿体の破裂は通常，S状曲のすぐ遠位で起こり，成熟した雌牛とともに放牧された若齢の未経験な雄牛に最もよくみられる。典型的には陰嚢のすぐ頭側にオレンジ大または小さなグレープフルーツ大に腫脹した血腫がみられ，陰茎先端やしばしば包皮組織の脱出も一緒にみられる。

異常な位置で陰茎海綿体の破裂を起こしたブロンド・ダキテーヌ種雄牛で，陰嚢尾側に血腫の形成と腫脹がみられた。

陰茎線維乳頭腫（陰茎疣）　Penile fibropapillomas（Penile warts）

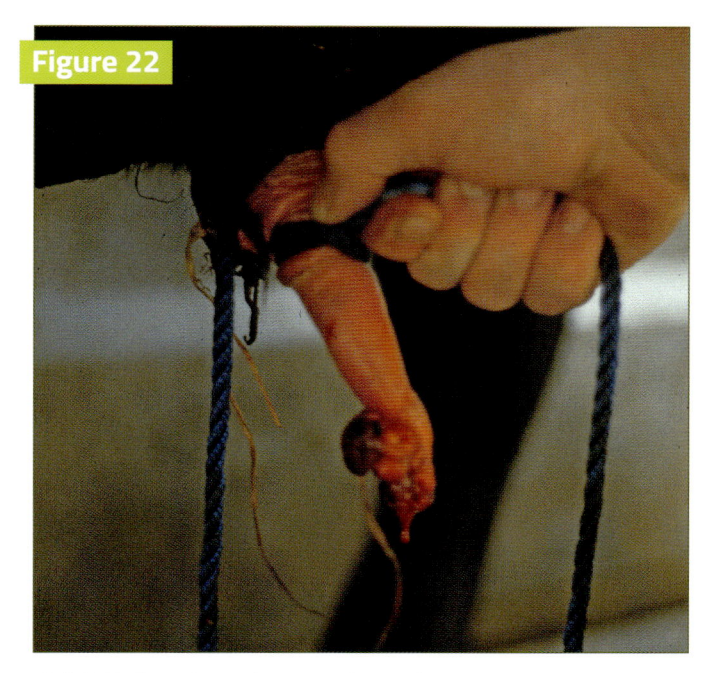

Figure 22

外科的に疣を切除するか減少させることは可能ではあるが，困難を伴う。また，特に疣が大きいか広範でなければ，そのうち自然に退縮することが多い。

陰茎線維乳頭腫に罹患した雄牛。本病は牛パピローマウイルスにより引き起こされ，発症した牛は生殖不能となることがある。

鼠径／陰嚢ヘルニア Inguinal/scrotal hernias

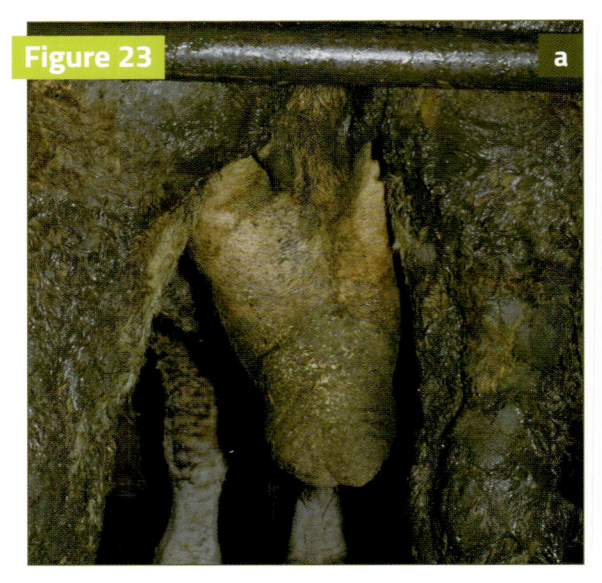
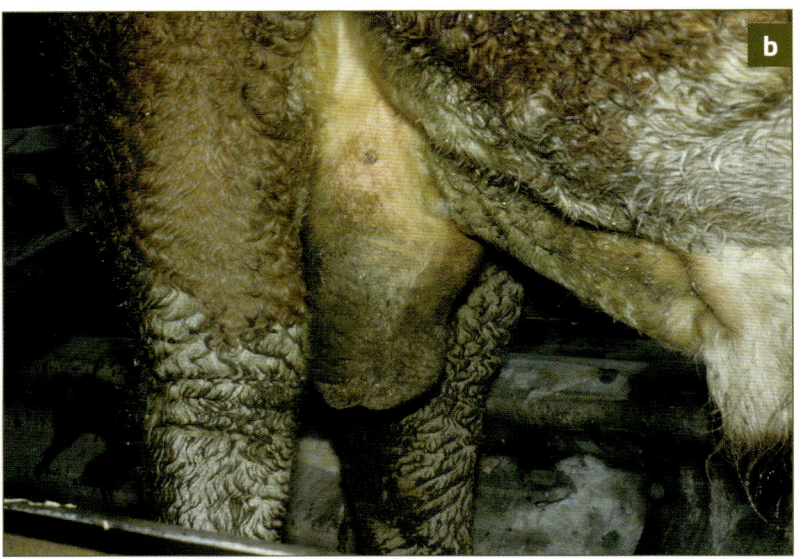

比較的大きな鼠径輪または鼠径管を持つ牛は，大網のみまたは大網および小腸といった腹腔内容物のヘルニアに罹りやすくなる。この症例は，シンメンタール種雄牛の陰嚢頚部への腹腔内容物のヘルニアであり（a，b），繁殖能力が低い原因を調査するための検査および精液採取を行った際にみつかった。

陰嚢外傷 Scrotal trauma

精巣炎 Orchitis

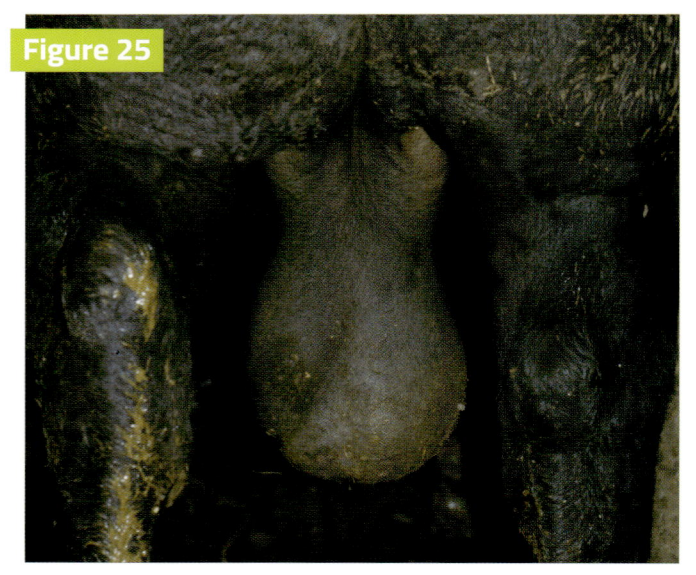

若齢のシンメンタール種雄牛における右側の陰嚢の腫脹で，腫脹は原因不明の血腫による。触診や吸引を行っても反応はわずかで知覚がほとんどなかった。関連した軟部組織の腫脹はいくらかあるものの，この症例では陰嚢頚部は膨らんでおらず，腫脹部の左側の下に正常な大きさの精巣が触知できた。

片側または両側性の精巣炎は，外傷由来のものもあるが，様々な微生物の感染によっても発症し，古典的には *Brucella abortus* でみられた。発症後は治療に成功したようにみえても，精巣実質や精巣上体に残った損傷や線維症により，繁殖能力への影響は継続する。この症例は，アバディーン・アンガス種雄牛の右の精巣と精巣上体に有痛性片側性腫脹を起こした精巣炎である。

雌性生殖器の異常　Conditions affecting the female genital tract

嚢胞性卵巣疾患　Cystic ovarian disease

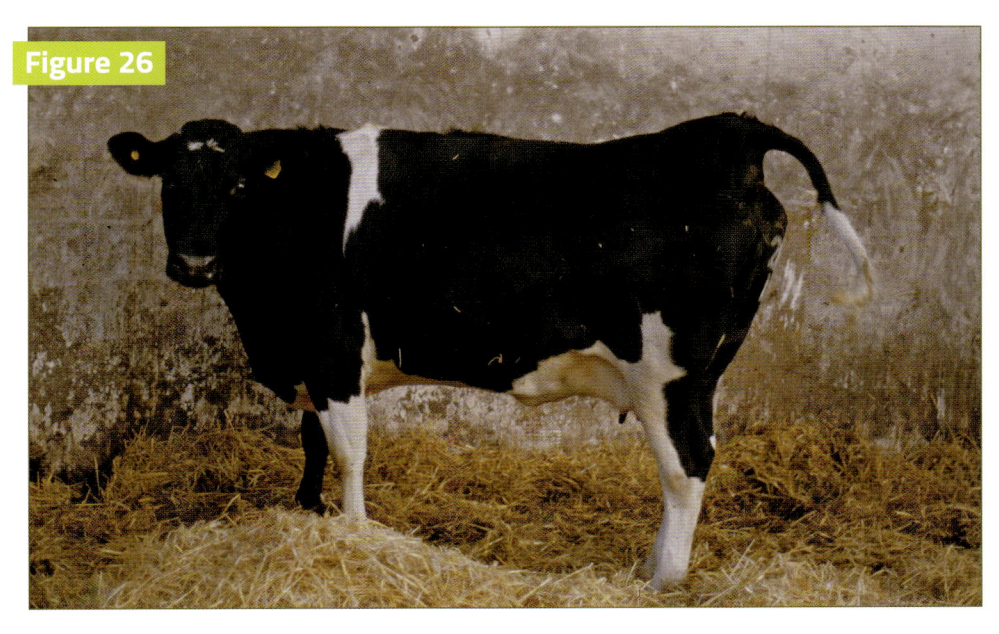

Figure 26

卵胞嚢腫は，膜が薄く直径 2.5 cm 以上の卵巣構造物と定義され，しばしば周期的または継続的に発情行動や雄牛でより一般的にみられるような咆哮など，その他の行動の変化を起こす。この症例は古典的な嚢胞性卵巣疾患の徴候を示している。特に尾根部を挙げていることに注目してほしい。

尿膜水腫および羊膜水腫　Hydrops allantois and amnii

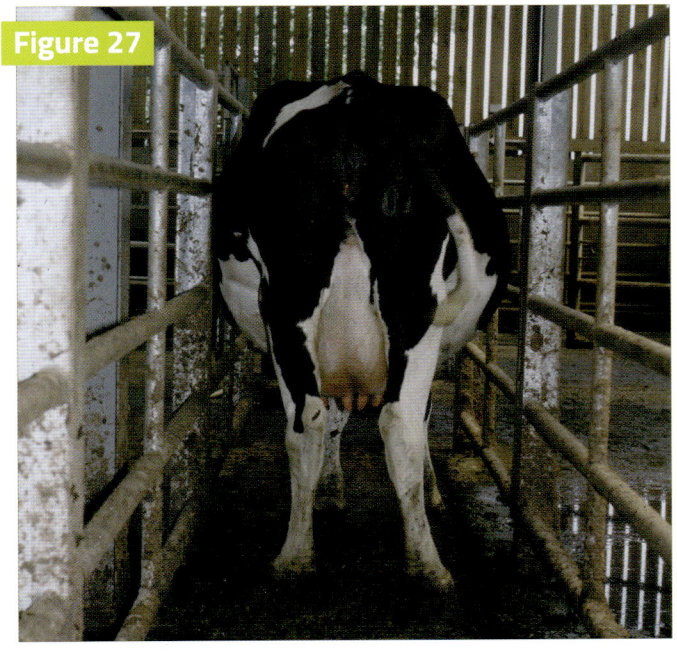

Figure 27

　尿膜における胎水の大量貯留は胎盤の異常を原因とする可能性があり，妊娠後期において両側性の腹囲膨満や恥骨前腱の断裂すら引き起こす。胎子死，難産，胎膜遺残および分娩時の急速な体液流失に続く循環血液量減少性ショックによる横臥が一般的にみられる。予後は不良である。

妊娠後期のホルスタイン種乳牛で，水腫の結果として両側性の腹部の膨満がみられる。

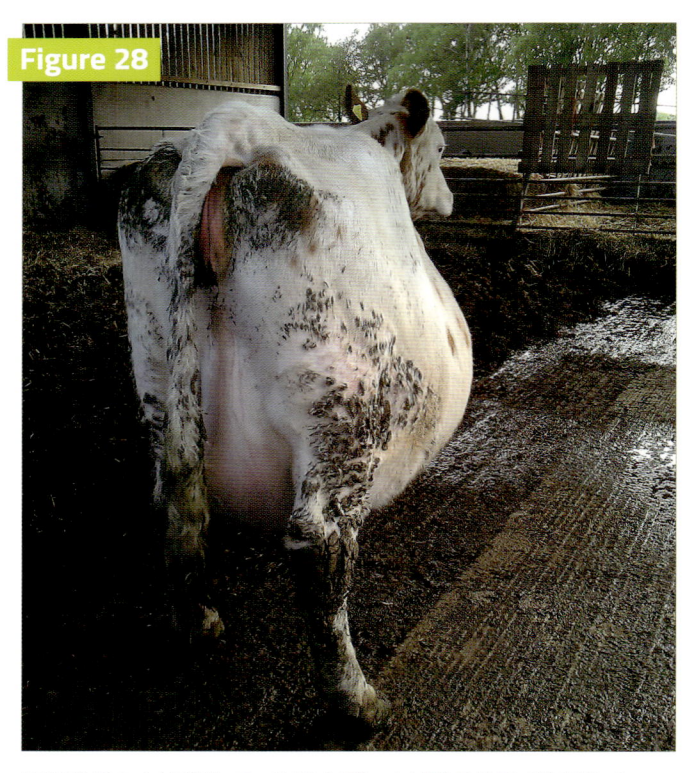

Figure 28

妊娠後期の交雑種牛で，胎膜水腫により恥骨前腱が断裂した。

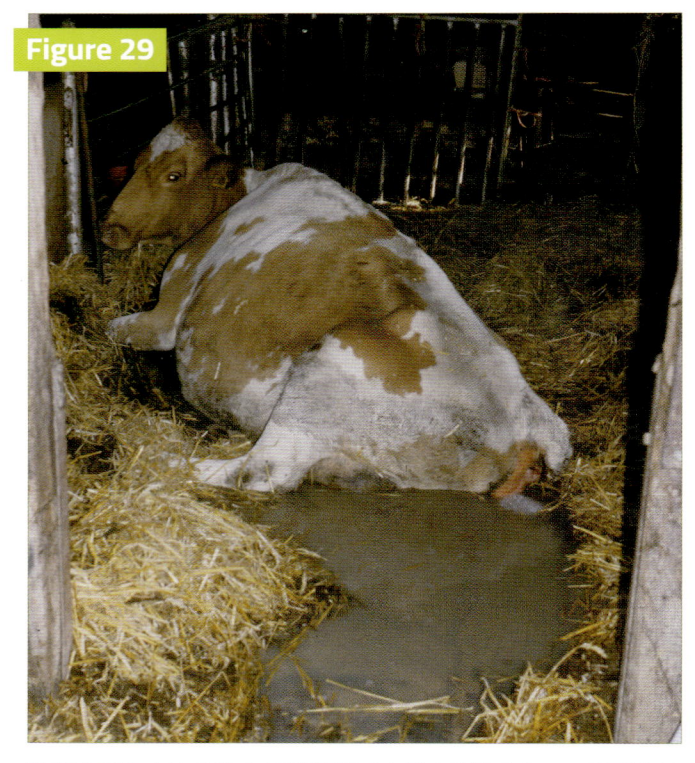

Figure 29

胎膜水腫のため分娩の初期段階で大量の体液を失い，循環血液量減少性ショックに陥り横臥状態となったガンジー種雌牛。

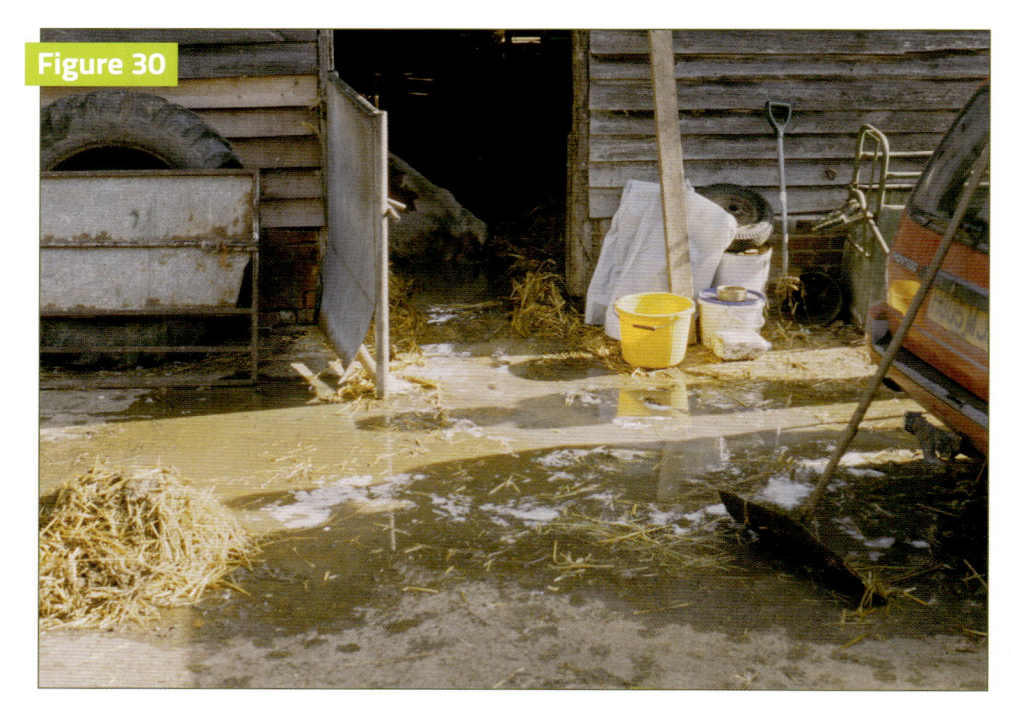

Figure 30

胎膜水腫のため分娩時に子宮から流失した大量の体液。

膣脱／子宮頚脱　Prolapsed vagina/cervix

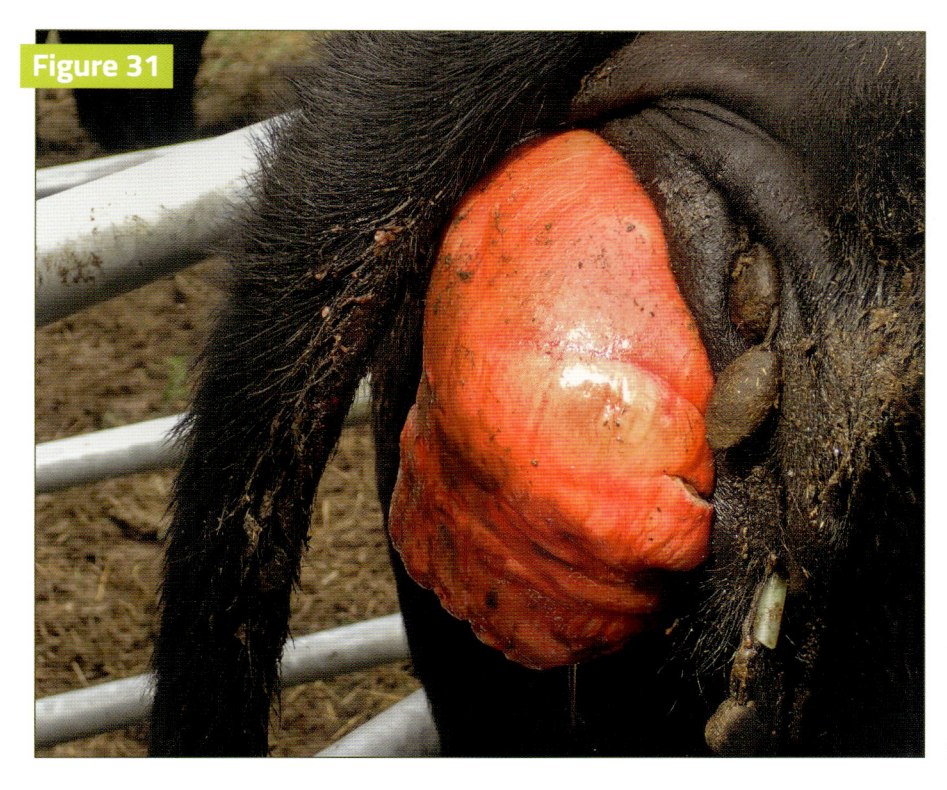

Figure 31

この症例のような膣組織または子宮頚の脱出は，特に妊娠が進み太った老齢の肉牛では珍しくない。はじめのうちは，脱出は牛が横臥したときのみ明瞭で，立ち上がると正常の位置に戻る。

流産　Abortion

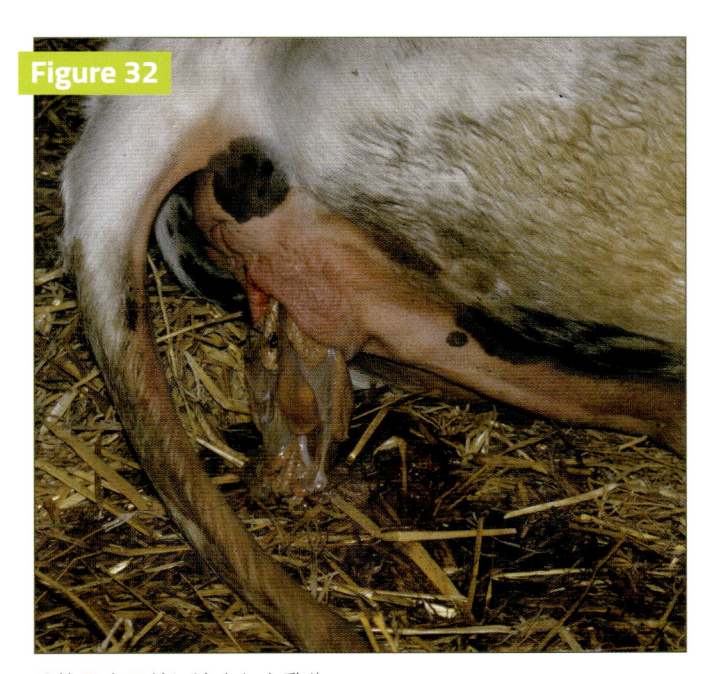

Figure 32

ウイルス（牛ウイルス性下痢ウイルス，牛ヘルペスウイルス 1 型など），細菌（ブルセラ，レプトスピラ，カンピロバクター），原生動物（ネオスポラ），真菌（アスペルギルス）といった幅広い病原体が，妊娠牛に流産を起こしうる。その他には，特定の食餌性の欠乏症（ヨウ素欠乏など）や毒素，不注意な妊娠牛へのプロスタグランジン（PG）$F_{2\alpha}$ の投与によっても引き起こされる。しかしながら，ほとんどの症例は診断未確定のままであり，致死遺伝子やストレスによるものかもしれない。

分娩予定日前に流産した乳牛。

Figure 33

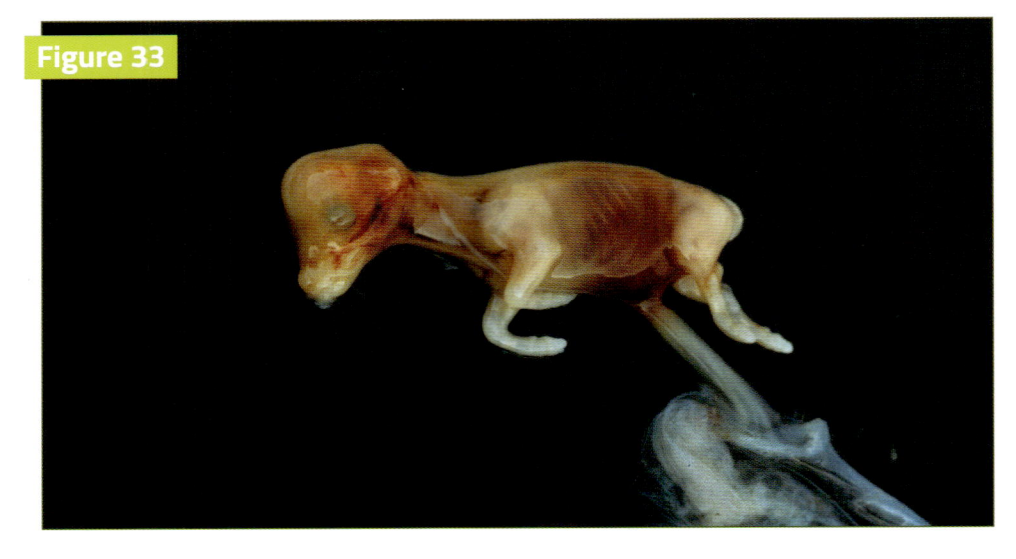

牛の膣内で発見された胎齢約10週胎子で，前回の定期繁殖検診の際に妊娠と診断されたものの発情徴候がみられたため，畜主から再鑑定を依頼された。

Figure 34

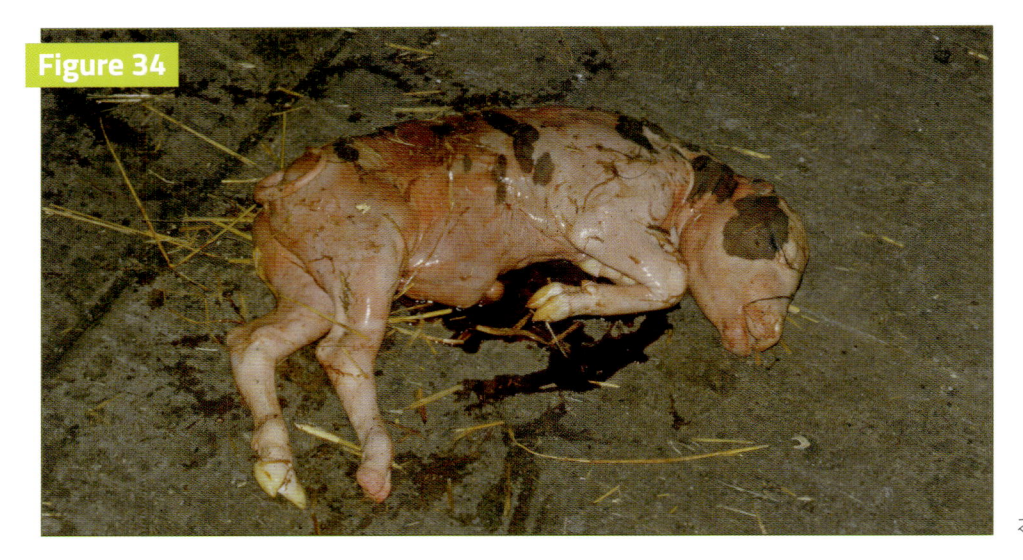

およそ胎齢7カ月で流産した胎子。

Figure 35

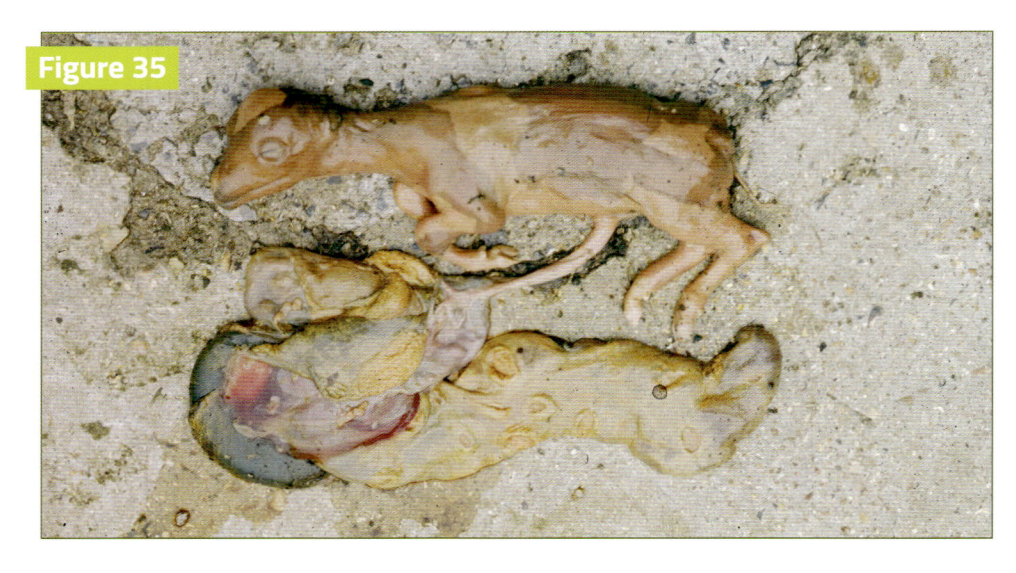

一部がミイラ化し胎齢約6カ月で流産した胎子。原因は不明であるが，明らかに発見よりも前に胎子死が起こっている。

難産　Dystocia

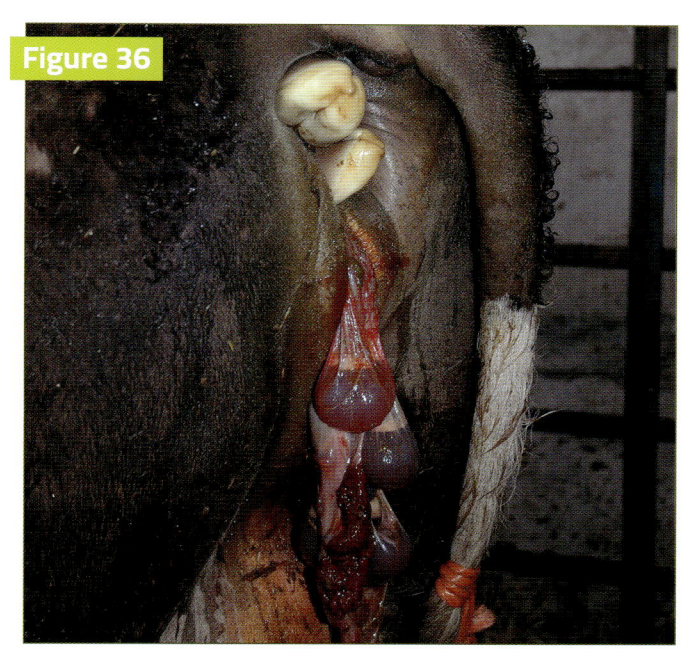

Figure 36

難産は，親子の大きさの不均衡（過大胎子や小さく未成熟な母牛），胎位異常，双子，胎子奇形など，無数の原因によって引き起こされる。また例えば乳熱や子宮捻転といった，母牛に影響を及ぼすほかの要因の結果かもしれない。

分娩中のシンメンタール交雑種初産牛。外陰部からみえる子牛の足から正常の胎位であると予測されるが，胎盤がみえており，おそらく過大胎子による難産であり，子牛の予後が悪いことが伺える。

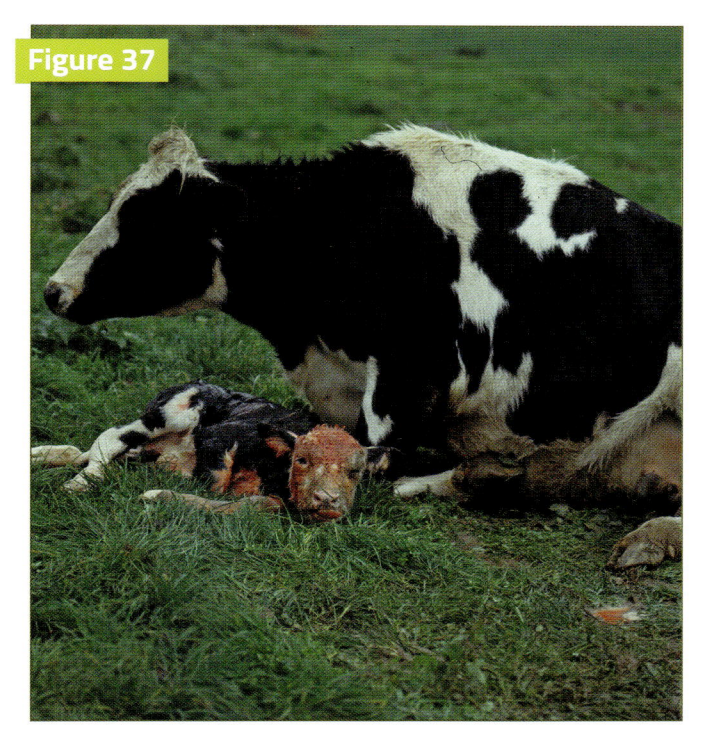

Figure 37

この症例はホルスタイン種初産牛の難産の結果。子牛はうまく経膣分娩したものの，親牛は疲れ果て痛くて苦しみ，また後肢を支配する神経の損傷により起立不能となっている。

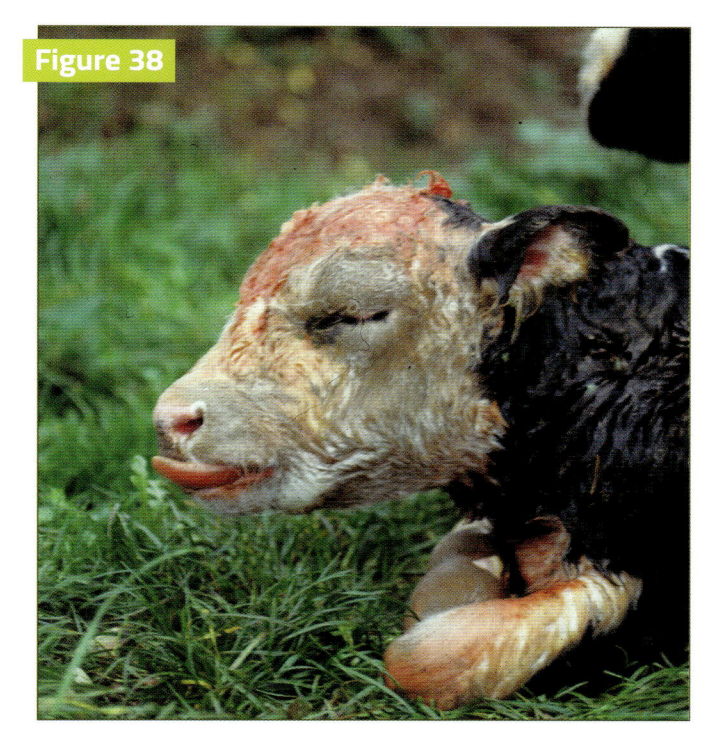

Figure 38

難産で生まれた子牛。子牛は嗜眠状態となっており，これはおそらく代謝性アシドーシスによると思われる。また，分娩中の静脈の圧迫により顔と舌が腫れ上がっており，舌は口の中に引っ込められなくなっている。

子宮捻転　Uterine torsion

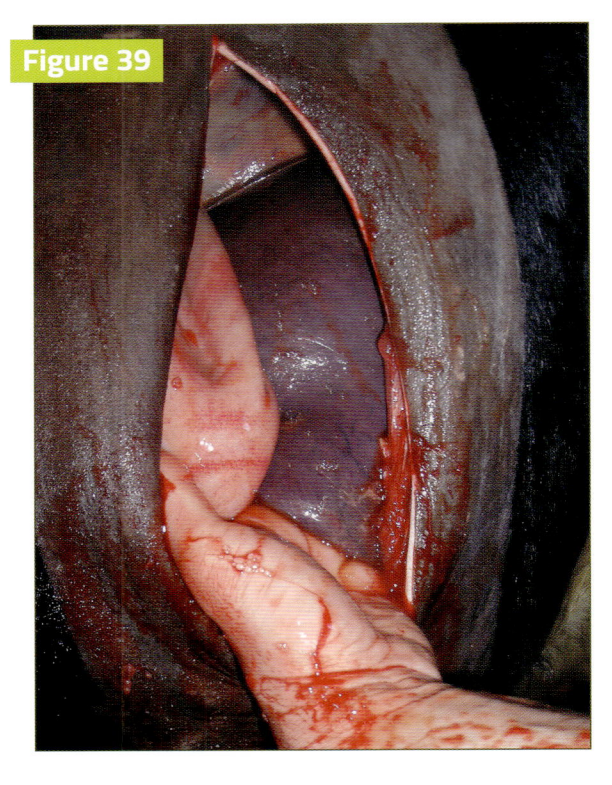

Figure 39

　子宮捻転は現場ではよくみられ，牛は分娩の最初の段階では正常だが，予想よりも娩出するのに時間がかかり，農場主からは「産道が開かない」と稟告がある。乳熱となりやすい老齢牛で最もよくみられる。ごくまれに，妊娠中に片方の子宮角が捻転することがあるが，これは診断的にも，外科的にもかなり難しい問題である。

妊娠約6カ月の片側性の子宮角（妊角側）の捻転で，数日前から「元気がない」との稟告があった。捻転している子宮角の壁が極端にうっ血し，脆くなっていることに注目。この症例では捻転はうまく整復されたが，牛は予想通り悪化し続け，手術から4日後に人道的見地から安楽殺された。

胎子奇形および異常　Foetal monsters and abnormalities

反転性裂体　Schistosomus reflexus

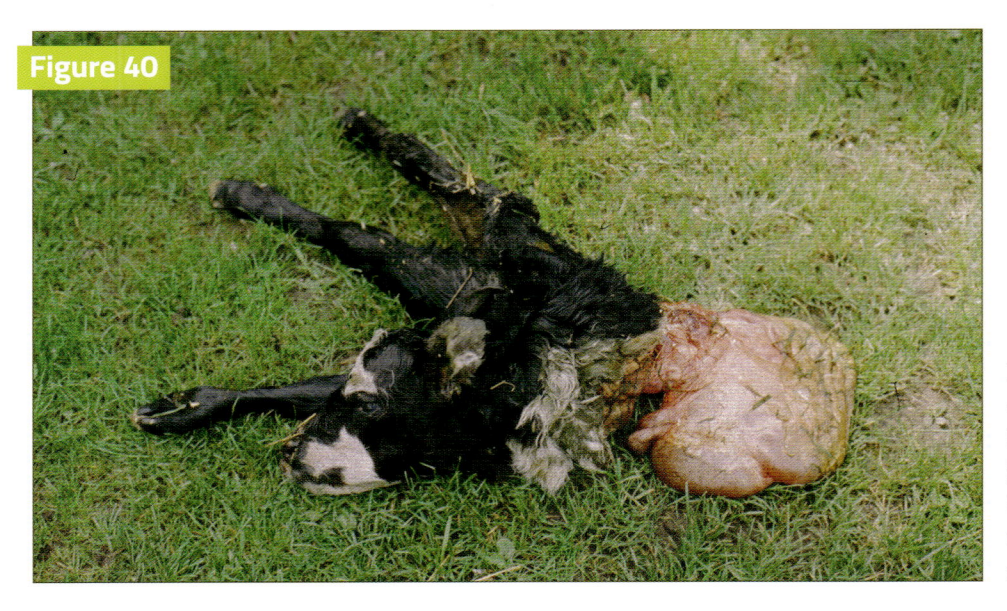

Figure 40

正常に娩出された反転性裂体の子牛。これは発生段階の異常で，脊柱は背面に反転し，腹壁は内臓の周りを覆えず開口している。これにより分娩開始時には2つのパターンのどちらかがみられる。すなわち，頭と四肢が出てくるか，内蔵が出てくるかである。

シュマレンベルクウイルス　Schmallenberg virus

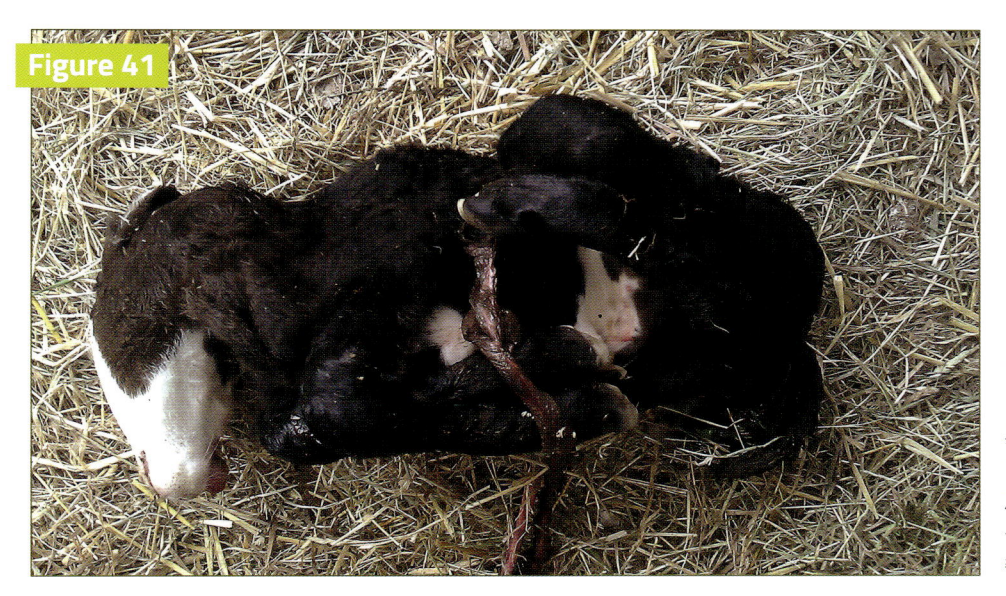

シュマレンベルクウイルス（またはその他のウイルス）の子宮内感染は発生異常を起こし，これは特に長骨や椎骨でみられ，四肢の異常や脊柱後弯症の原因となる。この子牛は，シュマレンベルクウイルスの子宮内感染により複数の骨格異常を呈している。

無形無心体　Amorphus globosus

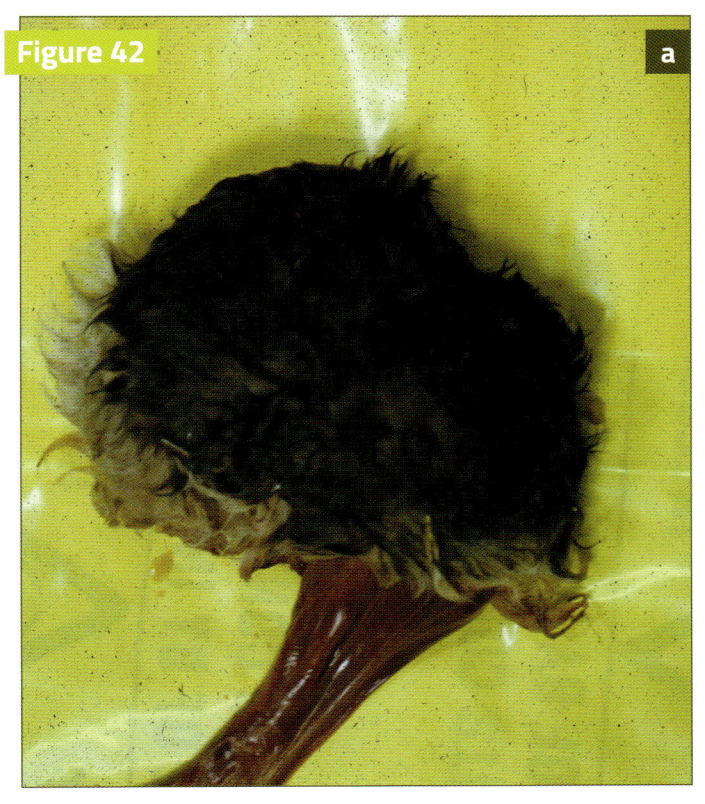
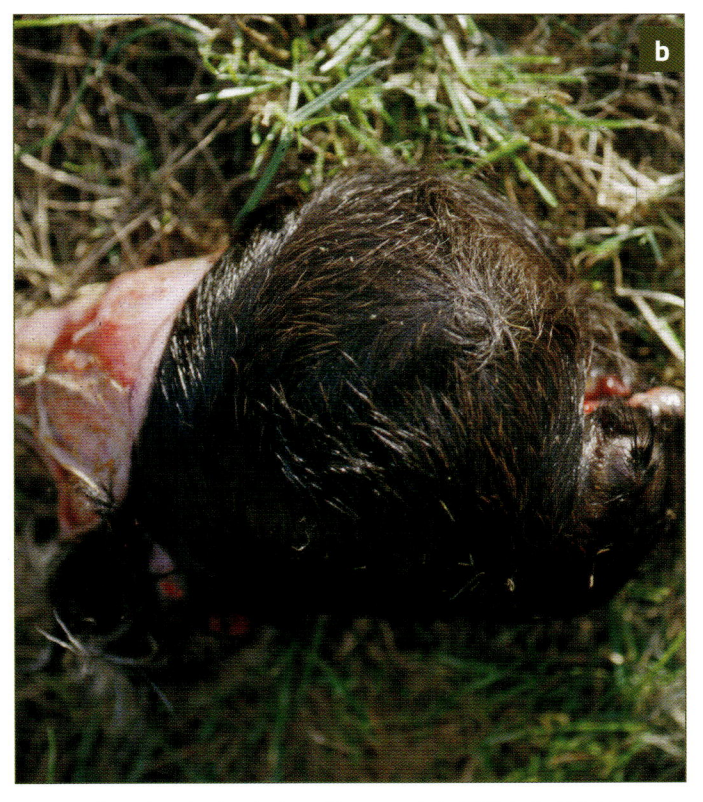

無形無心体の例（a，b）。通常，難産の原因とはならないが，胎子組織の異常発達により，ときにグロテスクな異常産物が生じることがある。これはときどき，正常子牛とともに娩出されることもある。

会陰裂傷および直腸腟瘻　Perineal tears and rectovaginal fistulae

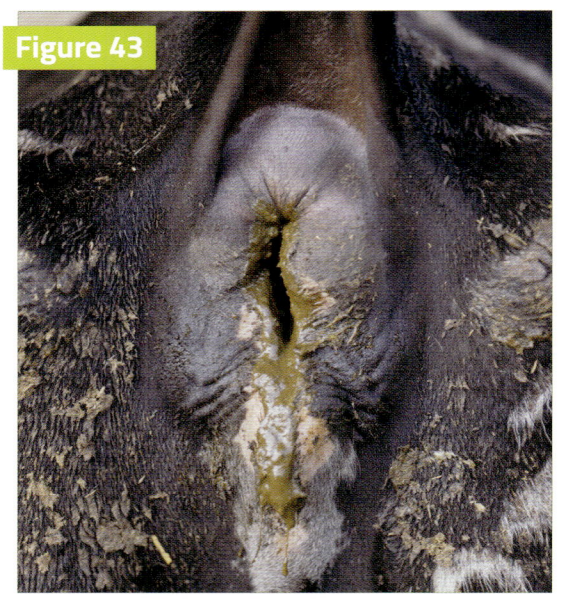

Figure 43

難産後の第三度の会陰裂傷で，腟と直腸の合流を起こしており，生殖器官への明らかな糞便の混入がみられる。

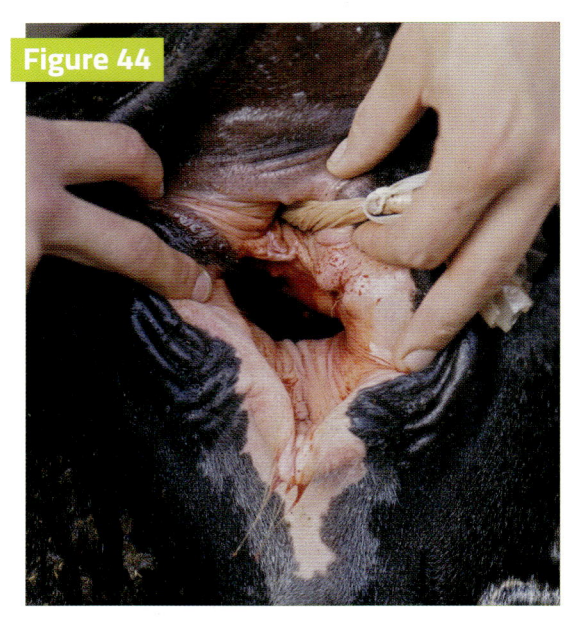

Figure 44

Figure 43 と同じ牛で，外科的整復のため洗浄して準備をした。手術の間，術野への糞便による汚染を防ぐため，直腸内に大きなタンポン（直検手袋に入れた脱脂綿のロール）を入れていることに注目。

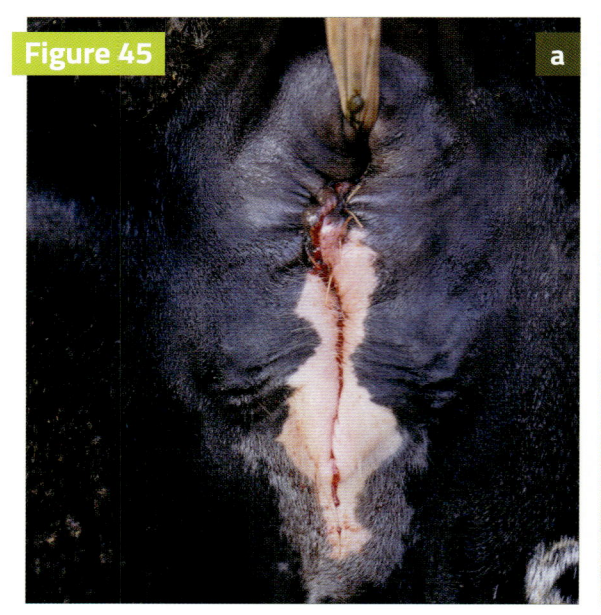

Figure 45 a

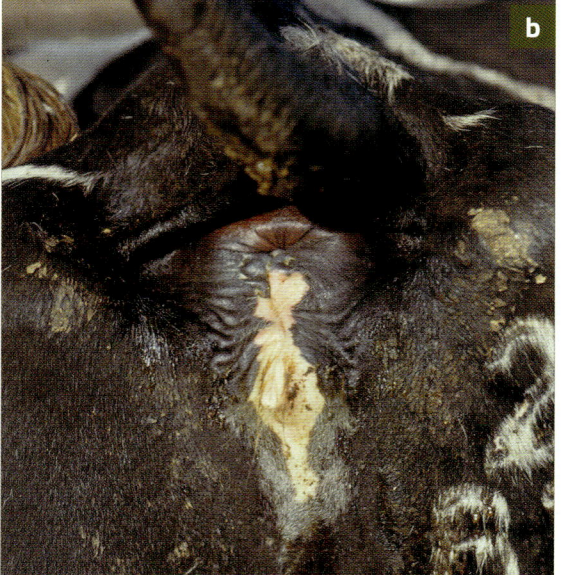

b

Figure 43-44 と同じ牛の手術直後（a）。抜糸から 2，3 週間後（b）。満足できる回復をみせている。

子宮脱　Uterine prolapse

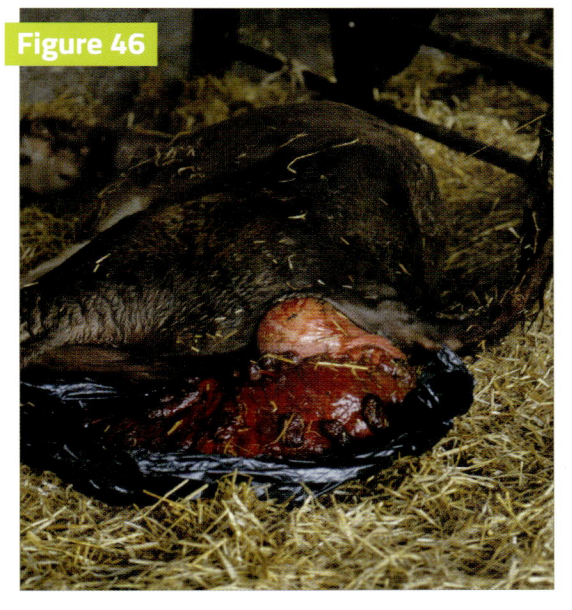

Figure 46

難産により子宮脱となった交雑種繁殖牛で，畜主が大きなビニールシートを使って汚染と外傷から保護しようとしている。

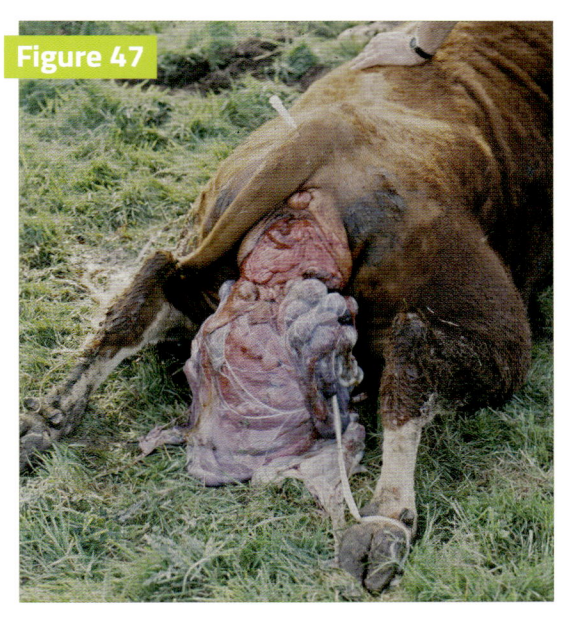

Figure 47

難産により子宮脱となった交雑種繁殖牛で，臓器を還納しやすくするため，胸骨を下に伏臥状態でカエル足体勢にされている。脱出臓器を外傷から保護し，清潔に保ち，熱損失を減少させるため，胎膜は臓器に付着したままになっていることに注目。

胎膜遺残　Retained foetal membranes

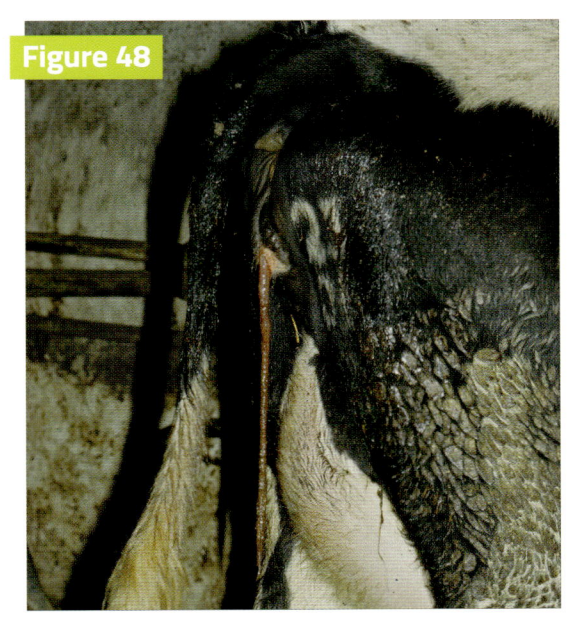

Figure 48

胎膜遺残となっている牛。胎盤と胎膜を通常の期間内に排出できなかった牛は，正常に分娩した牛よりも次の受胎までに時間がかかることが多い。

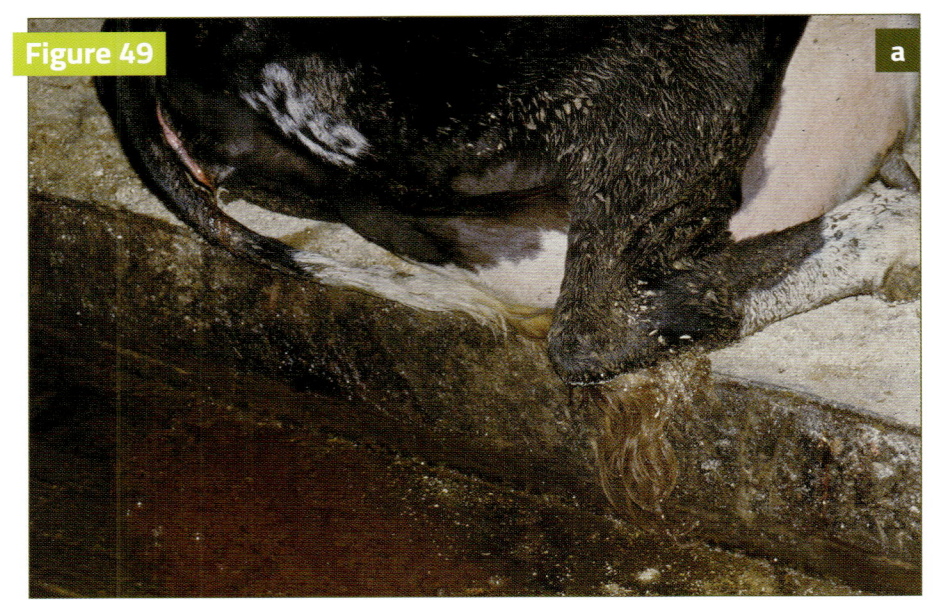

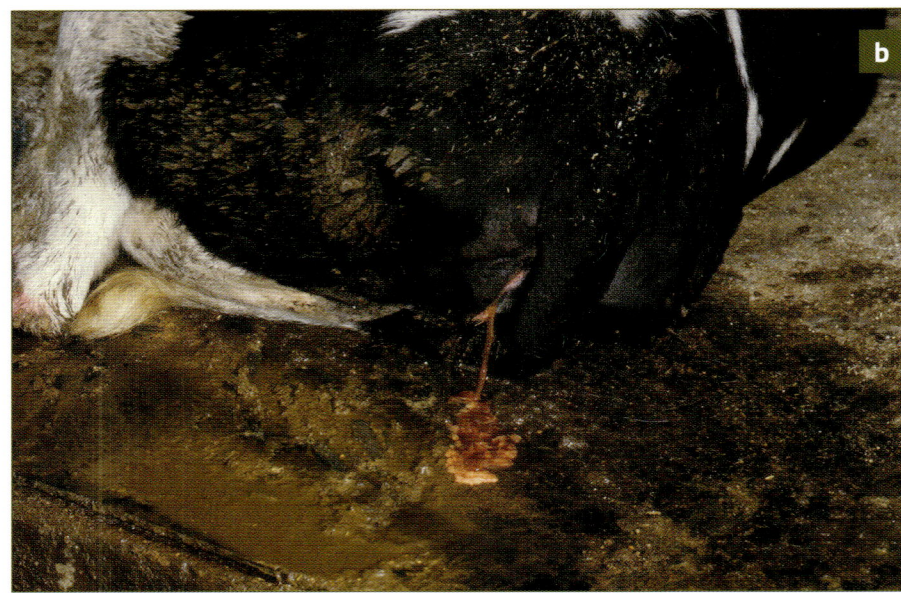

生殖器官の感染の存在を示す可能性のある産後の異常な膣分泌物（a，b）。

　悪露は分娩後1週間から3週間程度排出される正常な分泌物であり，はじめのうちは血様だが粘稠性のチョコレート様に変化する。悪露排出がこれよりも長く続くか，膿状の分泌物がみられる場合は異常であり，感染の存在を示す（膣炎，子宮内膜炎，子宮炎，子宮蓄膿症）。

Figure 50

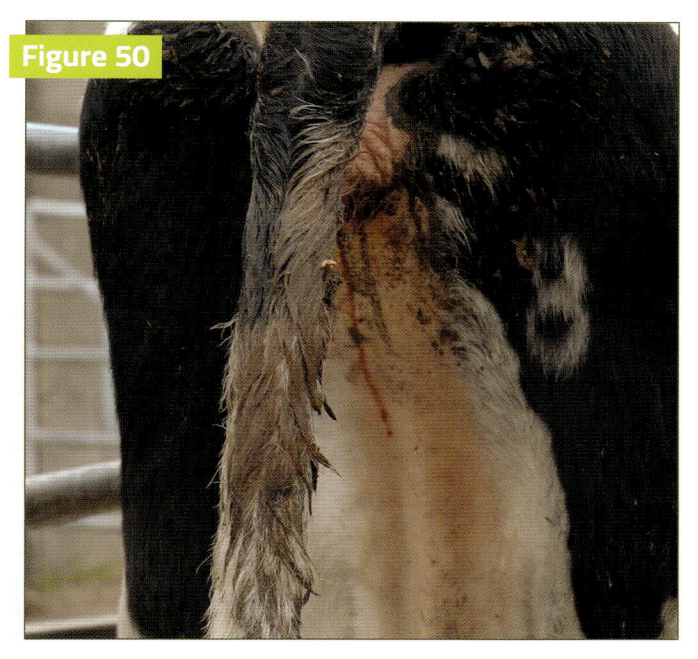

陰部や尾の汚れは産後の感染を示すさらなる証拠になるかもしれない。

外陰部浮腫　Vulvar oedema

Figure 52

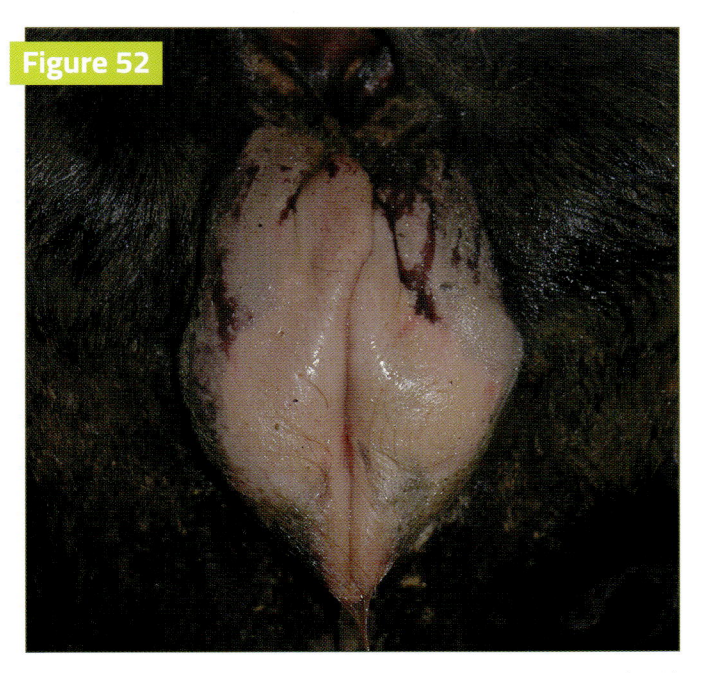

外陰部浮腫を呈した牛。この原因ははっきりしていないが，どんなときでも生じうる。特に外傷を伴う分娩の後に起こりやすく，クロストリジウムの感染が関与している可能性がある。

Figure 51

発情牛における正常な発情粘液は，透明な粘稠性の分泌物である。発情後には血液が混ざるようになり，一部の牛では均一な濃赤色となる。

感染性膿疱性外陰部膣炎
Infectious pustular vulvovaginitis

Figure 53

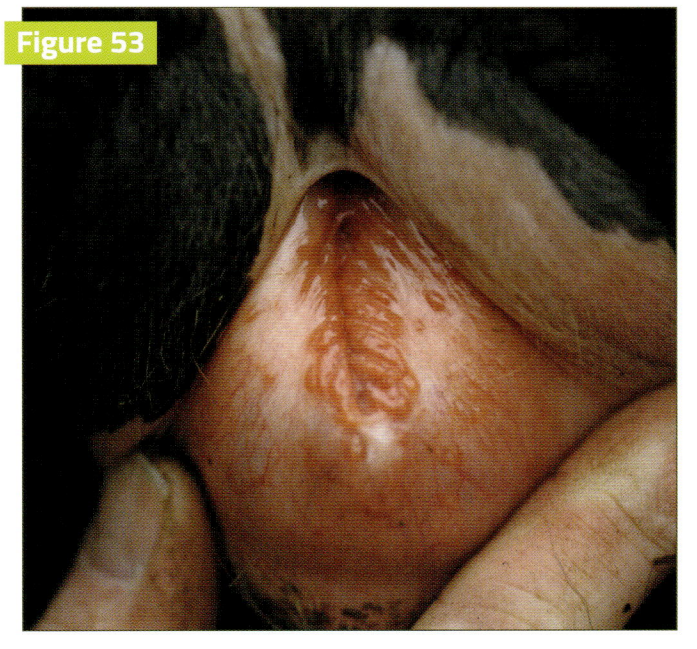

雄牛に感染性膿疱性亀頭包皮炎を起こすように，牛ヘルペスウイルス1型感染症は雌牛に感染性膿疱性外陰部膣炎と呼ばれる生殖器症候群を引き起こす。重症度は様々で，この症例のように膣のリンパ球性過形成や潰瘍を引き起こす。

9

神経系

The nervous system

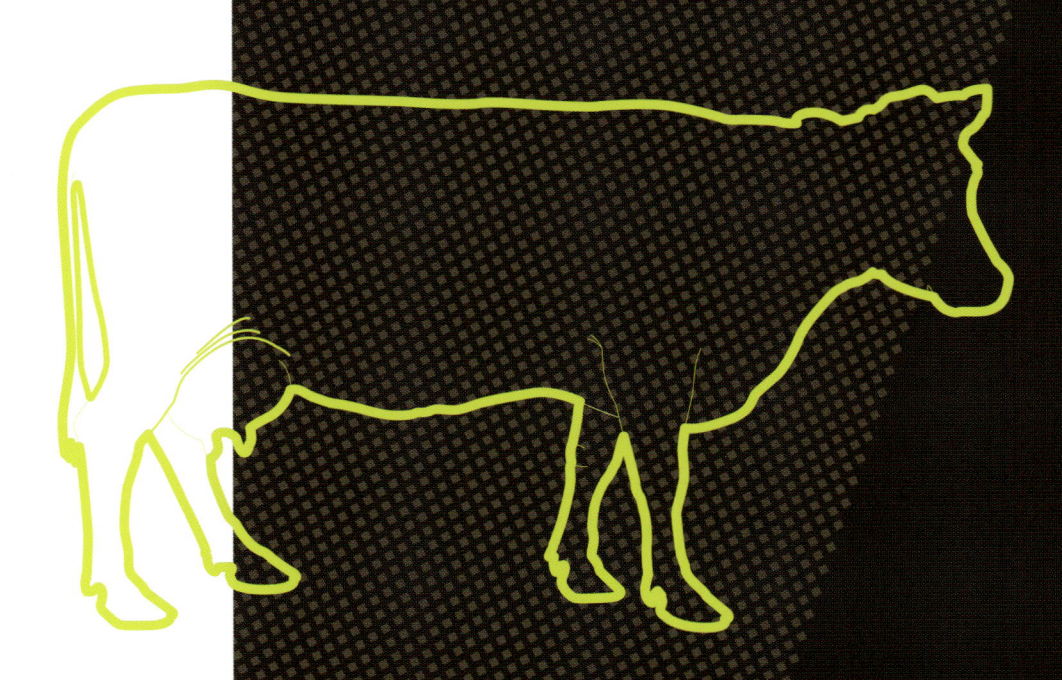

低カルシウム血症（乳熱） Hypocalcaemia（Milk fever）

Figure 1

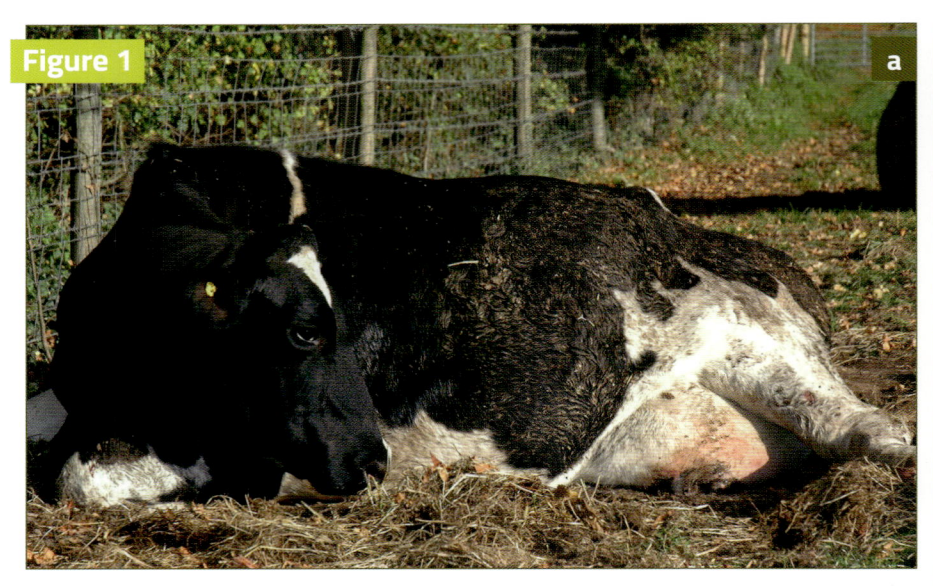
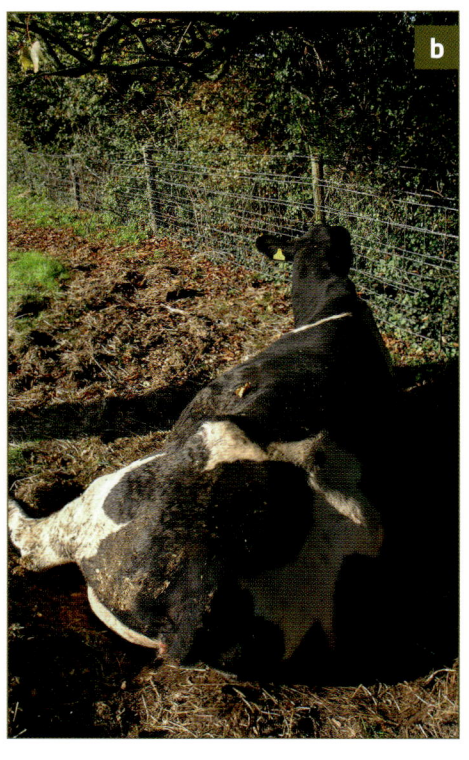

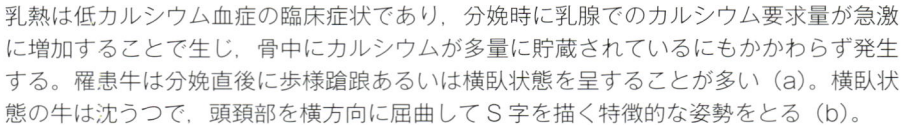

乳熱は低カルシウム血症の臨床症状であり，分娩時に乳腺でのカルシウム要求量が急激に増加することで生じ，骨中にカルシウムが多量に貯蔵されているにもかかわらず発生する。罹患牛は分娩直後に歩様蹌踉あるいは横臥状態を呈することが多い（a）。横臥状態の牛は沈うつで，頭頚部を横方向に屈曲してS字を描く特徴的な姿勢をとる（b）。

低マグネシウム血症（ライグラススタッガー） Hypomagnesaemia（Grass staggers）

Figure 2

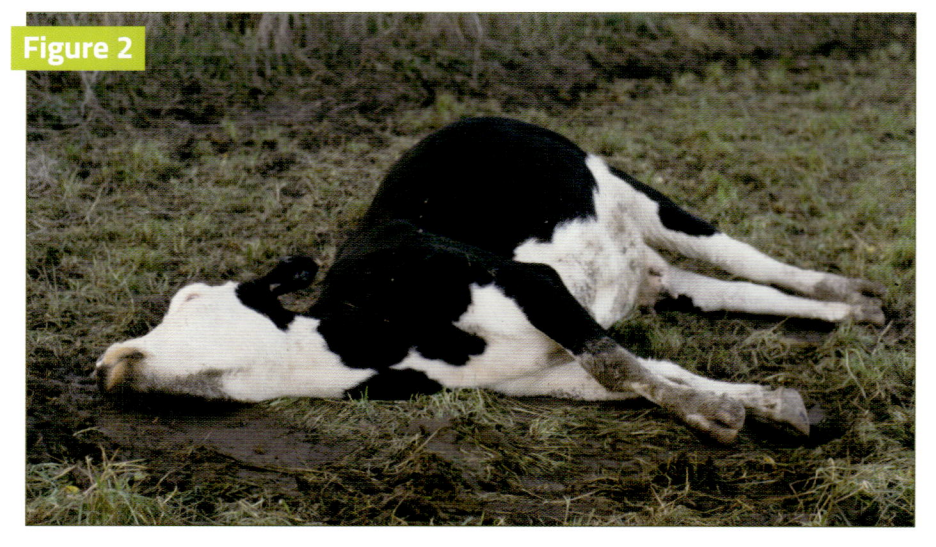

低マグネシウム血症の急性例は，ストレスによって引き起こされることがあり，牛は眼を開いて頭を高く上にあげて激しく動き，知覚過敏を示す。横臥状態の牛では急速に痙攣へと進行する。牛は肢をばたつかせ頭を後方に持ち上げ，心拍数の増加や泡沫性流涎を呈する。しばしば周囲の牛も痙攣を呈して突然死することがある。このような症例では，房水や硝子体液の生化学検査を行うことで診断が可能である。

大脳皮質壊死症／灰白脳軟化症　Cerebrocortical necrosis/polioencephalomalacia

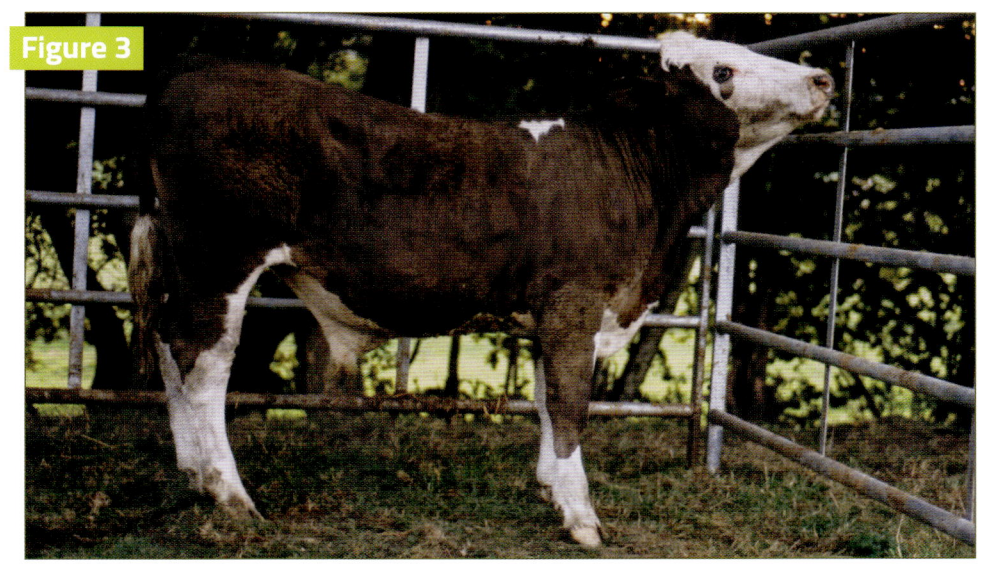

Figure 3

圧片大麦を多く含む飼料を給与された離乳直後の繁殖子牛で，大脳皮質壊死症（CCN）の典型的な徴候がみられる。CCN はチアミン（ビタミン B1）欠乏の結果として生じるが，チアミン欠乏の多くは第一胃機能の異常によるものであり，給餌の変化，特に若齢段階での濃厚飼料の多給により *Clostridium sporogenes* やバチルス属菌を含む細菌が異常に増殖してチアミナーゼを産生することで起こる。

ビタミン A 欠乏症　Vitamin A deficiency

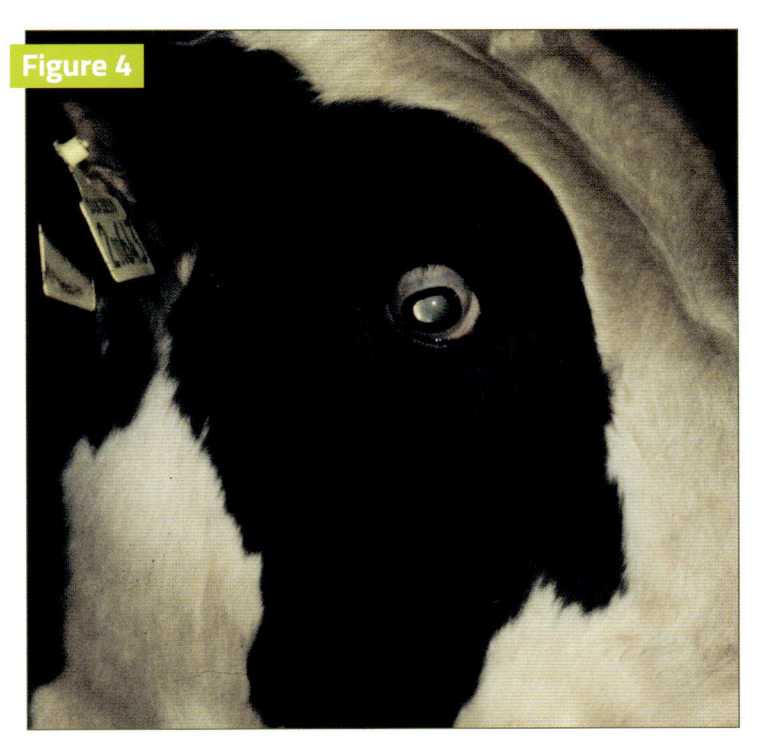

Figure 4

夜盲症，瞳孔散大および視神経乳頭浮腫といった CCN 罹患牛でみられるような症状が，飼料中のビタミン A 欠乏によって，同じ管理と飼料給与をされている類似月齢の牛でみられることがある。うつろな表情と拡張した瞳孔はビタミン A 欠乏症の典型的症状である。

小脳形成不全　Cerebellar hypoplasia

Figure 5

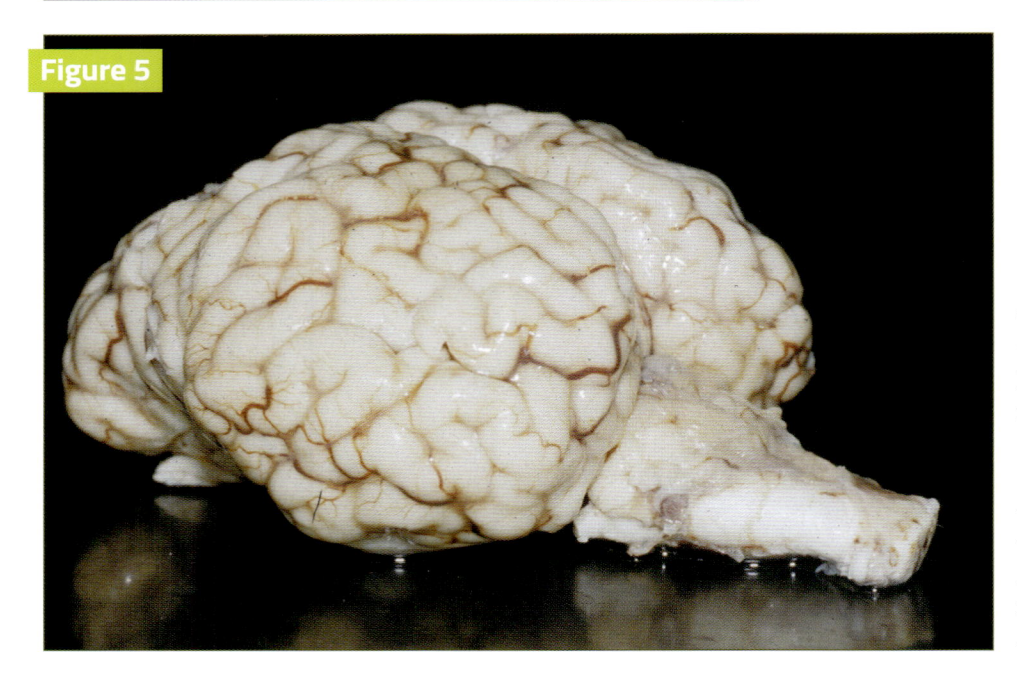

牛ウイルス性下痢ウイルス（BVDV）に子宮内感染した新生子牛から摘出した脳。小脳の発達がほぼ完全に認められない。小脳形成不全は，妊娠早期から中期でのBVDVの子宮内感染によって起こる典型的な発生異常である。特に中枢神経系の発生異常は，胎子発育期でのシュマレンベルクウイルスやブルータングウイルスといったほかのウイルスの子宮内感染でもみられる。

Figure 6

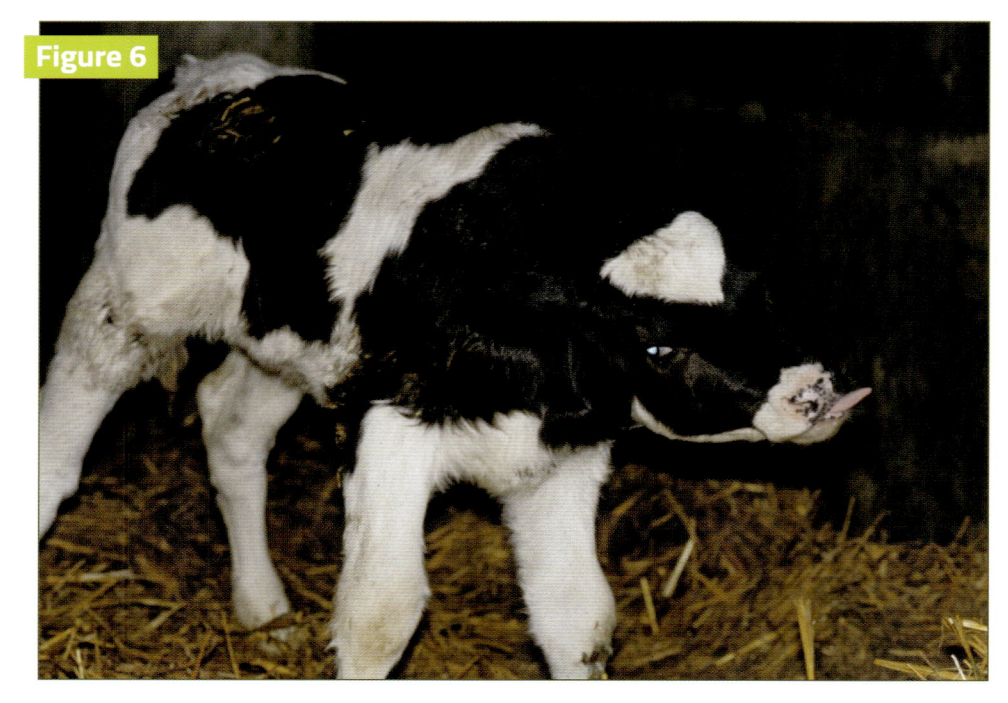

Figure 5の脳を採取した子牛。明らかな異常と神経の欠損があるにもかかわらず，驚くべきことに起立可能であった。

髄膜炎および髄膜脳炎   Meningitis and meningoencephalitis

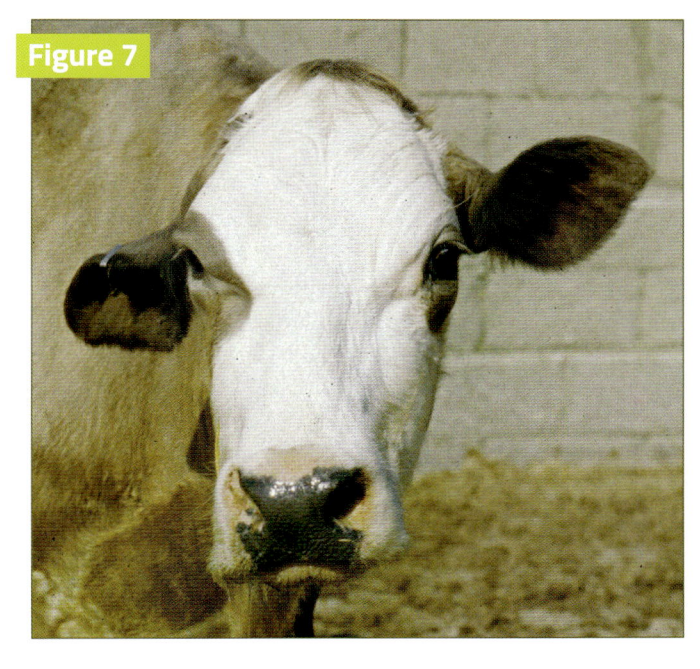

Figure 7

老齢牛において *Listeria monocytogenes* を原因とした限局性髄膜炎や脳炎がみられる。この細菌は口腔粘膜に侵入し三叉神経枝に沿って脳に移行する。発熱や沈うつおよび片側顔面麻痺がみられ，片側性に耳や眼瞼および口唇が下垂し，また，同側の口角から流涎がみられる。罹患牛はしばしば片側の失明や旋回運動も示す。このような症例では，しばしば腐敗飼料もしくは汚染サイレージの給与が過去にみられる。

破傷風   Tetanus

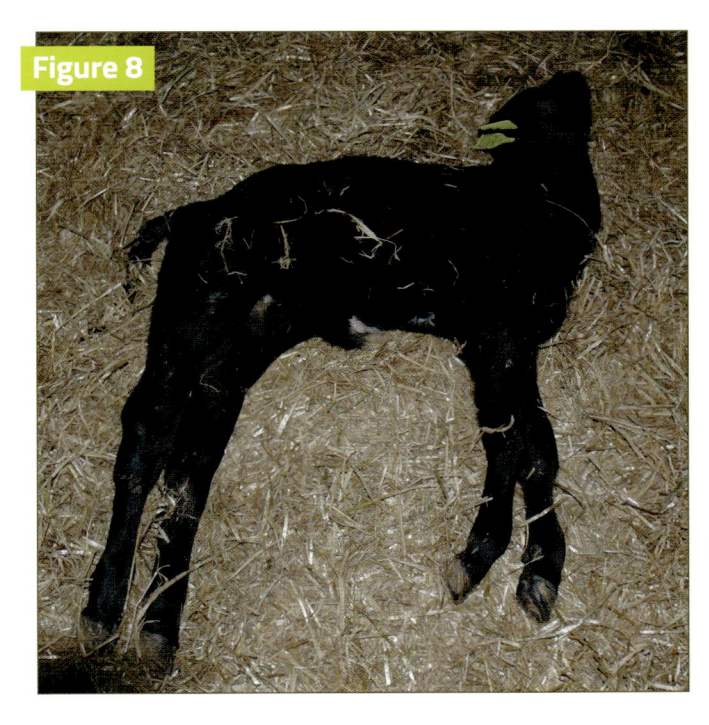

Figure 8

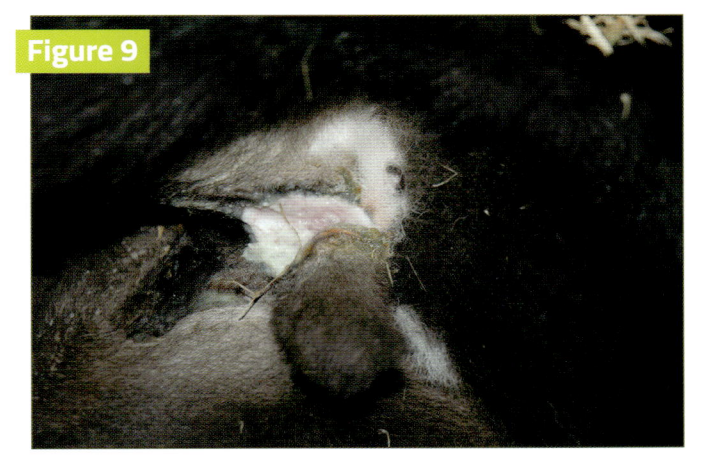

Figure 9

Figure 8 に示した子牛で，去勢に用いたゴムリングから感染したものと思われる。

破傷風に罹患した去勢直後の子牛。この写真では特徴的な四肢の強直性伸展，顕著な後弓反張および尾根の挙上に注目してほしい。穿刺や創傷，ときには術創に引き続いて，嫌気環境下で *Clostridium tetani* が毒素を産生し，その結果として初期には強直や運動困難を生じ，その後は進行性の伸筋硬直や起立不能に陥り，多くの場合死に至る。

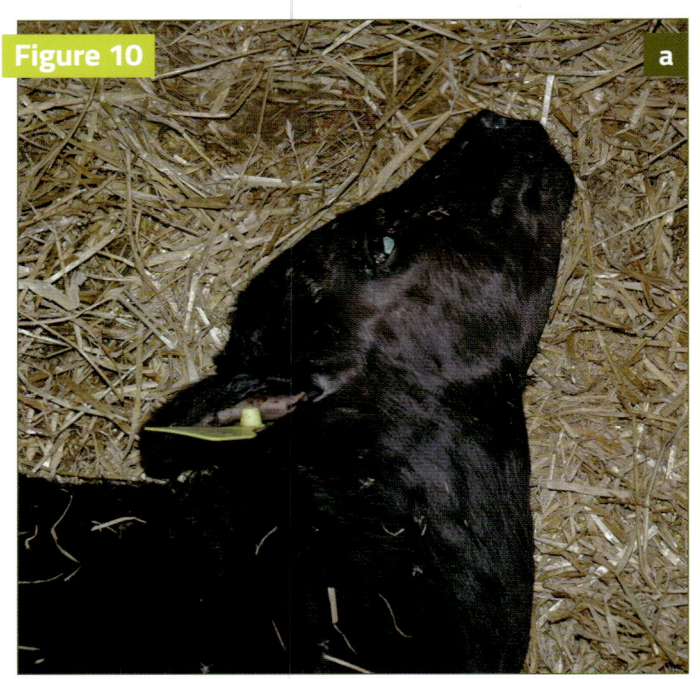
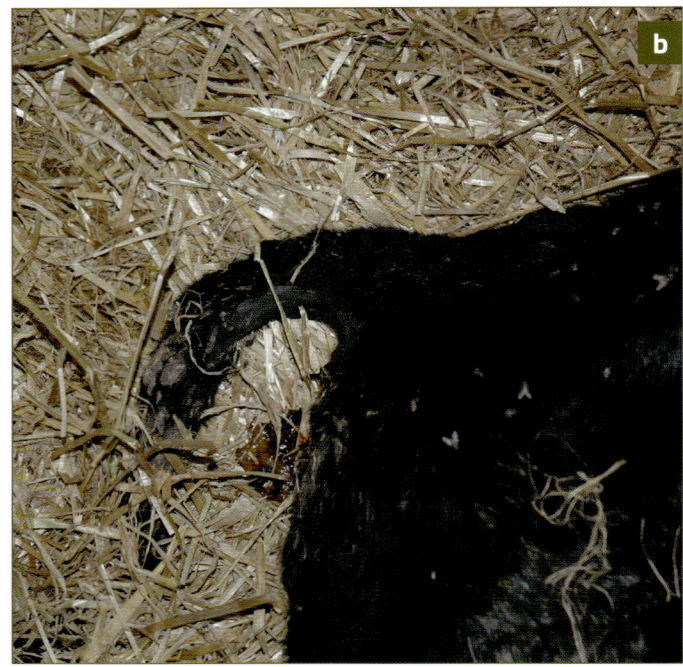

Figure 8に示した牛の後弓反張（a）および尾根の拳上（b）の拡大図。

ボツリヌス症　Botulism

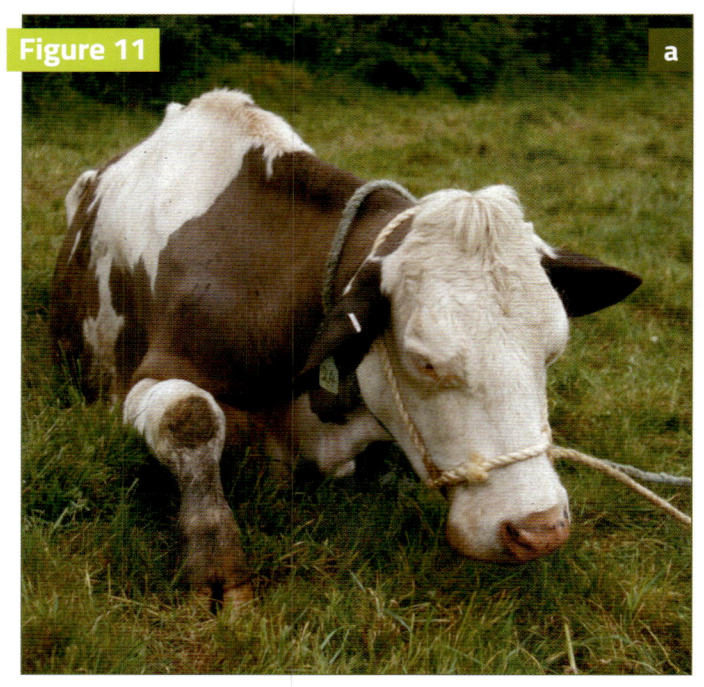
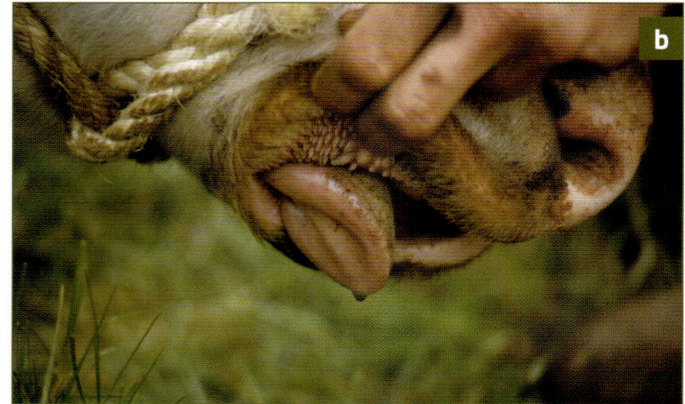

ボツリヌス症は通常，*Clostridium botulinum* が産生した毒素を含む，小動物や鳥の腐乱死体を摂取することで生じる。最も一般的には，鶏舎の廃棄物を原料とした肥料を散布した，牧草地の草を摂取したときに発生する。この毒素は，aのような起立不能をもたらす進行性弛緩性麻痺を引き起こし，多くの場合死に至る。舌を引っ張り出したときに，口腔内へ引き戻すことができないという症状（b）はこの疾患を強く示唆する。

鉛中毒　Lead poisoning

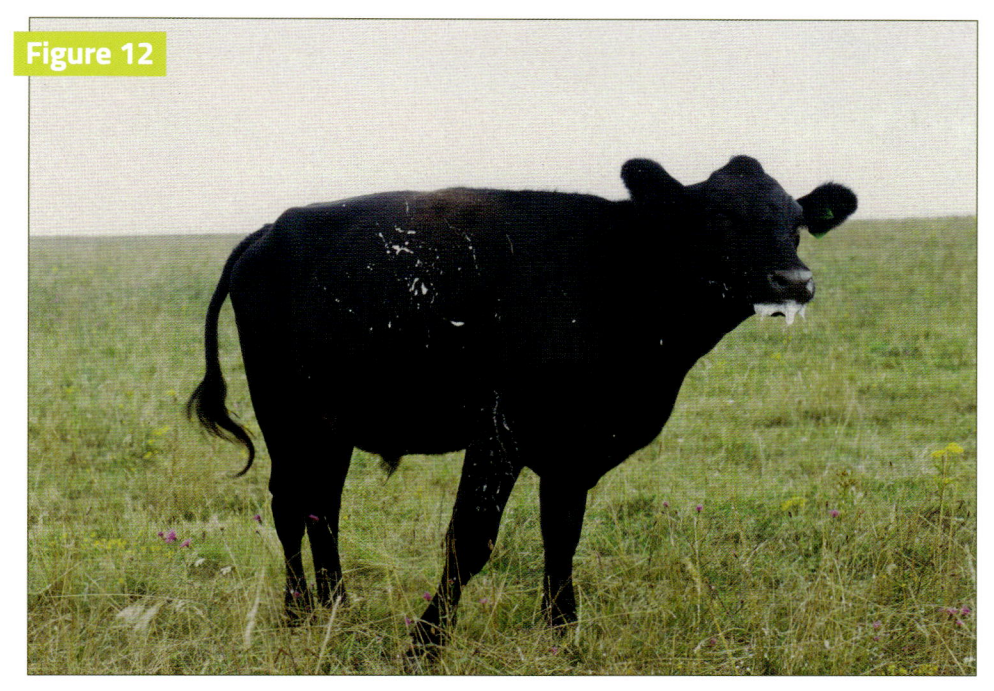

Figure 12

典型的な急性鉛中毒症状を呈した牛。運動失調や歩様蹞跛，不安からくる攻撃性の増加や歯ぎしりがみられ，泡沫性流涎が肩部から脇腹に付着している。過去の例の最も一般的な毒素源は，牛が好んで舐食する鉛を含んだ塗料やパテであったが，現在では農場内の破損したバッテリーや廃油である。しかし，一部の地域では主要な原因は鉛自体による環境の汚染であり，慢性中毒がより一般的にみられる。

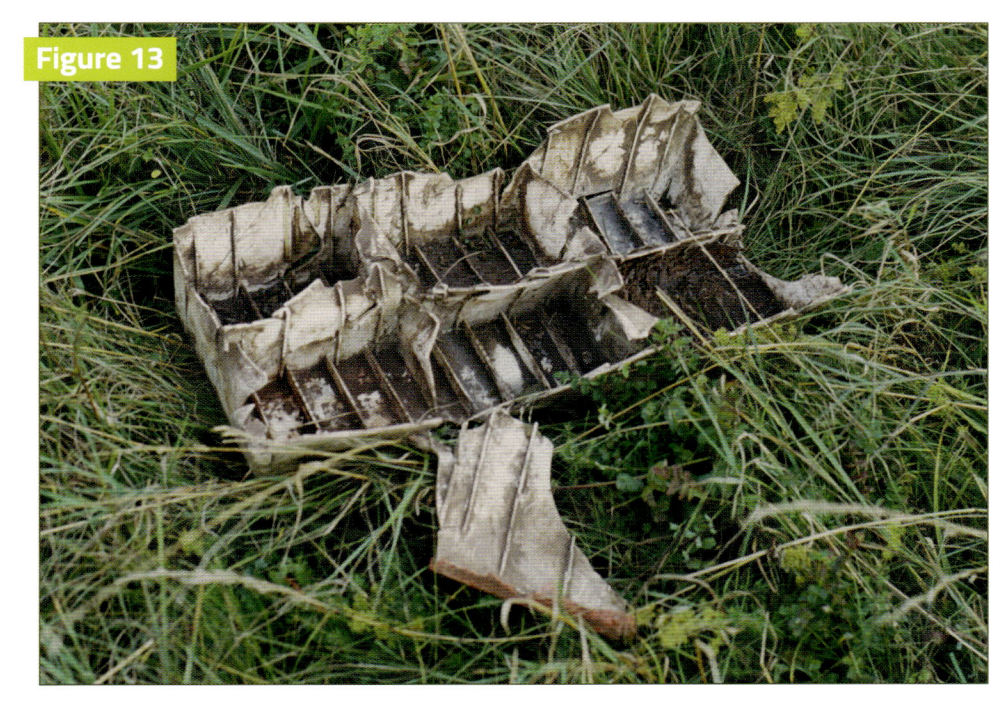

Figure 13

破損した鉛酸バッテリーは農場での一般的な鉛源である。写真のバッテリーはトラクターでひかれ，鉛板は舐め取られていた。

Figure 14

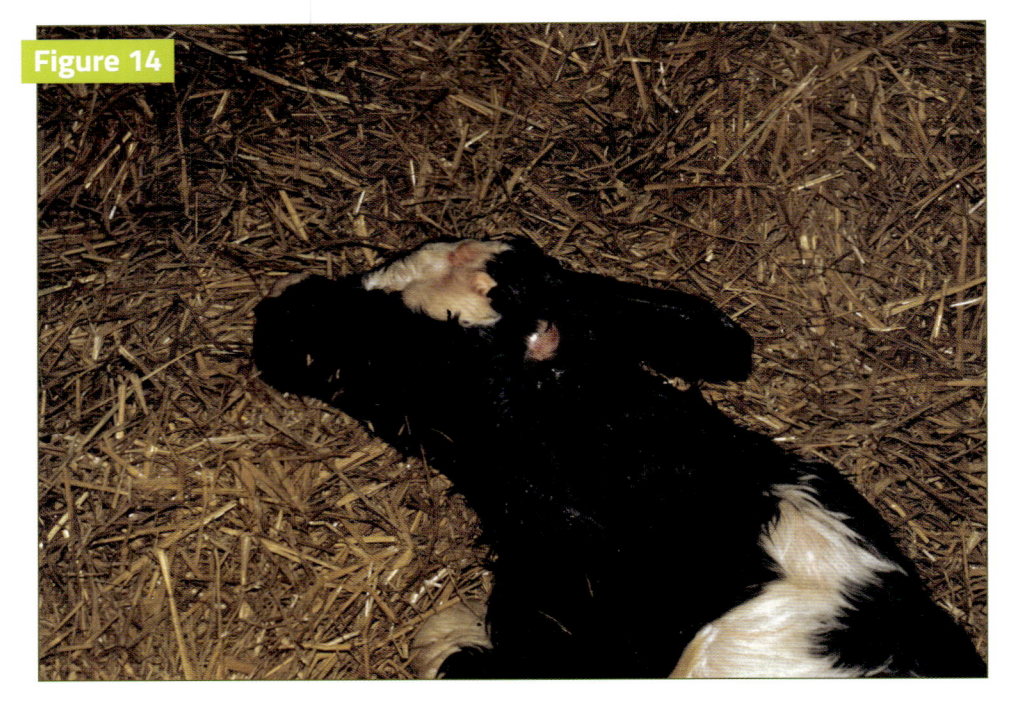

髄膜瘤。

Figure 15

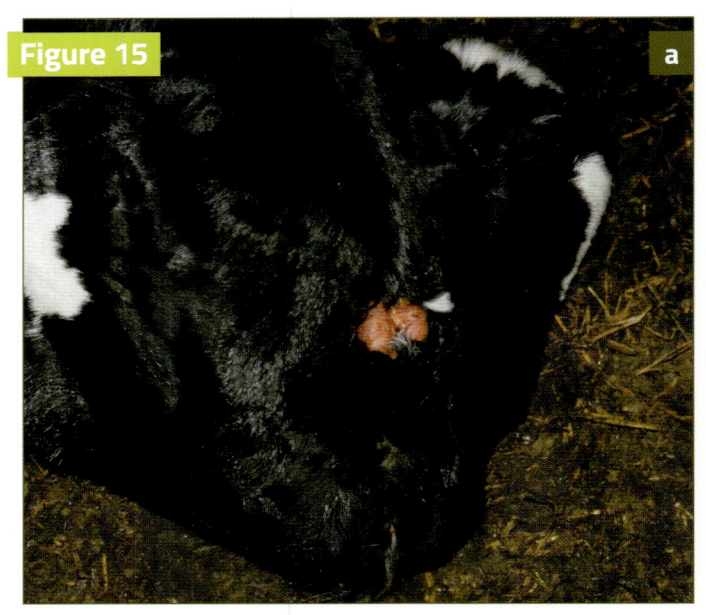
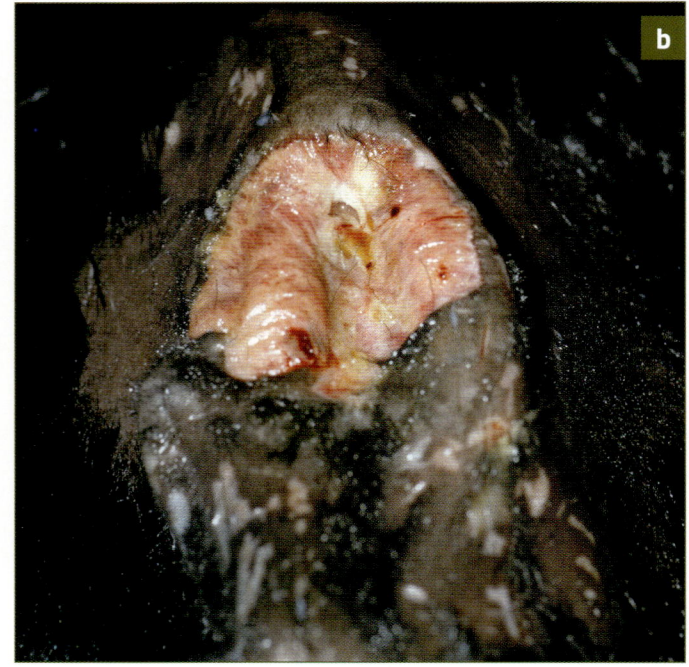

新生子牛における二分脊椎症（a）。神経管の閉鎖不全（b）。

Index

監訳者

宇山　環（うやま たまき）

2011 年に帯広畜産大学獣医学科を卒業後，山形県農業共済組合連合会 中央家畜診療所に勤務。2013 年より同 置賜家畜診療所に勤務。2017 年 6 月末に退職し，同年 9 月よりオランダのワーゲニンゲン大学畜産学部に留学している。

河原直哉（かわはら なおや）

2012 年に東京大学農学部獣医学課程を卒業後，山形県農業共済組合連合会 中央家畜診療所に勤務。2015 年より同 家畜診療研修所兼務となり，新人教育や研究支援にあたっている。

渡辺栄次（わたなべ えいじ）

1981 年に岩手大学農学部獣医学科を卒業，1983 年に同 修士課程を修了後，山形県農業共済組合連合会に勤務。同年 10 月より同 中央家畜診療所に勤務。2010 年に同 家畜診療研修所に異動，2016 年より所長を務めている。

ピクチャーガイド 実症例から学ぶ牛の疾病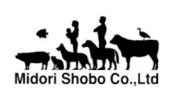

2017 年 12 月 20 日　第 1 刷発行©

著　者　·················· Keith Cutler（キース カトラー）

監訳者　·················· 宇山　環，河原直哉，渡辺栄次

発行者　·················· 森田　猛

発行所　·················· 株式会社 緑書房
　　　　　　　　　〒 103-0004
　　　　　　　　　東京都中央区東日本橋 2 丁目 8 番 3 号
　　　　　　　　　TEL 03-6833-0560
　　　　　　　　　http://www.pet-honpo.com

日本語版編集 ············ 池田俊之，柴山淑子

印刷・製本 ·············· アイワード